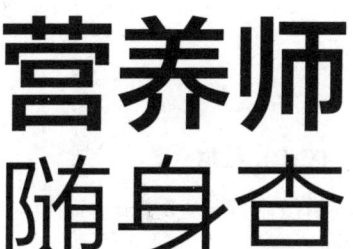

营养师随身查

—— （第二版）——

胡 敏 主编

化学工业出版社

·北京·

内容简介

本书重点介绍了260多种食物的营养价值、食用功效、性味归经等内容，还介绍了常用体格测量指标及评价指标、不同人群营养、常见营养缺乏病的营养治疗、常见慢性病的营养治疗，同时将新版中国居民膳食指南、中国居民平衡膳食宝塔、各类食物成分表等收录其中。本书通俗易懂、讲解细致、简明易查，适合作为营养师、营养配餐师、健康管理师、基层医务工作者等的工具书，也可供广大营养保健爱好者阅读参考。

图书在版编目（CIP）数据

营养师随身查/胡敏主编．—2版．—北京：化学工业出版社，2024.2
ISBN 978-7-122-44392-2

Ⅰ.①营⋯ Ⅱ.①胡⋯ Ⅲ.①营养学 Ⅳ.①R151

中国国家版本馆CIP数据核字（2023）第210926号

责任编辑：邱飞婵	文字编辑：李 平
责任校对：边 涛	装帧设计：关 飞

出版发行：化学工业出版社
（北京市东城区青年湖南街13号 邮政编码100011）
印　　装：河北延风印务有限公司
787mm×1092mm 1/32 印张14½ 字数404千字
2024年8月北京第2版第1次印刷

购书咨询：010-64518888　　　售后服务：010-64518899
网　　址：http://www.cip.com.cn
凡购买本书，如有缺损质量问题，本社销售中心负责调换。

定　价：49.80元　　　　　　　　　　　版权所有　违者必究

编写人员名单

主　　编　胡　敏
副 主 编　冯建高　陈智群
编　　者　胡　敏　冯建高　陈智群　姚伟荣
　　　　　陈　芳　冯　花　金　巧　潘　瑶
　　　　　张中伟　刘海江　陈文祥

前言

营养学是研究食物营养与人体健康关系的一门学科，与国计民生关系密切，在增强人民体质、预防疾病、提高健康水平等方面起着重要作用。营养师是普及营养知识、指导居民合理膳食的重要力量。营养师应深入理解营养、食品与人体健康、疾病的关系，全面系统地掌握基础营养学、临床营养学的基本理论，了解学科发展方向及在医学中的重要地位，并能结合实际工作中的问题和需求，为改善人民营养水平，增进人民体质作出贡献。

本书在第一版的基础上，丰富了各章节的主要内容，增加了人群营养和临床营养两个章节的内容，信息量大、可读性强。旨在培养营养师从公共卫生的观点出发，深入理解食物与人体健康的关系、不同人群对营养需要的特点、营养对于慢性病预防和康复的重要意义、目前我国居民膳食结构状况等。营养学内容也在不断完善和更新，本版在原版的基础上参照《营养与食品卫生学》（第八版，人民卫生出版社）及《中国居民膳食指南（2022）》的最新内容，更新了营养学最新研究内容及信息、最新膳食指南要求、最新营养素推荐摄入量标准等。

本书通俗易懂，应用性强，适合营养师、营养配餐师、健康管理师、基层医务工作者以及广大营养保健爱好者阅读。限于编者水平，书中疏漏及不当之处在所难免，敬请广大读者提出宝贵意见，以便进一步修订和完善。衷心感谢为本书编写和出版提供支持与帮助的有关单位和个人。

编者
2024 年 6 月

目 录

第一章　各类食物营养价值及功效　/ 1

第一节　谷类及其制品 …………………………………………………… 1
一、大米 …………………………………………………………………… 1
二、小麦 …………………………………………………………………… 2
三、小米 …………………………………………………………………… 3
四、大麦 …………………………………………………………………… 4
五、燕麦 …………………………………………………………………… 6
六、莜麦 …………………………………………………………………… 7
七、玉米 …………………………………………………………………… 8
八、糯米 …………………………………………………………………… 9
九、荞麦 …………………………………………………………………… 10
十、高粱 …………………………………………………………………… 11
十一、薏米 ………………………………………………………………… 12
十二、黄米 ………………………………………………………………… 13
十三、青稞 ………………………………………………………………… 14
十四、黑米 ………………………………………………………………… 15
十五、面筋 ………………………………………………………………… 16

第二节　干豆类及其制品 ………………………………………………… 19
一、大豆类 ………………………………………………………………… 19
二、其他杂豆类 …………………………………………………………… 24
三、豆制品 ………………………………………………………………… 29

第三节　蔬菜类及其制品 ………………………………………………… 37
一、鲜豆类及其制品 ……………………………………………………… 37
二、根茎类 ………………………………………………………………… 47
三、嫩茎、叶、薹、花类 ………………………………………………… 62
四、瓜类 …………………………………………………………………… 89
五、茄果类 ………………………………………………………………… 95
六、葱蒜类 ………………………………………………………………… 102
七、菌藻类 ………………………………………………………………… 107

第四节　水果类 …… 124
一、苹果 …… 124
二、梨 …… 125
三、香蕉 …… 126
四、葡萄 …… 127
五、柑橘 …… 128
六、脐橙 …… 129
七、金橘 …… 130
八、柚子 …… 130
九、芒果 …… 131
十、荔枝 …… 132
十一、桂圆 …… 133
十二、菠萝 …… 134
十三、杨梅 …… 134
十四、石榴 …… 135
十五、山楂 …… 136
十六、樱桃 …… 136
十七、桃子 …… 137
十八、猕猴桃 …… 138
十九、草莓 …… 139
二十、圣女果 …… 139
二十一、杏 …… 140
二十二、李子 …… 141
二十三、甜瓜 …… 142
二十四、哈密瓜 …… 143
二十五、番木瓜 …… 143
二十六、西瓜 …… 144
二十七、大枣 …… 145
二十八、柿子 …… 146
二十九、枇杷 …… 147
三十、椰子 …… 148
三十一、山竹 …… 149
三十二、榴莲 …… 150
三十三、柠檬 …… 151
三十四、橄榄 …… 152
三十五、无花果 …… 153
三十六、桑葚 …… 154
三十七、百香果 …… 155

第五节　坚果、种子类 … 158
　一、花生 … 158
　二、瓜子 … 159
　三、松子 … 162
　四、核桃 … 162
　五、杏仁 … 163
　六、榛子 … 164
　七、栗子 … 165
　八、白果 … 166
　九、莲子 … 167
　十、芝麻 … 168
　十一、腰果 … 169
　十二、开心果 … 170

第六节　畜肉类及其制品 … 173
　一、猪肉 … 173
　二、猪肝 … 174
　三、猪皮 … 175
　四、猪心 … 175
　五、猪肚 … 176
　六、猪舌 … 176
　七、猪大肠 … 177
　八、猪蹄 … 177
　九、猪血 … 178
　十、火腿 … 179
　十一、牛肉 … 180
　十二、牛舌 … 181
　十三、牛肝 … 181
　十四、牛肚 … 182
　十五、牛肺 … 182
　十六、牛蹄筋 … 183
　十七、羊肉 … 184
　十八、羊肝 … 184
　十九、羊肺 … 185
　二十、驴肉 … 186
　二十一、驴皮 … 186
　二十二、狗肉 … 187
　二十三、兔肉 … 188

第七节　禽肉类及其制品 ……………………………… 191
一、鸡肉 …………………………………………… 191
二、鸡肝 …………………………………………… 192
三、鸡翅 …………………………………………… 192
四、鸡爪 …………………………………………… 193
五、鸭肉 …………………………………………… 193
六、鸭肝 …………………………………………… 194
七、鸭掌 …………………………………………… 195
八、鸭肫 …………………………………………… 195
九、鸭血 …………………………………………… 196
十、鹅肉 …………………………………………… 196
十一、鹅肝 ………………………………………… 197
十二、鸽肉 ………………………………………… 198
十三、鹌鹑肉 ……………………………………… 199

第八节　水产类及其制品 ……………………………… 201
一、鱼类及其制品 ………………………………… 201
二、虾、蟹、软体动物类及其制品 ……………… 221

第九节　蛋类及其制品 ………………………………… 239
一、鸡蛋 …………………………………………… 239
二、鸭蛋 …………………………………………… 240
三、鹅蛋 …………………………………………… 241
四、鹌鹑蛋 ………………………………………… 241
五、咸蛋 …………………………………………… 242
六、松花蛋 ………………………………………… 243

第十节　奶类及其制品 ………………………………… 245
一、牛奶 …………………………………………… 245
二、羊奶 …………………………………………… 246
三、酸奶 …………………………………………… 247
四、奶酪 …………………………………………… 248
五、炼乳 …………………………………………… 249
六、奶粉 …………………………………………… 250

第十一节　其他常见食物 ……………………………… 252
一、蚕蛹 …………………………………………… 252
二、燕窝 …………………………………………… 253
三、鱼翅 …………………………………………… 254

第十二节　食用油脂 …………………………………… 256
一、菜籽油 ………………………………………… 256

二、芝麻油 ········· 257
三、花生油 ········· 258
四、大豆油 ········· 259
五、玉米胚芽油 ········· 259
六、葵花籽油 ········· 260
七、茶油 ········· 261
八、橄榄油 ········· 262
九、杏仁油 ········· 263
十、棕榈油 ········· 264
十一、猪油 ········· 264
十二、奶油 ········· 265
十三、黄油 ········· 266

第十三节 调味品及其他食品 ········· 268
一、食盐 ········· 268
二、食糖 ········· 269
三、饴糖 ········· 272
四、蜂蜜 ········· 272
五、酱油 ········· 274
六、醋类 ········· 275
七、酒类 ········· 277
八、茶叶 ········· 279
九、咖啡 ········· 281

第十四节 药食两用食物 ········· 284
一、白芷 ········· 284
二、枸杞子 ········· 285
三、薄荷 ········· 286
四、丁香 ········· 287
五、陈皮 ········· 288
六、菊花 ········· 288
七、玫瑰花 ········· 289
八、红花 ········· 290
九、西红花 ········· 291
十、茯苓 ········· 292
十一、罗汉果 ········· 293
十二、甘草 ········· 294
十三、沙棘 ········· 295
十四、酸枣仁 ········· 296

十五、紫苏 ·· 296
十六、肉桂 ·· 297
十七、灵芝 ·· 298

第二章　常用体格测量指标及评价指标 / 300

一、体重 ··· 300
二、身高（长） ··· 301
三、标准体重 ··· 302
四、头围 ··· 306
五、胸围 ··· 307
六、上臂围 ·· 307
七、坐高 ··· 307
八、身高坐高指数 ·· 308
九、马氏躯干腿长指数 ·· 308
十、皮褶厚度 ··· 309
十一、腰围 ·· 310
十二、臀围 ·· 310
十三、腰臀比 ··· 310

第三章　人群营养 / 312

第一节　婴幼儿营养 ··· 312
一、婴幼儿的生长发育特点 ··· 312
二、婴幼儿的营养需要 ·· 315
三、婴幼儿喂养 ··· 317
四、婴幼儿常见营养缺乏病及其预防 ································ 325
第二节　学龄前儿童营养 ··· 326
一、学龄前儿童的生长发育特点 ····································· 326
二、学龄前儿童的营养需要 ··· 327
三、学龄前儿童的合理膳食 ··· 329
四、学龄前儿童每日供给食物建议 ·································· 330
第三节　学龄儿童营养 ·· 332
一、学龄儿童的生长发育特点 ·· 332
二、学龄儿童的营养需要 ·· 332
三、学龄儿童的合理膳食 ·· 334

四、学龄儿童每日供给食物建议 ······ 335
第四节　青少年营养 ······ 335
　　一、青少年的生长发育特点 ······ 335
　　二、青少年的营养需要 ······ 336
　　三、青少年的合理膳食 ······ 338
　　四、青少年每日供给食物建议 ······ 338
第五节　孕妇营养 ······ 339
　　一、孕妇的生理特点 ······ 339
　　二、孕妇的营养需要 ······ 341
　　三、孕妇的合理膳食 ······ 343
　　四、孕妇每日供给食物建议 ······ 344
　　五、妊娠期营养不良的影响 ······ 344
第六节　哺乳期女性营养 ······ 346
　　一、影响乳汁分泌的因素 ······ 346
　　二、哺乳对母亲健康的影响 ······ 347
　　三、哺乳期女性的营养需要 ······ 348
　　四、哺乳期女性的合理膳食 ······ 350
　　五、哺乳期女性每日供给食物建议 ······ 351
第七节　老年人营养 ······ 352
　　一、老年人的生理特点 ······ 353
　　二、老年人的营养需要 ······ 354
　　三、老年人的合理膳食 ······ 356

第四章　临床营养 / 357

第一节　医院膳食 ······ 357
　　一、基本膳食 ······ 357
　　二、治疗膳食 ······ 360
　　三、特殊治疗膳食 ······ 364
　　四、儿科膳食 ······ 366
　　五、诊断和代谢膳食 ······ 366
第二节　住院患者的营养评价 ······ 368
　　一、膳食调查的内容 ······ 368
　　二、人体测量 ······ 368
第三节　营养缺乏病的营养治疗 ······ 370
　　一、蛋白质-能量营养不良 ······ 371
　　二、维生素 A 缺乏病 ······ 374

三、维生素 B_1 缺乏病 ……………………………………… 376
　　四、维生素 C 缺乏病 ……………………………………… 378
　　五、维生素 D 缺乏病 ……………………………………… 379
　　六、巨幼细胞贫血 ………………………………………… 381
　　七、铁缺乏与缺铁性贫血 …………………………………… 384
　　八、钙缺乏病 ……………………………………………… 387
　　九、锌缺乏病 ……………………………………………… 389
　　十、碘缺乏病 ……………………………………………… 391
　　十一、硒缺乏与克山病 ……………………………………… 394
第四节　常见慢性病的营养治疗 …………………………… 395
　　一、肥胖症 ………………………………………………… 395
　　二、原发性高血压 ………………………………………… 402
　　三、血脂异常和脂蛋白异常血症 …………………………… 407
　　四、冠状动脉粥样硬化性心脏病 …………………………… 411
　　五、糖尿病 ………………………………………………… 415
　　六、痛风 …………………………………………………… 423
　　七、骨质疏松症 …………………………………………… 430
　　八、癌症 …………………………………………………… 432

附录 / 438

附录一　中国居民膳食指南（2022） ……………………… 438
附录二　中国居民平衡膳食宝塔（2022） ………………… 441
附录三　常用体格测量标准 ………………………………… 445
附录四　人体营养水平生化检验 …………………………… 447
附录五　营养不足或缺乏的临床检查 ……………………… 449

参考文献 / 450

第一章 各类食物营养价值及功效

第一节 谷类及其制品

一、大米

大米主要包括籼米、粳米，被誉为"五谷之首"，多为我国南方人民的主食。

籼米可分为早籼米和晚籼米，是中国出产最多的一种稻米。其米粒为长圆形或细长形，米色较白，透明度比其他米差。因其吸水性强，胀性较大，所以出饭率较高。粳米为粳稻的种仁，一般呈椭圆形颗粒状，较圆胖，半透明，表面光亮，腹白度较小。

【营养价值】

① 大米中碳水化合物的含量较高，占75％左右。加工后的糙米中矿物质、B族维生素（特别是维生素B_1）以及膳食纤维含量都较精米中的高。

② 大米中含蛋白质7％～8％，所含的蛋白质主要是米谷蛋白，其次是米胶蛋白和球蛋白，其蛋白质的生物价和氨基酸的构成比例都比小麦、大麦、小米、玉米等禾谷类作物高，消化率66.8％～83.1％。大米蛋白质中赖氨酸和苏氨酸的含量较少，所以不是一种完全蛋白质，其营养价值比不上动物蛋白质。

③ 大米脂肪中的亚油酸含量较高，一般占全部脂肪的34％。

【食用功效】

① 大米米糠层的粗纤维分子，可促进胃肠蠕动，并可辅助调节血糖水平。

② 大米有助于提高人体免疫功能，促进血液循环。

③ 大米能预防脚气病、口腔炎症、老年斑等疾病。

④ 古代养生家倡导"晨起食粥"以生津液，因此，因肺阴亏虚所致的咳嗽、便秘患者可早晚用大米煮粥服用。经常喝点大米粥可在一定程度上缓解皮肤干燥等不适，煮粥时若加点梨，养生效果更好。

【性味、归经及功效】

大米味甘，性平；归脾、胃、肺经；具有补中益气、健脾养胃、滋阴润肺、益精强志、除烦渴、和五脏、通血脉的功效；适用于泻痢、胃气不足、口干渴、呕吐、诸虚百损等病症。

【提示】

① 不能长期食用精米，应适当食用粗加工大米。

② 烹煮大米粥时，不要放碱，因为碱能破坏大米中的维生素 B_1。我国民间"捞饭"的形式也不可取，因为"捞饭"会损失掉大量维生素。

二、小麦

小麦经加工制成面粉，面粉是我国北方人民的主食。小麦在我国主要被加工成白面粉，用来制作各种面食，如馒头、面包、饺子、面条、烙饼、蛋糕及油炸食品等。小麦发酵后可制成啤酒、白酒、酒精等。

【营养价值】

① 小麦营养价值很高，含有丰富的碳水化合物、B族维生素和矿物质。

② 小麦的蛋白质含量比大米稍高。从蛋白质的含量看，生长在大陆性干旱气候区的麦粒质硬而透明，含蛋白质较高，达14%～20%，面筋强而有弹性，适宜烤面包；生长于潮湿条件下的麦粒含蛋白质8%～10%，麦粒软，面筋差。

③ 全麦面粉是用整粒小麦磨制的，它含有麸皮、胚乳和麦芽的全部营养。

④ 白面粉仅含胚乳，因此缺少部分B族维生素、钙和铁等营养素。

【食用功效】

① 《本草再新》把小麦的功能归纳为四种：养心，益肾，和血，健脾。《医林纂要》又概括了它的四大用途：除烦、止血、利小便、润肺燥。

② 长期进食全麦制品可以降低血液中的雌激素含量，从而达到预防乳腺癌的目的；对于更年期妇女，能缓解更年期综合征；还有嫩肤、除皱、祛斑的功效。

【性味、归经及功效】

小麦性凉，味甘；归心、脾、肾经；具有养心除烦、健脾益肾、除热止渴的功效；适用于末梢神经炎、产妇回乳、自汗、盗汗、多汗等病症。

【提示】

① 时间适当长些的面粉比新磨的面粉的品质好，民间有"麦吃陈，米吃新"的说法。

② 面粉与大米搭配着吃最好。

三、小米

小米是中国古称稷或粟脱壳制成的粮食，粟在中国北方俗称谷子。小米因其粒小（直径2mm左右）而得名。

【营养价值】

① 由于小米不需精制，因此保留了许多维生素和矿物质。小米中的维生素B_1可达大米的几倍；小米中的矿物质含量也高于大米。

② 小米蛋白质的营养价值并不理想，因为其赖氨酸含量过低而亮氨酸含量过高，所以应注意与大豆和肉类等搭配食用以提高其蛋白质的营养价值。

③ 一般粮食中不含胡萝卜素，但每百克小米的胡萝卜素含量可多达0.1mg。

④ 小米含铁量较丰富，有很好的补血效果；其磷含量也很高，是大米的2~3倍；小米含有大量的维生素E，为大米的4~8倍。

⑤ 小米含钾高、含钠低，含量比为66∶1；膳食纤维是大米的4倍；小米的淀粉含量高，约为70%。

【食用功效】

① 小米具有防治消化不良的功效,对腹泻、呕吐、消化不良者及糖尿病患者,都有帮助。

② 小米富含B族维生素,能防治脚气病、神经炎、癞皮病、失眠、头痛、精神倦怠、皮肤"出油"、头皮屑多等,还具有防治口角生疮的功能。

③ 小米中富含的氨基酸可预防流产、抗菌及预防女性阴道炎;小米中所含的类雌激素物质,能滋阴养血,可防止女性会阴瘙痒、阴唇皮炎和白带过多,使女性月经和性欲正常,使所怀胎儿发育健全,生长正常;小米可以使产妇虚寒的体质得到调养,帮助她们恢复体力,可避免胎儿痴呆、智力低下、骨骼发育延缓或成为侏儒症患者。

④ 小米可使男性性器官和第二性征发育健全,使男性勃起坚硬、精子数量正常、前列腺不致肿大。小米可以防止男性阴囊皮肤出现渗液、糜烂、脱屑等现象。

⑤ 小米能祛斑美容,减轻皱纹、色斑、色素沉着。

⑥ 小米能解除口臭,减少口中细菌的滋生。

【性味、归经及功效】

小米性凉,味甘、咸;归脾、肾、胃经;具有健脾和胃、补益虚损、和中益肾、除热的功效;适用于脾胃虚弱、反胃、呕吐、泄泻、伤食腹胀、失眠、体虚低热等病症。

【提示】

① 淘洗小米时不要用手搓,忌长时间浸泡或用热水淘洗。

② 小米宜与大豆或肉类食物混合食用,这是由于小米的氨基酸中缺乏赖氨酸,而大豆的氨基酸中富含赖氨酸,可以补充小米的不足。

四、大麦

大麦是我国古老粮种之一,已有几千年的种植历史。在世界谷类作物中,大麦的种植总面积和总产量仅次于小麦、水稻、玉米,而居第四位。大麦常用于制作麦芽糖、啤酒、大麦茶等。

【营养价值】

① 大麦具坚果香味,碳水化合物含量较高,蛋白质、钙、磷含量中等,含少量B族维生素。

② 大麦茶在制作过程中保留了大麦中原有的一些营养素,如碳水化合物、植物蛋白、B族维生素、不饱和脂肪酸等。

【食用功效】

① 大麦滋补虚劳,使血脉强壮,对肤色有益,充实五脏,消食止泻。尤适宜胃气虚弱、消化不良者。

② 大麦胚芽中大量的维生素B_1与消化酶,对幼儿、老年人、维生素B_1缺乏者均有很好的功效,还能提神醒脑、消除脑部的疲劳。

③ 大麦中大量的膳食纤维,可刺激肠胃的蠕动,达到通便的作用,并可降低血液中胆固醇的含量,预防肥胖症、动脉粥样硬化、心脏病等疾病。

④ 大麦茶是闷热的夏季里降暑效果很好的食物,能去火解暑,有很好的止渴和利尿的作用。大麦茶含有P-香豆酸和槲皮素,能起到一定的防癌抗癌的作用。

【性味、归经及功效】

大麦性凉,味甘、咸;归脾、胃经;具有益气宽中、消渴除热、回乳、滋补虚劳、强脉益肤、充实五脏、消化谷食、止泻、宽肠利水的功效;适用于小便淋痛、消化不良、饱闷腹胀等病症。

【提示】

① 大麦磨成粉称为大麦面,可制作饼、馍,吃起来筋道柔香;大麦磨成粗粉粒称为大麦糁子,可制作粥、饭;大麦也可制作麦片,做麦片粥或掺入一部分糯米粉做麦片糕。

② 大麦含谷蛋白(一种有弹性的蛋白质)量少,不宜发酵,不能做多孔面包。在北非及亚洲部分地区,人们尤喜用大麦粉做麦片粥,大麦是这些地区的主要食物之一。

③ 刚怀孕的女性最好不要吃大麦和饮大麦茶,尤其不要吃大麦芽,因为大麦芽煮汤具有催生落胎的作用,可能导致流产、早产。对哺乳期女性,炒麦芽或是焦麦芽是回乳的,而生麦芽是通乳的,将两者区别开是很有必要的。

五、燕麦

燕麦一般分为带稃型和裸粒型两大类。国外栽培的燕麦以带稃型的为主，因不易脱皮，亦被称为皮燕麦，是一种低糖、高营养、高能量的食物。我们现在所说的燕麦通常指燕麦，现代加工工艺将燕麦制成麦片，使其食用更加方便，口感也得到了很好的改善，燕麦片已成为深受人们喜爱的食品。

【营养价值】

① 燕麦蛋白质的氨基酸组成比较全面，人体必需的8种氨基酸含量均较丰富，尤其是赖氨酸。

② 燕麦B族维生素比较丰富，如维生素B_1、烟酸、叶酸、泛酸。

③ 燕麦富含镁、磷、钾、铁等矿物质以及膳食纤维，可溶性膳食纤维分别是小麦和玉米的4.7倍和7.7倍。

④ 燕麦粉中还含有谷类食物中均缺少的皂苷（人参的主要成分）。

【食用功效】

① 燕麦可以有效地降低胆固醇，适宜高血压病、高脂血症、动脉粥样硬化者经常食用。对心脑血管病起到一定的预防作用。

② 经常食用燕麦对糖类的代谢具有调节作用，对糖尿病患者有好的降糖作用。

③ 因为燕麦含有丰富的膳食纤维，而且维生素B_1、维生素B_{12}含量也很丰富，所以燕麦有通大便的作用。很多老年人大便干，容易导致脑血管意外，燕麦能缓解便秘。

④ 燕麦可以改善血液循环，缓解生活压力；含有的钙、磷、铁、锌等矿物质有预防骨质疏松、促进伤口愈合、防治贫血的功效。

⑤ 燕麦中含有燕麦蛋白、燕麦肽、燕麦β-葡聚糖、燕麦油等成分，具有抗氧化、增加肌肤活性、延缓肌肤衰老、美白保湿、减少皱纹、淡化色斑、抗过敏等功效。

⑥ 燕麦中含有极其丰富的亚油酸，对脂肪肝、糖尿病、水肿、便秘等有辅助疗效，且有利于老年人增强体力，延年益寿。

【性味、归经及功效】

燕麦性平，味甘；归肝、脾、胃经；具有益肝和胃的功效；适用于肝胃不和所致食少、纳差、大便不畅、高脂血症、糖尿病等病症。

【提示】

燕麦一次不宜进食太多，否则会造成胃痉挛或胀气。

六、莜麦

我国栽培的燕麦以裸粒型的为主，常称裸燕麦。裸燕麦的别名颇多，在我国华北地区称为莜麦，西北地区称为玉麦，西南地区称为燕麦（有时也称莜麦），东北地区称为铃铛麦。莜麦是一年生草本植物，生长期短，成熟后籽实容易和外壳脱离，磨成粉后可食用，叫莜麦面，也叫裸燕麦面，又叫油麦面。

【营养价值】

① 莜麦含糖分少、蛋白多，是糖尿病患者较好的食物。

② 莜麦膳食纤维和矿物质含量丰富，具有耐饥抗寒的特点。

③ 莜麦面维生素E的含量也高于大米和小麦，维生素 B_1 的含量比较多。

【食用功效】

① 莜麦面属低能量食物，食后易引起饱感，长期食用具有减肥功效。莜麦面适用于脂肪肝、糖尿病患者食用。

② 莜麦面脂肪的主要成分是不饱和脂肪酸，其中的亚油酸可降低胆固醇、预防心脏病，适合高血压、高脂血症、动脉粥样硬化等病症患者食用，也是老年人常用的食疗佳品。

③ 莜麦富含膳食纤维和矿物质，适合习惯性便秘、水肿、体虚易汗者食用。

【性味、归经及功效】

莜麦性温，味甘；归肝、脾、胃经；具有补益脾胃、滑肠、催产、止虚汗和止血等功效；适用于便秘、食欲不振、腹泻、口干思饮、高脂血症、糖尿病等病症。

【提示】

莜麦一次不宜食用太多，否则会造成胃痉挛或腹胀；而且过多食用也容易滑肠、催产，所以孕妇更应该忌食。

七、玉米

玉米，又名苞谷、棒子、玉蜀黍等，有些地区以它作主食。玉米是粗粮中的保健佳品，对人体健康颇为有利。

【营养价值】

① 玉米的蛋白质含量偏低，且氨基酸不平衡，赖氨酸、色氨酸和甲硫氨酸的含量不足。

② 玉米的亚油酸含量达到2%，是谷类中含量最高者。

③ 玉米富含维生素C、维生素B_6，脂溶性维生素中维生素E较多，黄玉米中含有较多的胡萝卜素，维生素D和维生素K几乎没有。

④ 玉米中矿物质主要存在于胚芽中，钙含量很少，其他矿物元素的含量也较低。

⑤ 玉米中含有的粗纤维，比精米、精面高4～10倍。玉米中还可以提取异麦芽低聚糖，异麦芽低聚糖是益生元里最优异的。益生元有利于人体益生菌的繁殖，可促进肠道健康。

⑥ 玉米中含有谷胱甘肽、硒和镁，它们之间有协同作用，具有防癌抗癌、延缓衰老的功能。

⑦ 玉米须含脂肪油2.5%、挥发油0.12%、树胶样物质3.8%、树脂2.7%、苦味糖苷1.15%、皂苷3.18%、生物碱0.05%，还含隐黄素、泛酸、肌醇、谷固醇、豆固醇、苹果酸、枸橼酸、酒石酸、草酸等。

【食用功效】

① 玉米含有丰富的纤维素、维生素B_6、烟酸，不但可以刺激胃肠蠕动，防治便秘，还可以促进胆固醇的代谢，加速肠内毒素的排出，预防肠炎、肠癌等。

② 玉米有养生、美容作用。玉米胚芽所含的营养物质能增强人体新陈代谢、调节神经系统功能，并有使皮肤细嫩光滑，抑制、延缓皱纹产生的作用。

③ 玉米有降血脂、降低血清胆固醇的功效。吃玉米时应把玉米粒的胚芽全部吃掉，因为玉米的营养成分大都集中在此。玉

米胚榨出的玉米油含有大量不饱和脂肪酸，其中亚油酸占60%，它和玉米胚芽中的维生素E协同作用，可降低血液胆固醇浓度并防止其沉积于血管壁。

④ 玉米有预防肿瘤的作用。其所含有的赖氨酸、微量元素硒，具有防癌作用；所含的胡萝卜素被人体吸收后能转化为维生素A，具有防癌作用；植物纤维素能加速致癌物质和其他毒物的排出。

⑤ 玉米须有一定的利胆、利尿、降压、降血糖的作用，多用以利尿和清热解毒。

【性味、归经及功效】

玉米性平，味甘、淡；归脾、胃经；具有益肺宁心、健脾开胃、利水通淋的功效；适用于脾胃气虚、营养不良、动脉粥样硬化、高血压、高脂血症、冠心病、肥胖、脂肪肝、癌症、记忆力减退、便秘、肾炎等病症。

【提示】

玉米发霉后能产生致癌物，所以发霉玉米绝对不能食用。

八、糯米

糯米是糯稻脱壳的米，在中国南方称为糯米，而北方则多称为江米，是家常食用的粮食之一。因其香糯黏滑，民间常将其制成各种风味小吃。糯米也是酿造醪糟（甜米酒）的主要原料。

【营养价值】

① 糯米含丰富的支链淀粉和B族维生素等。

② 糯米含有较多的钙、镁、磷等矿物质。

【食用功效】

① 糯米有收涩作用，对尿频、出虚汗有较好的食疗效果。

② 糯米为温补强壮食物，具有补中益气、健脾养胃之功效，对食欲不佳、腹胀腹泻有一定缓解作用。

【性味、归经及功效】

糯米性温，味甘；归脾、肺、胃经；具有补中益气、健脾养胃、止虚汗的功效；适用于肺结核、神经衰弱、病后、产后、体虚自汗、盗汗、多汗、血虚头晕眼花、脾虚腹泻等。

【提示】

① 糯米所含淀粉为支链淀粉，性黏滞，在胃肠中难以消化水解。患有胃炎、十二指肠炎等消化道炎症者，应该少食。老年人、小孩或患者也应慎用，不宜一次食用过多。

② 湿热痰火偏盛、发热、咳嗽痰黄、黄疸、腹胀等病症患者不宜过多食用。

③ 糯米年糕无论甜咸，其碳水化合物和钠的含量都很高，对于有糖尿病、体重过重或其他慢性病（如肾脏病、高脂血症）者，不宜过量食用。

九、荞麦

荞麦，又名三角麦、乌麦、花荞等，我国栽培的主要有普通荞麦和鞑靼荞麦两种，前者称甜荞，后者称苦荞。苦荞的产量较低，但是它的营养价值更高。

【营养价值】

① 荞麦的蛋白质含量较低，且所含的必需氨基酸中的赖氨酸含量高而甲硫氨酸的含量低，可以与其他谷物如小麦、玉米、大米（赖氨酸含量较低）互补食用。

② 荞麦的铁、锰、锌等矿物质比一般谷物丰富，荞麦还含有丰富的镁。

③ 荞麦含有丰富的维生素 E，还含有烟酸、芦丁（芸香苷）和黄酮。

④ 荞麦含有丰富的膳食纤维。

【食用功效】

① 荞麦有保护血管的作用。芦丁有降低人体血脂和胆固醇、软化血管、保护视力和预防脑血管出血的作用。烟酸能促进机体的新陈代谢，增强解毒能力，还具有扩张小血管和降低血液胆固醇的作用。

② 荞麦含有丰富的镁，能促进人体纤维蛋白溶解，使血管扩张，抑制血凝块的形成，具有抗栓塞的作用，也有利于降低血清胆固醇。

③ 荞麦中的某些黄酮成分具有抗菌、消炎、止咳、平喘、

祛痰的作用，因此，荞麦还有"消炎粮食"的美称。

④ 荞麦有降压作用，其对血管紧张素转换酶（ACE）有强大的抑制作用。

⑤ 长期食用荞麦，人体高密度脂蛋白胆固醇/总胆固醇的比值明显增加，有利于降血脂。另外，荞麦还具有降低血糖的功效。

【性味、归经及功效】

荞麦性平，味甘；归肾、大肠经；具有健脾益气、开胃宽肠、消食化滞、除湿的功效；适用于食欲不振、肠胃积滞、慢性泄泻、出黄汗和夏季痧症、糖尿病、高血压、荨麻疹、脑卒中等病症。

【提示】

荞麦颗粒较细小，和其他谷类相比，具有容易煮熟、容易加工、容易消化的特点。

十、高粱

高粱，别名蜀黍、芦粟等。高粱脱壳后即为高粱米，籽粒呈椭圆形、倒卵形或圆形，大小不一，呈白、黄、红、褐、黑等颜色，一般随种皮中单宁含量的增加，颜色由浅变深。红色高粱米称为酒高粱，主要用于酿酒，如中国的名酒茅台、五粮液、汾酒等都是以红高粱为主要原料酿造的。白色高粱常食用。此外，高粱按性状及用途可分为食用高粱、糖用高粱、帚用高粱。高粱还是制醋、提取淀粉、加工饴糖的原料。

【营养价值】

① 高粱米中的蛋白质以醇溶性蛋白质为多，色氨酸、赖氨酸等人体必需的氨基酸较少，而醇溶性蛋白质是一种不完全的蛋白质，人体不易吸收，将其与其他粮食混合食用，则可提高营养价值。

② 高粱米脂肪含量3.1%，较大米多。高粱脂肪酸中饱和脂肪酸略高，亚油酸含量较玉米稍低。高粱加工的副产品中粗脂肪含量较高。风干高粱糠的粗脂肪含量为9.5%左右，鲜高粱糠为8.6%左右。

【食用功效】

① 高粱米外用有燥湿敛疮作用，可以治鹅口疮等。

② 高粱的糠皮内含大量单宁与单宁蛋白，故具有较好的收敛止血作用。

【性味、归经及功效】

高粱性温，味甘、涩；归脾、胃经；具有补中益气、和胃消积、温中、涩肠胃、止霍乱、凉血解毒的功效；适用于神疲无力、胃痛反酸、脾虚湿困、消化不良、湿热下痢、小便不利等病症。

【提示】

高粱籽粒含有的单宁，绝大部分存在于种皮和果皮中。单宁有涩味，会妨碍人体对食物的消化吸收，容易引起便秘。为了消除单宁对人体的不良影响，碾制高粱米时，应尽量将皮层去净。食用时，可通过水浸泡及煮沸，以改善口味和减轻对人体的影响。

十一、薏米

薏米，又名薏苡、薏仁、薏苡仁、苡米、苡仁等。薏米的营养价值很高，被誉为"世界禾本科植物之王"和"生命健康之禾"。薏米在我国栽培历史悠久，是我国古老的药食皆佳的粮种之一。薏米在日本被列为防癌食物。

【营养价值】

① 薏米含碳水化合物71.1%、蛋白质12.8%、脂肪3.3%。脂肪以不饱和脂肪酸为主，其中亚麻油酸占34%。

② 薏米中含有丰富的维生素F、多种矿物质（特别是硒元素）和特殊的薏苡仁酯。

【食用功效】

① 薏米含硒丰富，有防癌作用，能有效抑制癌细胞的增殖，可用于胃癌、子宫颈癌的辅助治疗。健康人常吃薏米，能使身体轻盈，降低肿瘤发生概率。

② 经常食用薏米有促进新陈代谢和减少胃肠负担的作用，对慢性肠炎、消化不良等病症有较好的疗效。

③ 薏米能增强肾功能，并有清热利尿作用，因此对水肿患

者也有一定疗效。

④ 薏米中富含维生素 E，常食可以保持人体皮肤光泽细腻，消除粉刺、色斑，改善肤色，并且它对由病毒感染引起的赘疣等也有一定的治疗作用。

【性味、归经及功效】

薏米性微寒，味甘、淡；归脾、胃、肺经；具有健脾利水、除痹、清热排脓、除湿热的功效；适用于屈伸不利、水肿、癌症、各种关节炎、脚气病、扁平疣、寻常性赘疣、传染性软疣、粉刺等病症。

【提示】

① 薏仁较难煮熟，在煮之前需以温水浸泡 2~3h，让其充分吸收水分，在吸收了水分后再与其他谷类一起煮就很容易熟了。

② 薏米适合一般人食用，尤其适于体弱、消化功能不良的人，但便秘、尿多者及孕早期的妇女应忌食。

十二、黄米

黄米，又称黍、夏小米、黄小米等，有糯质和非糯质之别。糯质黍多作以醇酒；非糯质黍以食用为主。黄米曾经是北方的一种粮食，比小米稍大，颜色淡黄，煮熟后很黏。人们常拿黄米做糕待客。

【营养价值】

① 黄米营养丰富，含蛋白质 9.7%、碳水化合物 76.9%、粗纤维 1.0%、灰分 1.3%，能量为 351kcal[1]/100g，还含有丰富的矿物质和维生素。

② 黄米中人体必需的 8 种氨基酸的含量均高于大米和小麦，尤其是甲硫氨酸含量，几乎是大米和小麦的 2 倍。

【食用功效】

① 黄米补虚损、益精气、润肺补肾，用于肺肾阴虚。适宜久病体虚或是虚劳的补益，可以使产妇虚寒的体质得到调养，帮

---

[1] 1cal=4.184J。

助她们恢复体力。

② 黄米滋阴养血润肺，去除肺燥肺热，可使呼吸畅通舒适。

③ 黄米中膳食纤维含量丰富，可以润滑肠道、刺激排便，对缓解便秘有作用。

【性味、归经及功效】

黄米性微寒，味甘；归脾、肾、胃经；具有补中益气、健脾益肺、利大肠之功效；适用于阳盛阴虚、失眠、久泻胃弱、冻疮、疥疮、毒热、毒肿等病症。

【提示】

身体燥热者不宜多食。

十三、青稞

青稞是禾本科大麦属的一种禾谷类作物，有白色、紫黑色两种。因其内外颖壳分离，籽粒裸露，故又称裸大麦、元麦、米大麦。主要产自我国西藏、青海、四川、云南等地。青稞还可以酿制青稞酒。

【营养价值】

① 青稞中的 β-葡聚糖含量是麦类作物中最高的，是小麦平均含量的 50 倍。β-葡聚糖具有提高机体防御能力、调节生理节律的作用。

② 青稞的膳食纤维含量为 16.05%，其中不可溶性膳食纤维为 9.68%，可溶性膳食纤维为 6.37%。

③ 青稞淀粉主要为支链淀粉，有的品种甚至达到或接近 100%。

④ 青稞含有多种有益人体健康的维生素和矿物质，如维生素 B_1、维生素 B_2、烟酸、维生素 E、钙、铁、锌和硒等。

【食用功效】

① 青稞富含膳食纤维，膳食纤维具有清肠通便、清除体内毒素的良好功效，是人体消化系统的"清道夫"。

② 经常食用青稞可以有效地预防高血压、高脂血症。

③ 对于减肥的人群来说，青稞可以起到很好的瘦身作用。

④ 青稞淀粉以支链淀粉为主。支链淀粉含大量凝胶黏液，

加热后呈弱碱性，对胃酸过多有抑制作用，对胃肠病灶可起到缓解和屏障保护作用。

【性味、归经及功效】

青稞性平、凉，味咸；归脾经、胃经、大肠经；具有下气宽中、壮筋益力、除湿发汗、止泻的功效；适用于脾胃气虚、倦怠无力、腹泻便溏等病症。

【提示】

青稞一般人群其实都可以放心地食用，但是消化系统不好的人要少吃。

十四、黑米

黑米是稻米中的珍贵品种，素有"贡米""药米""长寿米"之美誉。其营养丰富，食用、药用价值高，除煮粥外还可以制作各种营养食品和酿酒，素有"黑珍珠"和"世界米中之王"的美誉。

【营养价值】

① 黑米比普通大米含有更丰富的营养，每100g黑米含蛋白质9.4g，必需氨基酸3280mg（比白米高25.4%）。

② 黑米所含锰、锌、铜等矿物质大都比大米高1~3倍。

③ 黑米还含有叶绿素、花青素、胡萝卜素、黄酮类化合物及强心苷等特殊成分。

【食用功效】

① 黑米具有清除自由基、改善缺铁性贫血、抗应激反应以及免疫调节等多种生理功能。

② 黑米中的黄酮类化合物能维持血管正常渗透压，减轻血管脆性，防止血管破裂。

③ 黑米有抗菌、降低血压、抑制癌细胞生长的功效。

④ 黑米还具有改善心肌营养、降低心肌耗氧量等功效。

【性味、归经及功效】

黑米性温，味甘；归脾、胃经；具有益气补血、暖胃健脾、滋补肝肾、缩小便、止咳喘等功效；适用于脾胃虚弱、体虚乏力、贫血失血、心悸气短、咳嗽喘逆、早泄、滑精、小便频数等病症。

【提示】

黑米的米粒外部有一层坚韧的种皮包裹，不易煮烂，故食用黑米前，应将其先浸泡一段时间。将黑米煮烂，其中的营养成分才能完全地释放出来。

十五、面筋

将面粉加入适量水、少许食盐，搅匀上劲，形成面团，稍后用清水反复搓洗，把面团中的活粉和其他杂质全部洗掉，剩下的即是面筋。将面筋用手团成球形，投入热油锅内炸至金黄色捞出，即成油面筋。将洗好的面筋投入沸水锅内煮至熟，即是水面筋。

【营养价值】

① 面筋的营养成分尤其是蛋白质含量，高于猪瘦肉、鸡肉、鸡蛋和大部分豆制品，属于高蛋白、低脂肪、低糖、低能量食物。

② 面筋含有丰富的钙、铁、磷、钾等多种矿物质。

【食用功效】

① 面筋中含有膳食纤维，可以促进肠胃的蠕动，起到助消化的作用。

② 面筋属于高蛋白、高无机盐、低脂肪、低碳水化合物食物，除油面筋外，面筋适合肥胖者食用，既保证了蛋白质的供给，又限制了能量的摄入。

③面筋中除含有蛋白质之外，还含有一些矿物质，能够保证皮肤、骨骼、头发和牙齿健康。

【性味、归经及功效】

油面筋性凉，味甘；具有和中益气、解热、止烦渴的功效；适用于乏力、内热烦渴等病症。

【提示】

油面筋一般人群均可食用，尤适宜体虚劳倦、内热烦渴者食用。

谷类及其制品食物成分表见表1-1。

表 1-1 谷类及其制品食物成分表

食物名称	食部/g	水分/g	能量/kcal	能量/kJ	蛋白质/g	脂肪/g	碳水化合物/g	不溶性纤维/g	总维生素A/μgRE	胡萝卜素/μg	维生素B$_1$/mg	维生素B$_2$/mg	烟酸/mg	维生素C/mg	总维生素E/mg	钙/mg	铁/mg	锌/mg	硒/μg
稻米	100	13.3	347	1452	7.4	0.8	77.9	0.7	—	—	0.11	0.05	1.9	—	0.46	13	2.3	1.70	2.23
小麦	100	10.0	339	1416	11.9	1.3	75.2	10.8	—	—	0.40	0.10	4.0	—	1.82	34	5.1	2.33	4.05
小麦粉(标准粉)	100	12.7	349	1458	11.2	1.5	73.6	2.1	—	—	0.28	0.08	2.0	—	1.80	31	3.5	1.64	5.36
小米	100	11.6	361	1511	9.0	3.1	75.1	1.6	17	100	0.33	0.10	1.5	—	3.63	41	5.1	1.87	4.74
大麦	100	13.1	327	1367	10.2	1.4	73.3	9.9	—	—	0.43	0.14	3.9	—	1.23	66	6.4	4.36	9.80
燕麦片	100	9.2	367	1536	15.0	6.7	61.6	5.3	—	—	0.30	0.13	1.2	—	3.07	186	7.0	2.59	4.31
荞麦面	100	11.0	376	1572	12.2	7.2	67.8	4.6	3	20	0.39	0.04	3.9	—	7.96	27	13.6	2.21	0.50
玉米面(白)	100	13.4	353	1475	8.0	4.5	73.1	6.2	—	—	0.34	0.06	3.0	—	6.89	12	1.3	1.22	1.58
玉米(黄干)	100	13.2	348	1457	8.7	3.8	73.0	6.4	17	100	0.21	0.13	2.5	—	3.89	14	2.4	1.70	3.52
玉米(鲜)	46	71.3	112	469	4.0	1.2	22.8	2.9	—	—	0.16	0.11	1.8	16	0.46	—	1.1	0.90	1.63

续表

食物名称	食部/g	水分/g	能量/kcal	能量/kJ	蛋白质/g	脂肪/g	碳水化合物/g	不溶性纤维/g	总维生素A/μgRE	胡萝卜素/μg	维生素B_1/mg	维生素B_2/mg	烟酸/mg	维生素C/mg	总维生素E/mg	钙/mg	铁/mg	锌/mg	硒/μg
糯米	100	12.6	350	1461	7.3	1.0	78.3	0.8	—	—	0.11	0.04	2.3	—	1.29	26	1.4	1.54	2.71
苦荞麦粉	100	19.3	316	1320	9.7	2.7	66.0	5.8	—	—	0.32	0.21	1.5	—	1.73	39	4.4	2.02	5.57
荞麦	100	13.0	337	1410	9.3	2.3	73.0	6.5	3	20	0.28	0.16	2.2	—	—	47	6.2	3.62	2.45
高粱米	100	10.3	360	1505	10.4	3.1	74.7	4.3	—	—	0.29	0.10	1.6	—	4.40	22	6.3	1.64	2.83
薏米	100	11.2	361	1512	12.8	3.3	71.1	2.0	—	—	0.07	0.14	2.0	—	1.88	42	3.6	1.68	3.07
黄米	100	11.1	351	1465	9.7	1.5	76.9	4.4	—	—	0.09	0.13	1.3	—	2.08	—	—	2.07	—
青稞	100	12.4	342	1432	8.1	1.5	75.0	1.8	—	—	0.34	0.11	6.7	—	4.61	113	40.7	2.38	4.60
黑米	100	14.3	341	1427	9.4	2.5	72.2	3.9	—	—	0.33	0.13	7.9	—	0.96	12	1.6	3.80	3.20
油面筋	100	7.1	493	2061	26.9	25.1	40.4	1.3	—	—	0.03	0.05	2.2	—	0.22	29	2.5	2.29	22.80
水面筋	100	63.5	142	595	23.5	0.1	12.3	0.9	—	—	0.10	0.07	1.1	—	7.18	76	4.2	1.76	1.00

注：营养成分以每100g食部计。"—"表示未检测，理论上食物中应该存在一定量的该种成分，但未实际检测。

第二节 干豆类及其制品

干豆类可分为大豆类和其他杂豆类，大豆主要包括黄豆、黑豆、青豆，以黄豆最为常见，以含蛋白质、脂肪为主，营养价值大致相当；其他杂豆类主要包括红豆、绿豆、豌豆、蚕豆等，以含蛋白质、碳水化合物为主。

一、大豆类

大豆，主要包括黄豆、黑豆、青豆，为豆科大豆属一年生草本植物，原产于我国。我国自古栽培，至今已有5000年的种植史。现在全国普遍种植，以东北大豆质量最优。世界各国栽培的大豆都是直接或间接由我国传播出去的。

(一) 黄豆

黄豆，又名大豆、黄大豆等。

【营养价值】

（1）干黄豆中含高品质的蛋白质，是天然食物中含蛋白质较高的食物。黄豆蛋白是优质蛋白，氨基酸组成接近人体需要，且富含谷类蛋白较为缺乏的赖氨酸，是与谷类蛋白互补的天然理想食物。

（2）黄豆脂肪含量约为16%。豆油中不饱和脂肪酸占85%，以亚油酸为最多。豆油中含1.6%的磷脂，并富含维生素E。

（3）黄豆含碳水化合物，其中一半为可供利用的淀粉、阿拉伯糖、半乳聚糖和蔗糖，另一半为人体不能消化吸收的棉子糖和水苏糖，可引起腹胀，但有利于肠道健康。

（4）黄豆含有维生素和矿物质。黄豆中含丰富的铁，且易被人体吸收利用，对缺铁性贫血十分有利；黄豆中含磷也较为丰富，对大脑神经十分有利；黄豆还含有丰富的钙。

（5）黄豆中含有一些特殊的物质。

① 蛋白酶抑制剂：生豆粉中含有此种因子，其中以抗胰蛋白酶

因子最为普遍。其对人胰蛋白酶活性有部分抑制作用,可影响机体对蛋白质的消化,对机体生长产生一定影响,加热可将其去除。

② 脂肪酶:豆腥味主要是由脂肪酶产生的。95℃以上加热10～15min等方法可脱去部分豆腥味。

③ 胀气因子:胀气因子可引起胀气,主要是大豆低聚糖的作用。大豆低聚糖是由半乳糖、葡萄糖、果糖组成的支链杂糖,是生产、浓缩和分离大豆蛋白时的副产品。大豆低聚糖可不经消化直接进入大肠,可为双歧杆菌所利用并有促进双歧杆菌繁殖的作用,可改善肠道菌群结构,具有通便等效果,对人体产生有利影响。

④ 植酸:植酸影响钙、铁、锌等矿物质吸收。

⑤ 皂苷和异黄酮:皂苷和异黄酮是大豆苦涩味的来源,具有溶血作用。此两类物质有抗氧化、降低血脂和血胆固醇的作用,近年来的研究发现了其更多的保健功能。

a. 大豆皂苷可抑制肿瘤细胞生长,可以使致癌物引起的细胞扩增转为正常。

b. 大豆皂苷可抑制血小板的聚集并使血纤维蛋白减少、抑制内毒素引起的纤维蛋白聚集以及抑制凝血酶引起的血纤维蛋白的形成,这些都说明大豆皂苷具有抗血栓的作用。

c. 大豆皂苷还有抗病毒和调节免疫力的作用。

d. 大豆异黄酮也有抑癌作用和保护心血管的作用,而且与女性健康关系密切,可防治乳腺癌以及改善绝经后潮热症状和骨质疏松。

⑥ 植物红细胞凝集素:植物红细胞凝集素是一种能凝集人和动物红细胞的蛋白质,可影响动物生长,加热即被破坏。

【食用功效】

① 黄豆含有丰富的蛋白质,含有多种人体必需的氨基酸,可以提高人体免疫力。

② 黄豆中的卵磷脂可除掉附在血管壁上的胆固醇,防止血管硬化,预防心血管疾病,保护心脏。黄豆中的卵磷脂还具有防止肝脏内积存过多脂肪的作用,从而有效地防治因肥胖而引起的脂肪肝。

③ 黄豆中含有的可溶性纤维,既可通便,又能降低胆固醇

含量。

④ 黄豆中含有一种抑制胰酶的物质，对糖尿病有治疗作用。黄豆所含的皂苷有明显的降血脂作用，同时，可抑制体重增加。

⑤ 大豆异黄酮是具有雌激素活性的植物性雌激素，能够减轻女性更年期综合征症状、延迟女性细胞衰老、使皮肤保持弹性、养颜、减少骨丢失、促进骨生成等。常食黄豆有美容、延缓衰老的功效。

【性味、归经及功效】

黄豆性平，味甘，入脾、大肠经；具有健脾宽中、润燥消水、清热解毒、益气的功效；适用于疳积泻痢、腹胀羸瘦、妊娠中毒、疮痈肿毒、外伤出血等病症。

【提示】

① 生黄豆含有不利健康的抗胰蛋白酶和凝血酶，所以黄豆不宜生食，夹生黄豆也不宜吃，不宜干炒食用；食用时宜高温煮烂，不宜食用过多，以碍消化而致腹胀。

② 黄豆含嘌呤较高，所以痛风患者应慎食。

③ 婴儿对黄豆中的植物雌激素的反应与成人相比完全不同，所以不要让婴儿喝豆奶。

（二）黑豆

黑豆，又名黑大豆、乌豆等。黑豆有"豆中之王"的美称。

【营养价值】

① 黑豆具有高蛋白、低能量的特性，蛋白质含量高达36%以上，其中优质蛋白比黄豆高出1/4左右，居各种豆类之首，因此也赢得了"豆中之王"的美誉。

② 黑豆中不饱和脂肪酸含量高达80%，其中亚油酸含量就占了约55.08%。

③ 黑豆含有多种矿物质，如锌、铜、镁、钼、硒、磷等，而且含量都比较高。

④ 黑豆中富含多种维生素，尤其是维生素E在每百克黑豆中的含量高达17.36mg。

⑤ 黑豆还含有多种生物活性物质，如黑豆色素、黑豆多糖、

皂苷和异黄酮等。

a. 黑豆的异黄酮含量比黄豆还要多。

b. 黑豆皂苷对遗传物质 DNA 损伤具有保护作用。在清除活性氧方面，皂苷同样有良好作用。

c. 黑豆多糖属于非还原性、非淀粉性多糖，具有显著的清除人体自由基的作用，尤其是对超氧阴离子的清除作用非常强大。

d. 以黑豆皮为原料提制出的天然色素称为"黑豆红色素"，简称"黑豆红"。黑豆红色素可以降低脂质过氧化反应终产物丙二醛（MDA）的含量，同时提高超氧化物歧化酶（SOD）、过氧化氢酶（CAT）和谷胱甘肽过氧化物酶（GSH-Px）的含量，这就意味着黑豆红色素具有明显的抗氧化作用。

【食用功效】

① 黑豆含异黄酮、卵磷脂等，有降胆固醇，防治动脉粥样硬化、冠心病的作用。

② 黑豆富含维生素 E 等多种抗氧化成分，且黑豆皮含有花青素，这些物质均能清除体内自由基，抗氧化效果好，可以降低由色素沉着引起的黄褐斑和老年斑，使皮肤衰老得到延缓，皱纹减少，达到养颜美容的目的。

③ 黑豆是一种有效的补肾佳品。肾虚的人食用黑豆，可以起到补肾益阴、缓解疲劳的作用。常吃黑豆还有很好的利水作用。

④ 带皮食用黑豆能够改善贫血症状。黑豆皮提取物的补血作用主要是通过作用于人体内的"铁调素"而达成的。此外，黑豆中的多糖成分可以促进骨髓组织的生长，具有刺激造血功能的作用。

⑤ 黑豆含有丰富的粗纤维，能促进肠道蠕动，有利于消化，对胃胀、便秘有明显疗效。

⑥ 黑豆可以增厚子宫壁，有助于安胎，常吃有助于怀孕。

【性味、归经及功效】

黑豆性平，味甘；归脾、肾经；具有消肿下气、润肺燥热、活血利水、祛风除痹、补血安神、明目健脾、补肾益阴、解毒、乌发黑发以及延年益寿的功效；适用于脾虚水肿、脚气水肿、风痹痉挛、体虚、产后风痛、痈肿疮毒、小儿盗汗、小儿夜间遗尿、肾虚耳聋等病症。

【提示】

黑豆炒熟后，热性大，多食者易上火，故不宜多食。

（三）青豆

青豆，又名青大豆，是大豆中的一种，分为青皮青仁大豆和青皮黄仁大豆两种。

【营养价值】

① 青豆含有丰富的蛋白质和膳食纤维，还含有维生素 A、维生素 K 以及 B 族维生素。青豆还能提供钙、磷、钾、铁、锌等矿物质。

② 青豆蛋白质中含人体必需的多种氨基酸，尤其以赖氨酸含量高。

③ 青豆富含不饱和脂肪酸和大豆磷脂。

④ 青豆富含多种抗氧化成分，如儿茶素和表儿茶素两种类黄酮抗氧化剂，还有 α-胡萝卜素、β-胡萝卜素等抗氧化成分。

⑤ 青豆富含皂苷、蛋白酶抑制剂、异黄酮等植物活性物质。

【食用功效】

① 青豆富含不饱和脂肪酸和大豆磷脂，有保持血管弹性、降低血液中胆固醇、健脑和防止脂肪肝形成的作用。

② 青豆中富含多种抗氧化成分，能够有效去除体内的自由基，预防由自由基引起的疾病，延缓身体衰老，还有美容护肤、消炎的作用。

③ 青豆中富含皂苷、蛋白酶抑制剂、异黄酮、钼、硒等抗癌成分，对前列腺癌、皮肤癌、肠癌、食管癌等癌症都有抑制作用。

④ 青豆可消除水肿，能够防治心脏病，对外伤也有很好的止血功效。

【性味、归经及功效】

青豆味甘，性平；归脾、大肠经；具有健脾宽中、清热解毒、润燥、消水肿的功效；适用于疳积泻痢、妊娠中毒、疮痈肿毒、外伤出血、高血压、冠心病、骨质疏松等病症。

【提示】

青豆虽好但是不宜吃多,因为豆类不好消化。

二、其他杂豆类

(一) 红豆

红豆,又名赤豆、赤小豆、红小豆、红赤豆等。一般做成豆沙或作糕点原料。

【营养价值】

① 红豆富含淀粉,因此又被人们称为"饭豆"。

② 红豆含有丰富的蛋白质,其氨基酸中赖氨酸含量较高。此外,红豆含有维生素B_1、维生素B_2、叶酸及多种矿物质,还含有丰富的膳食纤维。

③ 红豆含有较多的皂苷。

【食用功效】

① 红豆含有较多的皂苷、膳食纤维,具有良好的润肠通便、降血压、降血脂、调节血糖、解毒抗癌、预防结石、健美减肥的作用。

② 红豆可刺激肠道,且有良好的利尿作用,能解酒、解毒,对心脏病、肾病、水肿均有益。

③ 产妇、乳母多吃红小豆有催乳的功效。

④ 红豆有清心养神、健脾的功效,加入莲子、百合能治肺燥、干咳,提升内脏活力,增强体力。

【性味、归经及功效】

红豆性平,味甘、酸;归心、小肠经;具有健脾利水、解毒消痈、消利湿热的功效;适用于水肿胀满、脚气水肿、黄疸尿赤、小便不利、风湿热痹、痈肿疮毒、醉酒、通乳、肠痈腹痛等病症。

【提示】

① 红豆沙是一道甜品,就是用红豆做成的,所以红豆沙具有红豆的功效,有提高免疫力、安神除烦、补充能量的作用。既可以解暑又可以养生,绝对是夏天的最佳选择。

② 红豆利尿，故尿频的人应注意少吃。

（二）绿豆

绿豆，又名青小豆、植豆，是我国传统的豆类食物。其实绿豆还有一种颜色——黄色，这种品种很稀少，目前只在江西鄱阳看到，外表黄色，豆皮比绿色更薄，营养更佳。

【营养价值】

① 绿豆含有蛋白质、脂肪、碳水化合物、维生素 B_1、维生素 B_2、胡萝卜素、烟酸、叶酸、钙、磷、铁等。其所含的蛋白质主要为球蛋白类，属完全蛋白质，营养价值高。

② 绿豆含有香豆素、生物碱、黄酮类化合物、植物固醇等植物活性物质。

【食用功效】

① 绿豆中所含蛋白质、磷脂等均有兴奋神经、增进食欲的作用，可为机体许多重要脏器提供营养。

② 绿豆有显著降脂作用，能促进体内胆固醇在肝脏分解成胆酸，加速胆汁中胆盐分泌和降低小肠对胆固醇的吸收，可防治冠心病、心绞痛、动脉粥样硬化等。

③ 绿豆具有抗过敏作用，可辅助治疗荨麻疹等过敏反应。绿豆衣提取液还对葡萄球菌有抑制作用。

④ 绿豆含丰富的胰蛋白酶抑制剂，可以保护肝脏，减少蛋白分解，减少氮质血症，因而也具有保护肾脏的作用。

⑤ 绿豆是夏日解暑佳品。绿豆汤是人人皆知的解暑饮料。绿豆汤不仅能补充水分，而且还能及时补充无机盐，对维持水液电解质平衡有着重要意义。

⑥ 绿豆的另一重要药用价值就是解毒。经常在有毒环境下工作或接触有毒、有害物质的人群，应经常食用绿豆来帮助解毒。

⑦ 绿豆富含 SOD，还富含氨基酸、β-胡萝卜素、香豆素、生物碱、植物固醇等营养成分，可以增强机体免疫功能，有很好的抗衰老和抗肿瘤作用。

【性味、归经及功效】

绿豆性凉，味甘；归心、胃经；具有清热解毒、利尿、消暑除烦、止渴健胃的功效;适用于高血压、水肿、急性细菌性结膜炎、中毒、中暑、风疹等病症。

【提示】

① 脾胃虚弱的人不宜多吃绿豆。

② 服药,特别是服温补药时不要吃绿豆,以免降低药效。

③ 未煮烂的绿豆腥味强烈,食后易恶心、呕吐。

(三) 蚕豆

蚕豆,又称罗汉豆、胡豆等。蚕豆可以分为老蚕豆和新蚕豆,所谓新蚕豆(鲜蚕豆)就是指刚收获的、绿绿的、吃起来软软的那种蚕豆,常作为蔬菜食用;而老蚕豆则指蚕豆干豆,常加工成零食食用,一般以五香卤制或油炸为主。

【营养价值】

① 蚕豆含有大量蛋白质,在日常食用的豆类中仅次于大豆,并且氨基酸种类较为齐全,特别是赖氨酸含量丰富。

② 蚕豆含碳水化合物、粗纤维、磷脂、胆碱、维生素 B_1、维生素 B_2、烟酸和钙、铁、磷、钾等多种矿物质,尤其是磷和钾含量较高。

【食用功效】

① 蚕豆中含有调节大脑和神经组织的重要成分钙、锌、锰、磷脂等,并含有丰富的胆碱,有增强记忆力的健脑作用。

② 蚕豆中的钙,有利于骨骼对钙的吸收与钙化,能促进人体骨骼的生长发育。

③ 蚕豆中的蛋白质含量丰富,且不含胆固醇,可以提高食物营养价值,预防心血管疾病。

④ 蚕豆皮中的膳食纤维有降低胆固醇、促进肠蠕动的作用。

⑤ 蚕豆也是抗癌食物之一,对预防肠癌有作用。

⑥ 蚕豆有补血益气的作用,可以固精,适当地起到壮阳的作用,所以男性可以多食用一些蚕豆。

【性味、归经及功效】

蚕豆性平,味甘,归脾、胃经;具有补中益气、涩精实肠、利湿消肿、止血解毒的功效;适用于慢性肾炎、肾炎水肿、脾胃气虚、食欲不振、大便稀薄等病症。

【提示】

① 蚕豆中含有有毒的 β-氰基丙氨酸和 L-3,4-二羟基苯丙氨酸。β-氰基丙氨酸是一种神经毒素,中毒后出现肌肉无力、腿脚麻痹等症状。L-3,4-二羟基苯丙氨酸是"蚕豆病"的致病因子,病症表现为急性溶血性贫血,患者多为儿童,食后 5~24h 发病。通常加热烹制可消除其毒性。

② 有遗传性红细胞缺陷性疾病者,患有痔出血、消化不良、慢性结肠炎、尿毒症等的人要注意,不宜进食蚕豆。

③ 加工后的蚕豆,含有大量的盐分或油脂,不宜食用过多。

(四) 白扁豆

白扁豆,别名藊豆、白藊豆、南扁豆等。

【营养价值】

① 白扁豆含有丰富的矿物质和维生素,含量比大部分根茎菜和瓜菜都高。白扁豆蛋白质以及脂肪的含量也很丰富。白扁豆的蛋白质含量不仅丰富,而且较为均衡。

② 白扁豆与其他豆类相比,豆中的抗营养因子含量较低,消化吸收的性能较好。

【食用功效】

① 白扁豆可增强 T 淋巴细胞的活性,提高细胞的免疫功能,有抗菌、抗病毒的作用。长期食用白扁豆,可以起到防癌抗癌的作用。

② 白扁豆对于呕吐、急性胃肠炎引起的肠道损伤,有一定的辅助治疗作用。

③ 白扁豆利尿、通便,可防治肾结石、尿毒症。

【性味、归经及功效】

白扁豆性微温,味甘;归脾、胃经;具有健脾化湿、利尿消肿、清肝明目、和中消暑等功效;适用于脾胃虚弱、食欲不振、大便溏泻、白带过多、暑湿吐泻、胸闷腹胀等病症。

【提示】

白扁豆含非特异性植物凝集素,有抗胰蛋白酶活性,属毒性成分，故白扁豆必须煮熟再吃。

（五）白芸豆

白芸豆是芸豆的一种，原产自美洲，现在在我国的云贵高原和四川地区有着广泛的种植。白芸豆的颗粒肥大整齐，大小和蚕豆差不多，颜色洁白。

【营养价值】

① 白芸豆富含蛋白质、脂肪、胡萝卜素及多种微量元素及维生素。白芸豆富含钾和镁，钠的含量很低。

② 白芸豆富含 α-淀粉酶抑制剂和膳食纤维，能有效阻断高淀粉类食物中淀粉的分解，阻断大部分淀粉能量的摄取，降低脂肪合成。

③ 白芸豆粒含有红细胞凝集素等多种球蛋白，还含有皂苷等成分。

【食用功效】

① 白芸豆可以消除饥饿感，特别适合糖尿病、高脂血症患者和减肥者食用。

② 白芸豆富钾低钠，尤其适合动脉粥样硬化和心脏病患者食用。

③ 白芸豆粒含有红细胞凝集素等多种球蛋白，可以凝聚人体的红细胞、激活淋巴细胞胚形转化，而且能激活肿瘤患者的淋巴细胞，产生淋巴毒素，有显著的消退肿瘤的功效。

④ 白芸豆含有的皂苷，能提高人体自身的免疫力，增强抗病能力。

⑤ 白芸豆可刺激骨髓的造血功能，增强患者的抗感染能力，诱导成骨细胞的增殖，促进骨折愈合。

【性味、归经及功效】

白芸豆味甘，性平；归脾、胃、肾经；具有温中下气、利肠胃、止呃逆、益肾补元、镇静等功效；适用于食欲不振、便溏、水肿、虚寒呃逆、胃寒呕吐、腰痛、神经痛等病症。

【提示】

① 白芸豆必须煮熟再吃，因为白芸豆中含有一种有毒蛋白。

② 白芸豆不要一次吃得太多，以免胀气。

(六) 红芸豆

红芸豆是芸豆的一种，属山西特产，颗粒硕大、色泽鲜艳，兼有营养、药用价值。

【营养价值】

① 红芸豆富含蛋白质、脂肪、碳水化合物、粗纤维、钙、钾、铁及丰富的B族维生素。

② 红花芸豆中富含花色苷和皂苷等植物活性物质。

【食用功效】

① 红花芸豆因富含花色苷和皂苷，有明显的抗炎作用，对关节炎患者可起到消炎、缓解疼痛的功效。若长期坚持食用，则效果更好。

② 红芸豆有健脾壮肾、增强食欲的作用，常食可提高人体免疫力，适用于防治冠心病、动脉粥样硬化、高脂血症等。

【性味、归经及功效】

红芸豆性平，味甘；归脾、胃、肾经；具有温中下气、利肠胃、止呃逆、益肾补气的功效；适用于心脏病、动脉硬化、高脂血症、低钾血症和关节炎等病症。

【提示】

红芸豆是营养丰富的食物，不过其含有一种毒蛋白，必须在高温下才能被破坏，所以食用红芸豆必须煮熟。

三、豆制品

常见的豆制品主要有豆浆、豆腐、腐竹等。早在两千多年前，中国人就会制作豆腐了。豆腐的制作方法是将大豆加水浸泡，然后磨浆，过滤，加水煮沸，再加蛋白沉淀剂（盐卤或石膏）使蛋白质凝固沉淀，最后加压去水而成。豆腐还可进一步压制成豆腐干、豆腐皮。

黄豆加工成各种豆制品，可以破坏黄豆中绝大部分抗营养物质，还可以提高蛋白质的消化率。豆腐、豆浆等豆制品已成为风靡世界的健康食物。

（一）豆浆

将大豆用水泡胀后磨碎、过滤、煮沸，即成豆浆。豆浆深受我国人民喜爱，享有"植物奶"的美誉。豆浆营养非常丰富，且易于消化吸收。

【营养价值】

① 大豆在制成豆浆的过程中，细胞壁被破坏，汁液大量流出，使得豆浆中的蛋白质更容易被人体消化吸收。

② 豆浆中的矿物质含量非常丰富。豆浆还含有丰富的维生素，特别是维生素 E。

③ 豆浆内含甾固醇、豆固醇、皂苷、植物雌激素异黄酮等植物活性物质。

【食用功效】

① 豆浆因其营养丰富且全面，对增强体质大有好处，所以是一种很好的代乳品。

② 经常饮用豆浆可以预防高脂血症、高血压病、脑卒中、动脉粥样硬化、血栓、脂肪肝等病症。

③ 豆浆含有大量纤维素，可促进排便，阻止脂类的吸收，且其能量极低，特别适用于肥胖及糖尿病患者食用。

④ 豆浆中所含的丰富卵磷脂，还能减少脑细胞死亡，提高脑功能。

⑤ 豆浆中的多种植物活性物质有很强的抑癌和治癌作用，特别对胃癌、肠癌、乳腺癌等有特效。

⑥ 豆浆富含硒、维生素 E 等抗氧化物质，可以延缓机体衰老，使人体的细胞"返老还童"，特别对脑细胞作用最大。因此，多饮豆浆可防治阿尔茨海默病。

【性味、归经及功效】

豆浆性平，味甘；归肺经；具有补虚、清火、化痰、通淋的功效；适用于营养不良、慢性支气管炎、虚劳咳嗽、心脑血管病、糖尿病、癌症等病症。

【提示】

① 生豆浆中含有毒成分，如果豆浆未煮熟时就食用，可引

起食物中毒。豆浆加热至80℃左右时，皂苷受热膨胀，泡沫上浮，形成"假沸"现象，其实此时存在于豆浆中的皂苷等有毒害成分并没有完全破坏。为了防止饮用生豆浆中毒，在煮豆浆时，出现"假沸"后还应继续加热至100℃，然后再用小火煮10min左右。煮熟的豆浆没有泡沫，而且消失的泡沫也表明皂苷等有毒成分受到破坏。

② 在饮用豆浆时，尽量不要加入过多的糖分，以免能量摄入过多。

（二）豆腐

豆腐是最常见的豆制品，又称水豆腐。主要的生产过程一是制浆，即将大豆制成豆浆；二是凝固成形，即豆浆在热与凝固剂的共同作用下凝固成含有大量水分的凝胶体，即豆腐。

豆腐有南豆腐和北豆腐之分。主要区别在点石膏（或点卤）的多少，南豆腐用石膏较少，因而质地细嫩，水分含量在90%左右；北豆腐用石膏较多，质地较南豆腐老，水分含量在85%～88%。

【营养价值】

① 黄豆加工后，蛋白质消化率可明显提高。黄豆的蛋白质消化率为65.3%，而豆腐达92.7%。

② 豆腐及豆腐制品的蛋白质含量丰富，而且豆腐蛋白属完全蛋白质，不仅含有人体必需的8种氨基酸，而且比例也接近人体需要，营养价值较高，素有"植物肉"之美称。

③ 豆腐含有铁、钙、磷、镁等人体必需的多种矿物质，两小块豆腐，即可满足一个人一天钙的需要量。豆腐还含有糖类、植物油等，但豆腐不含胆固醇。

④ 豆腐内含甾固醇、豆固醇、皂苷、植物雌激素异黄酮等植物活性物质。

【食用功效】

① 经常食用豆腐可以改善机体蛋白质营养状况，促进机体代谢，增强免疫力。

② 豆腐能保护血管内皮细胞不被氧化破坏，常食可减轻血管系统的破坏，可以预防高脂血症、高血压病、脑卒中、动脉粥

样硬化等病症。

③ 豆腐的含糖量很低，非常适合糖尿病患者及肥胖者食用。对女性来讲，多吃豆腐，还有美容养颜的功效。

④ 豆腐内含植物雌激素，可预防骨质疏松、乳腺癌和前列腺癌的发生，是更年期妇女的"保护神"。豆腐中的甾固醇、豆固醇，均是抑癌的有效成分。

⑤ 豆腐含丰富的大豆卵磷脂，有益于神经、血管、大脑的发育生长。

【性味、归经及功效】

豆腐性凉，味甘、淡；归脾、肺、大肠经；具有益中气、和脾胃、健脾利湿、清肺的功效；适用于营养不良、消化能力差、糖尿病、癌症、高脂血症、高胆固醇血症、肥胖症、动脉粥样硬化等病症。

【提示】

豆腐的不足之处是其所含的大豆蛋白中甲硫氨酸的含量相对偏低，可以将其与谷类等混合食用，以发挥蛋白质互补作用，提高蛋白质利用率。

（三）豆干

豆干是豆腐干的简称，是豆腐的再加工制品。豆腐干在制作过程中会添加食盐、茴香、花椒、大料、干姜等调料，既香又鲜，久吃不厌，被誉为"素火腿"。

【营养价值】

① 豆腐干含有大量蛋白质、脂肪、碳水化合物，还含有钙、磷、铁等多种人体所需的矿物质。

② 豆腐干不仅含有丰富的蛋白质，而且豆腐蛋白属完全蛋白质，含有人体必需的8种氨基酸，且其比例也接近人体需要，营养价值较高。

③ 100g豆腐干能量在142kcal（约592kJ），能量较低。

【食用功效】

① 豆腐干含有的卵磷脂可除掉附在血管壁上的胆固醇，防止血管硬化，预防心血管疾病，保护心脏。

② 豆腐干含有多种矿物质，可补充钙质，防止因缺钙引起的骨质疏松，促进骨骼发育，对小儿、老年人的骨骼极为有利。

③ 豆腐干能量低，且营养丰富，常吃有利于增强体质，保持身材。

【性味、归经及功效】

豆干性平，味甘；具有健胃、补肾的功效；适用于身体虚弱、营养不良、气血双亏、年老羸瘦、高脂血症、肥胖症、动脉粥样硬化等病症。

【提示】

同豆腐。

(四) 腐竹

腐竹又称腐皮，是很受欢迎的一种传统食物，也是华人地区常见的食物原料。腐竹是将豆浆加热煮沸后，经过一段时间保温，表面形成一层薄膜，挑出后下垂成枝条状，再经干燥而成。因其形类似竹枝状，故称为腐竹。

【营养价值】

① 腐竹是由大豆蛋白和脂肪结合而成的产物，色泽黄白，油光透亮。

② 腐竹含有丰富的蛋白质及多种营养成分，每100g豆浆、豆腐、腐竹的蛋白质含量分别为1.8g、8.1g、44.6g，而水分含量则是96.4g、82.8g、7.9g。

【食用功效】

① 腐竹具有良好的健脑作用，它能预防阿尔茨海默病的发生。因为腐竹中谷氨酸含量很高，为其他豆类或动物性食物的2～5倍，而谷氨酸在大脑活动中起着重要作用。

② 腐竹中所含有的磷脂、皂苷能降低血液中的胆固醇含量，有防治高脂血症、动脉粥样硬化的作用。

【性味、归经及功效】

腐竹性平，味甘；归胃、肺经；具有清热润肺、止咳消痰的功效；适用于脾胃虚寒、营养不良、高脂血症、动脉粥样硬化、便秘、腹泻等病症。

【提示】

① 肾炎、肾功能不全、糖尿病酮症酸中毒、痛风患者不适宜食用腐竹。

② 腐竹是干的,在食用之前一定要在温水里面泡开。

(五) 腐乳

腐乳,又称豆腐乳,通常分为白方、红方、青方三大类。其中,臭豆腐属"青方";"大块""红辣""玫瑰"等属"红方";"甜辣""桂花""五香"等属"白方"。

【营养价值】

① 腐乳和豆豉以及其他豆制品一样,它的原料——豆腐干本来就是营养价值很高的豆制品,蛋白质含量达15%~20%,与肉类相当,同时含有丰富的钙质。腐乳接种的霉菌,对人没有任何危害,它们的作用只不过是分解白坯中的蛋白质,产生低聚肽类、氨基酸和一些B族维生素而已。

② 发酵使腐乳中蛋白质的消化吸收率更高,维生素含量更丰富。营养成分最显著的变化是合成了大量维生素 B_{12}。

③ 在发酵过程中,因为微生物分解了豆类中的植酸,使大豆中原本吸收率很低的铁、锌等矿物质更容易被人体吸收。

④ 腐乳中富含植物性乳酸菌,对调节肠道有好处,并可健胃。

【食用功效】

① 经过发酵后,腐乳的蛋白质分解为各种氨基酸,有增进食欲、促进消化的功效。

② 腐乳在制作过程中经过了发酵,从而生成大量的低聚肽类,具有抗衰老、防癌症、降血脂、调节胰岛素等多种生理功能。

【性味、归经及功效】

腐乳性平,味甘;归胃、大肠经;具有活血化瘀、健脾消食等功效;适用于病后纳食不香、小儿食积或疳积腹胀、大便溏薄等病症。

【提示】

① 腐乳中盐含量较高,不符合每人每天摄盐量不超过5g的

标准，每天食用最好别超过一块。

② 腐乳的蛋白质分解过程中，如被其他有害霉菌污染，则易产生胺类，进而可在体内合成亚硝胺，该物质有较强的致癌作用。因此，尽量少吃发酵不纯正的腐乳，建议多吃新鲜的蔬菜和水果，它们含有的维生素 C 可阻断亚硝胺的生成。

（六）豆豉

豆豉，别名大苦、香豉，是我国特色发酵豆制品调味料。豆豉的种类较多，按加工原料分为黑豆豉和黄豆豉，按口味可分为咸豆豉和淡豆豉。

【营养价值】

① 豆豉含有丰富的蛋白质、脂肪和碳水化合物，且含有人体所需的多种氨基酸，还含有多种矿物质和维生素等营养物质。

② 豆豉中含有很高的尿激酶。

【食用功效】

① 豆豉有特有的香气，可增加食欲，促进吸收。

② 豆豉中含有很高的尿激酶，具有溶解血栓的作用。日本纳豆也具有相同的功效。

③ 豆豉可以改善胃肠道菌群。常吃豆豉还有帮助消化、增强脑力、降低血压、消除疲劳的作用。

④ 豆豉还可以解药毒、食毒。所以，豆豉不仅能调味，而且可以入药。

【性味、归经及功效】

性平，味咸；归胃经；具有疏风解表、清热除湿、祛烦宣郁、解毒的功效；适用于风寒感冒、怕冷发热、寒热头痛、鼻塞喷嚏、腹痛吐泻、胸膈满闷、心中烦躁等病症。

【提示】

豆豉在发酵过程中，如被其他有害霉菌污染，则易产生有害物质，因此，尽量少吃发酵不纯正的豆豉。

干豆类及其制品食物成分表见表 1-2。

表 1-2 干豆类及其制品食物成分表

食物名称	食部/g	水分/g	能量/kcal	能量/kJ	蛋白质/g	脂肪/g	碳水化合物/g	不溶性纤维/g	总维生素A/μgRE	胡萝卜素/μg	维生素B$_1$/mg	维生素B$_2$/mg	烟酸/mg	维生素C/mg	总维生素E/mg	钙/mg	铁/mg	锌/mg	硒/μg
黄豆	100	10.2	390	1631	35.0	16.0	34.2	15.5	37	220	0.41	0.20	2.1	—	18.9	191	8.2	3.34	6.16
黑豆	100	9.9	401	1678	36.0	15.9	33.6	10.2	5	30	0.20	0.33	2.0	—	17.36	224	7.0	4.18	6.79
青豆	100	9.5	398	1637	34.5	16.0	35.4	12.6	132	790	0.41	0.18	3.0	—	10.09	200	8.4	3.18	5.62
红豆	100	12.6	324	1357	20.2	0.6	63.4	7.7	13	80	0.16	0.11	2.0	—	14.36	74	7.4	2.20	3.80
绿豆	100	12.3	329	1376	21.6	0.8	62.0	6.4	22	130	0.25	0.11	2.0	—	10.95	81	6.5	2.12	4.28
蚕豆（带皮）	93	11.5	326	1364	24.6	1.1	59.9	10.9	8	50	0.13	0.23	2.2	—	4.90	49	2.9	4.76	4.29
白扁豆	100	19.4	283	1185	19.0	1.3	55.6	13.4	—	—	0.33	0.11	1.2	—	0.89	68	4.0	1.93	1.17
白芸豆	100	14.4	315	1320	23.4	1.4	57.2	9.8	—	—	0.18	0.26	2.4	—	6.16	—	—	—	—
红芸豆	100	11.1	331	1384	21.4	1.3	62.5	8.3	30	180	0.18	0.09	2.0	—	7.74	176	5.4	2.07	4.61
豆浆	100	96.4	16	66	1.8	0.7	1.1	1.1	15	90	0.02	0.02	0.1	—	0.80	10	0.5	0.24	0.14
豆腐	100	82.8	82	342	8.1	3.7	4.2	0.4	—	—	0.04	0.03	0.2	—	2.71	164	1.9	1.11	2.30
豆干	100	65.2	142	592	16.2	3.6	11.5	0.8	—	—	0.03	0.07	0.3	—	—	308	4.9	1.76	0.02
腐竹	100	7.9	461	1928	44.6	21.7	22.3	1.0	—	—	0.13	0.07	0.8	—	27.84	77	16.5	3.69	6.65
红腐乳	100	61.2	153	638	12.0	8.1	8.2	0.6	15	90	0.02	0.21	0.5	—	7.24	87	11.5	1.67	6.73
豆豉	100	22.7	270	1131	24.1	3.0	39.7	5.9	—	—	0.02	0.09	0.6	—	40.69	29	3.7	2.37	4.55

注：营养成分以每100g食部计。"—"表示未检测，理论上食物中应存在一定量的该种成分，但未实际检测。

第三节　蔬菜类及其制品

蔬菜一般可分为鲜豆类、叶菜类、根茎类、瓜茄类四大类。鲜豆类蔬菜主要有毛豆、扁豆等。叶菜类蔬菜，特别是深绿色蔬菜，如菠菜、韭菜、芹菜等营养价值较高。根茎类蔬菜主要有胡萝卜、白萝卜、莲藕、大蒜、竹笋等。瓜茄类蔬菜主要有南瓜、苦瓜、黄瓜、番茄、茄子、辣椒等。蔬菜的矿物质含量丰富，如钙、磷、铁、钾、钠、镁、铜等，对维持机体酸碱平衡起重要作用。但由于蔬菜中含有大量的草酸，其矿物质的吸收率并不高。新鲜蔬菜富含维生素 C、胡萝卜素、维生素 B_2 和叶酸等维生素。

由于蔬菜的品种繁多，故仅将其中比较有代表性的几种分类加以介绍。

一、鲜豆类及其制品

（一）豇豆（豆角）

豇豆，又叫作豆角，是夏天盛产的蔬菜。常见有白豆角、青豆角、紫豆角。

【营养价值】

① 豇豆含有易于消化吸收的蛋白质、适量的碳水化合物。

② 豇豆含有粗纤维、胡萝卜素、维生素 B_1、维生素 B_2 和磷、铁、硒等矿物质。鲜嫩豆荚中还含有丰富的维生素 C。

【食用功效】

① 豇豆能维持正常的消化腺分泌和胃肠道蠕动的功能，抑制胆碱酯酶活性，可帮助消化，增进食欲。此外，多吃豇豆还能辅助治疗呕吐、呃逆等不适。

② 豇豆的磷脂有促进胰岛素分泌、参与糖代谢的作用，是糖尿病患者的理想食物。

③ 豇豆能提高机体免疫力，起到延缓衰老的作用。

④ 豆角有健脾、和胃的作用，还能够补益肾脏，提高人的

睡眠质量。

【性味、归经及功效】

豇豆性平，味甘、咸；归脾、胃经；具有理中益气、健胃补肾、调颜养身、生精髓、止消渴、止吐逆泻痢、解毒的功效；适用于呕吐、痢疾、尿频、遗精、带下、腹泻、小便频数、脾胃气虚、肾虚、糖尿病等病症。

【提示】

豇豆不可生吃，一定要煮熟了才能吃，因为豇豆本身含有毒物质，需要煮熟才能被破坏，转化成无毒物质。就算是要吃凉拌豇豆，也要先将豇豆用水煮熟后，沥干了水分，晾凉后才可以用来凉拌。

（二）毛豆

毛豆就是新鲜连荚的黄豆。因为它的豆荚上有毛，所以叫毛豆，晒干之后又称大豆。毛豆是大豆作物中专门作蔬菜用的大豆。

【营养价值】

① 毛豆的蛋白质不但含量高，且品质优，可以与肉、蛋中的蛋白质相媲美，易于被人体吸收利用。

② 毛豆的脂肪含量明显高于其他种类的蔬菜，多以不饱和脂肪酸为主，如人体必需的亚油酸和 α-亚麻酸。

③ 毛豆还含有丰富的矿物质、维生素及膳食纤维。此外，毛豆中还含有黄酮类化合物，特别是大豆异黄酮，被称为天然植物雌激素，在人体内具有雌激素作用。

【食用功效】

① 毛豆可以改善脂肪代谢，降低人体中甘油三酯和胆固醇含量，还能清除血管壁的脂肪，对肥胖、高脂血症、动脉粥样硬化、冠心病等疾病有预防和辅助治疗的作用。

② 毛豆中含天然植物雌激素，可以改善妇女更年期的不适，防治骨质疏松。

③ 毛豆富含卵磷脂。卵磷脂是大脑发育不可缺少的营养之一，可以改善大脑的记忆力和智力水平。

④ 毛豆中含有丰富的膳食纤维，可以改善便秘，防治肠道疾病。

⑤ 毛豆中的钾含量很高，夏天食用可以帮助弥补因出汗过多而导致的钾流失，缓解由于钾的流失而引起的疲乏无力和食欲下降。

⑥ 毛豆中的铁易于吸收，可以作为儿童补充铁的食物之一。

⑦ 毛豆还有养颜润肤的作用，特别适合女性经常食用。

【性味、归经及功效】

毛豆性平，味甘，无毒；归脾、大肠经；具有健脾宽中、清热解毒、润燥、益气、止痛、消水肿的功效；适用于胃热、瘀血、疳积泻痢、疮痈肿毒、高血压、冠心病、骨质疏松等病症。

【提示】

① 尿毒症患者不建议吃毛豆，因为毛豆中含有比较高的钾，而钾又主要是通过肾脏来排泄。尿毒症患者的肾脏功能比较差，若是吃过多毛豆，大量的钾在体内无法排出，可能会出现严重的心律失常、心动过缓，严重时甚至出现心搏骤停等高钾血症的症状，危害机体健康。

② 大豆过敏人群禁食毛豆，以免出现皮肤瘙痒、荨麻疹等过敏反应。

③ 胃肠功能欠佳人群不宜过多进食毛豆，因为豆类进入到肠道后，可能会刺激肠道黏膜，产生气体，导致腹胀。

④ 毛豆需要完全煮熟后食用。

(三) 四季豆

四季豆，又叫菜豆、芸豆、芸扁豆等，是餐桌上的常见蔬菜之一。

【营养价值】

① 种实较饱满的四季豆含有较多的蛋白质，尤其是氨基酸中的赖氨酸含量丰富。

② 四季豆富含糖类、胡萝卜素、维生素 B_1、维生素 B_2、维生素 C、钙、磷、铁等营养物质。四季豆是一种高钾低钠食物。

③ 四季豆含有皂苷和多种球蛋白。

【食用功效】

① 四季豆是一种难得的高钾、高镁、低钠食物，尤其适合

心脏病、动脉粥样硬化、高脂血症、低钾血症和忌盐患者食用。

② 四季豆富含有可溶性纤维、胡萝卜素和维生素C，可防止胆固醇在血管的沉积，预防心脑血管疾病。

③ 四季豆可使血糖生成指数降低，能预防血糖出现较大的变动，适合糖尿病患者食用。

④ 四季豆中有皂苷和多种球蛋白等，能促进新陈代谢，提高免疫力，起到抑制肿瘤生长的作用。

【性味、归经及功效】

四季豆性平，味甘、淡；归脾、胃经；具有调和脏腑、益气健脾、消暑化湿、利水消肿的功效；适用于水肿、食少便溏、便秘、妇女带下过多、暑湿伤中、吐泻、转筋等病症。

【提示】

① 四季豆在消化吸收过程中会产生过多的气体，造成腹胀，故消化功能不良、有慢性消化道疾病的人应尽量少食。

② 四季豆必须煮熟吃，否则就会引起中毒，影响身体健康。

（四）鲜蚕豆

鲜蚕豆是豆类蔬菜中重要的食用豆之一，可以炒菜、凉拌。鲜蚕豆的【营养价值】、【食用功效】、【性味、归经及功效】以及【提示】，可参照第二节中"（三）蚕豆"相关内容。

（五）扁豆

扁豆，别名火镰扁豆、藤豆、沿篱豆、鹊豆等。

【营养价值】

① 扁豆含有蛋白质、糖类、钙、磷、铁、食物纤维、胡萝卜素、维生素B_1、维生素B_2、维生素C、泛酸、氰苷、酪氨酸酶等。

② 扁豆中含有红细胞凝集素，这是一种蛋白质类物质，有消退肿瘤的作用。

【食用功效】

扁豆最明显的优势就是可以对抗肿瘤细胞，增强机体的免疫力，对肿瘤患者有一定的辅助食疗功效。

【性味、归经及功效】

扁豆性平,味甘;归脾、胃经;具有健脾、和中、益气、化湿、消暑的功效;适用于脾虚兼湿、食少便溏、湿浊下注、妇女带下过多、暑湿伤中、吐泻、转筋、水肿等病症。

【提示】

扁豆含有毒蛋白、红细胞凝集素以及能引发溶血症的皂苷,所以扁豆一定要煮熟以后才能食用,否则可能会出现食物中毒现象。

(六) 荷兰豆

荷兰豆以食用嫩荚为主,原产地是地中海沿岸及亚洲西部。荷兰豆嫩荚质脆清香,营养价值很高。

【营养价值】

① 荷兰豆富含胡萝卜素、维生素C、维生素B_1、钾、钠、磷、钙等,并且含有比大豆蛋白还容易消化的蛋白质,能量相对较低。

② 荷兰豆还含有特有的植物凝集素、止权素及赤霉素A_{20}等,这些物质对增强人体新陈代谢有重要作用。

【食用功效】

① 荷兰豆的蛋白质能修补肌肤、调节生理状态、促进乳汁分泌、降低血液中的胆固醇。

② 荷兰豆能够延缓老化,尤其更年期的妇女食用,效果更加明显,能帮助缓和更年期综合征。

③ 荷兰豆蛋白容易消化吸收,能量又较低,特别适合糖尿病患者和肥胖患者。

④ 荷兰豆可以促进胃肠蠕动,防止便秘,起到清肠利尿的作用。

【性味、归经及功效】

荷兰豆性平,味甘;归脾、胃经;具有和中下气、生津止渴、利小便、解疮毒等功效;适用于脾胃虚弱、便秘、小腹胀满、呕吐泻痢、产后乳汁不下、烦热口渴等病症。

【提示】

荷兰豆必须完全煮熟后才可以食用,否则可能发生中毒。

(七) 豌豆

豌豆，又称为青豆、淮豆、麻豆、青小豆等。豌豆可作蔬菜炒食，也常被用来作为配菜，以增加菜肴的色彩，促进食欲。

【营养价值】

① 豌豆含有优质蛋白质，且豌豆蛋白质富含大量的赖氨酸，这是很多粮食中所没有的。

② 豌豆还含有糖类、胡萝卜素、纤维素、维生素 C、钙、钾、磷等多种营养物质。

③ 豌豆中含有赤霉素和植物凝集素等植物活性物质。

【食用功效】

① 豌豆可以提高机体的抗病能力和康复能力。经常吃豌豆，可以补充赖氨酸，促进骨骼发育。

② 豌豆可防止人体致癌物质的合成，从而减少癌细胞的形成，降低癌症的发病率。

③ 豌豆中富含粗纤维，能促进大肠蠕动，保持大便通畅，防治肠道疾病。

④ 经常吃豌豆有利于控制血糖，对于糖尿病患者有很好的改善作用。

⑤ 豌豆还有美容护肤的作用，可以消除黑斑，润泽肌肤。

【性味、归经及功效】

豌豆性平，味甘；归脾、胃经；具有益中气、止泻痢、调营卫、利小便、消痈肿、解乳石毒的功效；适用于糖尿病、腹胀、脾胃不适、呃逆呕吐、下肢水肿、脚气、产妇缺乳、痈肿、口渴泻痢等病症。

【提示】

① 对豌豆过敏的人群应避免吃豌豆，以免发生过敏反应。

② 多食豌豆会引起腹胀，不宜长期大量食用。

(八) 刀豆

刀豆，豆荚的形状很像刀，因此取名刀豆。

【营养价值】

① 刀豆含蛋白质、糖类、纤维素、维生素 C、维生素 B_1、钾、磷等多种营养物质。

② 刀豆含有刀豆赤霉素、红细胞凝集素、刀豆氨酸等植物活性物质。

【食用功效】

① 刀豆对人体有很好的镇静作用，可以增强大脑皮质的抑制过程，使人清醒、精力充沛。

② 刀豆所含成分具有维持人体正常代谢功能、促进人体内多种酶活性的作用，从而增强人体免疫力，提高人体抗病能力。

③ 刀豆所含刀豆赤霉素和刀豆红细胞凝集素能刺激淋巴细胞转变成淋巴母细胞，具有抗肿瘤作用，还可使部分肿瘤细胞重新恢复到正常细胞的生长状态。

【性味、归经及功效】

刀豆性平，味甘；归胃、肾经；具有温中下气、止呕逆、益肾的功效；适用于病后及虚寒性呃逆、呕吐、腹胀以及肾虚所致的腰痛等病症。

【提示】

刀豆不可以生吃，最好熟透之后再食用。胃热、肝火旺盛者不宜过多食用刀豆。

（九）黄豆芽

黄豆芽，即黄豆的芽，为豆科植物黄豆的种子经浸泡后发出的嫩芽。

【营养价值】

① 黄豆芽所含的能量较低，而水分和膳食纤维含量较高。

② 黄豆生长发芽后，维生素 C 大量增加。

③ 豆类发芽时在种子内部贮存的部分淀粉和蛋白质在酶的作用下分解，转化成的糖类和氨基酸，使豆类中的淀粉和蛋白质利用率大大提高。

【食用功效】

① 黄豆生芽后天冬氨酸急剧增加，天冬氨酸能减少体内乳

酸堆积，起到消除疲劳的作用。

② 黄豆芽中含有一种叫硝基磷酸酶的物质，这种物质能有效地抗癫痫和减少癫痫发作。

③ 黄豆芽中还含有干扰素诱生剂，能诱生干扰素，增加机体抗病毒、抗癌肿的能力，可起到防癌抗癌的作用。

④ 经常食用黄豆芽对维生素 B_2 缺乏引起的舌疮口炎，维生素 C 缺乏引起的坏血病等有辅助治疗作用。

⑤ 黄豆芽富含维生素 C、维生素 E，常吃黄豆芽能营养毛发，使头发保持乌黑光亮，对面部雀斑有较好的淡化效果。

⑥ 黄豆芽有清除血管壁中胆固醇和脂肪堆积的作用，可降低胆固醇，防止动脉粥样硬化，还有减肥作用。

⑦ 黄豆芽对青少年生长发育、预防贫血等亦大有好处。

【性味、归经及功效】

黄豆芽性凉，味甘；归脾、大肠经；具有清热利湿、消肿除痹、祛黑痣、治疣赘、润肌肤的功效；适用于牙龈出血、脾胃湿热、大便秘结、寻常疣、高脂血症等病症。

【提示】

黄豆在发芽过程中，黄豆中使人胀气的物质被分解，使得营养素更容易被人体吸收。

（十）绿豆芽

绿豆芽，即绿豆的芽，为豆科植物绿豆的种子经浸泡后发出的嫩芽。

【营养价值】

① 绿豆在发芽过程中，维生素 C 会增加很多。

② 绿豆芽中部分蛋白质也会分解为各种人体所需的氨基酸，可达到绿豆原含量的 7 倍。

【食用功效】

① 绿豆芽富含维生素 C、维生素 B_2，可以预防坏血病、口腔溃疡的发生。

② 绿豆芽富含纤维素，是便秘患者的健康蔬菜，有预防消化道肿瘤（食管癌、胃癌、直肠癌）的功效。

③ 绿豆芽有清除血管壁中胆固醇和脂肪堆积的作用，可防治心血管疾病。

④ 常吃绿豆芽，可以起到清肠胃、解热毒、减肥的作用。

【性味、归经及功效】

绿豆芽性凉，味甘；归心、胃经；具有清热解毒、补肾、利尿、消肿、滋阴壮阳、利湿热的功效；适用于暑热烦渴、酒毒、小便不利、目翳、坏血病、口腔溃疡、消化道肿瘤、肥胖等病症。

【提示】

炒豆芽时应急火快炒，使维生素C少受破坏。

（十一）豌豆苗

豌豆苗为豆科植物豌豆的嫩苗，是苗类蔬菜的一种，又被称为"豌豆尖""龙须菜""龙须苗"。其味清香、质柔嫩、滑润适口，色、香、味俱佳。

【营养价值】

① 豌豆苗的供食部位是嫩梢和嫩叶，含有多种人体必需的氨基酸。

② 豌豆苗含丰富的钙、B族维生素、维生素C、胡萝卜素等营养物质。

③ 豌豆还含止杈酸、赤霉素和植物凝集素等植物活性物质。

【食用功效】

① 在豌豆荚和豌豆苗的嫩叶中富含维生素C和能分解体内亚硝胺的酶，可以分解亚硝胺，具有抗癌、防癌的作用。

② 豌豆所含的止杈酸、赤霉素和植物凝集素等物质，具有抗菌消炎，增强新陈代谢的功能。

③ 豌豆苗中含有较为丰富的膳食纤维，可以防止便秘，有清肠作用。

【性味、归经及功效】

豌豆苗性寒，味甘；归脾、胃、大肠经；具有清热解毒、利尿止泻、消肿止痛、助消化的功效；适用于咽喉肿痛、腹泻、便秘、癌症等病症。

表 1-3 鲜豆类及其制品食物成分表

食物名称	食部/g	水分/g	能量/kcal	能量/kJ	蛋白质/g	脂肪/g	碳水化合物/g	不溶性纤维/g	维生素A/μgRE	胡萝卜素/μg	维生素B₁/mg	维生素B₂/mg	烟酸/mg	维生素C/mg	总维生素E/mg	钙/mg	铁/mg	锌/mg	硒/μg
豆角	96	90.0	34	142	2.5	0.2	6.7	2.1	33	200	0.05	0.07	0.9	18	2.24	29	1.5	0.54	2.16
毛豆	53	69.6	131	550	13.1	5.0	10.5	4.0	22	130	0.15	0.07	1.4	27	2.44	135	3.5	1.73	2.48
四季豆	96	91.3	31	131	2.0	0.4	5.7	1.5	35	210	0.04	0.07	0.4	6	1.24	42	1.5	0.23	0.43
鲜蚕豆	31	70.2	111	463	8.8	0.4	19.5	3.1	52	310	0.37	0.10	1.5	16	0.83	16	3.5	1.37	2.02
扁豆	91	88.3	41	172	2.7	0.2	8.2	2.1	25	150	0.04	0.07	0.9	13	0.24	38	1.9	0.72	0.94
荷兰豆	88	91.9	30	123	2.5	0.3	4.9	1.4	80	480	0.09	0.04	0.7	16	0.30	51	0.9	0.50	0.42
豌豆(带荚)	42	70.2	111	465	7.4	0.3	21.2	3.0	37	220	0.43	0.09	2.3	14	1.21	21	1.7	1.29	1.74
刀豆	92	89.0	40	165	3.1	0.3	7.0	1.8	37	220	0.05	0.07	1.0	15	0.40	49	4.6	0.84	0.88
黄豆芽	100	88.8	47	198	4.5	1.6	4.5	1.5	5	30	0.04	0.07	0.6	8	0.80	21	0.9	0.54	0.96
绿豆芽	100	94.6	19	81	2.1	0.1	2.9	0.8	3	20	0.05	0.06	0.5	6	0.19	9	0.6	0.35	0.50
豌豆苗	86	89.6	38	158	4.0	0.8	4.6	1.9	445	2667	0.05	0.11	1.1	67	2.46	40	4.2	0.77	1.09

注：营养成分以每100g食部计。

【提示】

豌豆苗炒制时应急火快炒，减少维生素C损失。

鲜豆类及其制品食物成分表见表1-3。

二、根茎类

(一) 萝卜

萝卜，十字花科萝卜属二年或一年生草本植物。萝卜种类繁多，生吃、熟吃均可。萝卜在我国民间素有"小人参"的美称。

【营养价值】

① 萝卜含有丰富的碳水化合物、B族维生素、维生素C、植物蛋白、叶酸及钾、镁、锌等多种矿物质。

② 萝卜含有淀粉酶，能分解食物中的淀粉、脂肪，使之得到充分的吸收。

③ 萝卜还含有芥子油、木质素、芥辣素等植物活性物质。

【食用功效】

① 萝卜含丰富的维生素C和微量元素锌，有助于增强机体的免疫功能，提高抗病能力，并能抑制癌细胞的生长。萝卜所含的木质素和辛辣味成分也有防癌的功效。

② 萝卜能促进胃肠蠕动，增加食欲，帮助消化，有助于体内废物的排出，有消食、降气之功效。常食萝卜还可使皮肤白净细腻，从而改善皮肤粗糙、粉刺等情况。

③ 常吃萝卜可降低血脂、软化血管、稳定血压，预防冠心病、动脉粥样硬化、胆石症等疾病。

④ 萝卜中含有一定的芥辣素等物质，对冬天因感冒引起的咽痛、鼻塞、气管炎和咳嗽有一定疗效。

【性味、归经及功效】

萝卜性凉，味辛、甘；归肺、脾、胃经；具有消积滞、化痰热、下气、宽中、清热生津、解毒、利小便、止咳化痰等功效；适用于饮食不消、反胃呕吐、咽喉肿痛、小便不利、痰嗽失音、肺痨咯血、呕吐反酸、胆石症、腹泻、便秘、鼻衄等病症。

【提示】

① 萝卜可以醒酒，以生吃为好，也可以选择糖醋萝卜或者白萝卜生姜汁。白萝卜生姜汁不但能解酒，还能起到一定的温胃养胃的效果。

② 服用人参、西洋参时最好不要同时吃萝卜，以免降低药效。

（二）胡萝卜

胡萝卜，又称红萝卜或甘荀，为野胡萝卜的变种。胡萝卜是一种质脆味美、营养丰富的家常蔬菜。

【营养价值】

① 胡萝卜含有大量的类胡萝卜素，特别是 β-胡萝卜素和 α-胡萝卜素。α-胡萝卜素含量最高的食物是胡萝卜。南瓜、橙子、柑橘中，α-胡萝卜素的含量也较高。

② 胡萝卜含有丰富的糖类、挥发油、膳食纤维、B族维生素、维生素C、钙、铁等多种营养物质。

③ 胡萝卜还含有琥珀酸钾盐、槲皮素、花青素、山柰酚等植物活性物质。

【食用功效】

① 胡萝卜中的 β-胡萝卜素在体内可转化为维生素A，具有促进机体生长发育、保持视力、增强免疫力和抗癌的作用，并可减轻癌症患者的化疗反应，对多种脏器有保护作用。

② α-胡萝卜素具有抑制肿瘤细胞的功效。

③ 胡萝卜中含的槲皮素、山柰酚能增加冠状动脉血流量，降低血脂，促进肾上腺素的合成，因而有降压强心的作用。胡萝卜中含有琥珀酸钾盐，有助于防止血管硬化、降低胆固醇以及降低血压。

④ 胡萝卜含有植物纤维，吸水性强，在肠道中体积容易膨胀，是肠道中的"充盈物质"，可加强肠道的蠕动，从而通便防癌。

⑤ 类胡萝卜素具有很好的抗氧化作用，有明显的护肤抗皱功效，可延缓衰老。

【性味、归经及功效】

胡萝卜性平，味甘；归肺、脾经；具有健脾消食、润肠通便、行气化滞、补肝明目、清热解毒、降气止咳等功效；适用于食欲不振、腹泻、咳喘痰多、视物不明、小儿营养不良、麻疹、夜盲症、便秘、高血压、肠胃不适、久痢、饱闷腹胀等病症。

【提示】

由于 β-胡萝卜素、α-胡萝卜素是脂溶性物质，故胡萝卜应用油炒熟或和肉类一起炖煮后再食用，以利于其中类胡萝卜素的吸收。

（三）芥菜头

芥菜头是一年生草本植物根用芥菜的根，是我国较为著名的蔬菜。芥菜头有椭圆、卵圆、倒卵圆等形状，表皮通常为翠绿色，也有黄绿色或绿色。

【营养价值】

① 芥菜头含有丰富的膳食纤维、B 族维生素和钙、磷、铁等。

② 芥菜头含有一种硫代葡萄糖苷的物质，经水解后能产生挥发性芥子油。

【食用功效】

① 芥菜头含有丰富的膳食纤维，可促进肠道蠕动，促进粪便的排出，有一定的防癌作用，可用于防治结肠癌、乳腺癌、肝癌等。

② 芥菜头具有特殊的鲜香气味，能增进食欲，帮助消化；此外，芥菜头含有的硫代葡萄糖苷经水解可产生挥发性芥子油，具有促进胃肠消化吸收的作用。

【性味、归经及功效】

芥菜头性温，味辛；归肺、胃经；具有解毒消肿、下气消食、利尿除湿的功效；适用于小儿头疮疖肿、秃疮、黄疸、腹胀、便秘、小便黄赤或不通、肝虚目暗等病症。

【提示】

① 内热偏盛及患有热性咳嗽、痔、便血及眼疾的人不宜过多食用。

② 新鲜芥菜头营养价值高，腌制成榨菜，营养价值则大打折扣。如腌制不当，还可能产生有毒物质，所以不建议多吃榨菜。

（四）茭笋

茭笋，又名高瓜、菰笋、菰手、茭白、高笋等，是我国特产的一种水生蔬菜。

【营养价值】

① 茭白含蛋白质、糖类、维生素 B_1、维生素 B_2、维生素 E、胡萝卜素和矿物质等。

② 嫩茭白的有机氮素以氨基酸状态存在，并能提供硫元素，味道鲜美，容易被人体所吸收。但由于茭白含有较多的草酸，其钙质不容易被人体所吸收。

【食用功效】

① 茭白有清湿热、解毒、催乳汁的作用。

② 茭白含豆固醇，能清除体内活性氧，抑制酪氨酸酶活性，从而阻止黑色素生成，还能软化皮肤表面的角质层，使皮肤润滑细腻，肉质鲜嫩。

③ 茭笋有解酒的功用，而且对于黄疸性肝炎也有一定辅助疗效。

【性味、归经及功效】

茭笋性微寒，味甘；归脾、肺经；具有祛热、生津、止渴、利尿、除湿、通利的功效；适用于暑湿腹痛、中焦痼热、烦渴、二便不利、酒毒、乳少等病症。

【提示】

一般人群均可适量食用。

（五）竹笋

竹笋，是竹的幼芽，也称为笋，一年四季皆有，但唯有春笋、冬笋味道最佳。竹笋是我国传统佳肴，味香质脆，食用和栽培历史极为悠久。

【营养价值】

① 竹笋含有丰富的蛋白质、氨基酸、糖类、钙、磷、铁、胡萝卜素、烟酸等。

② 竹笋具有低脂肪、低糖、多纤维的特点。

【食用功效】

① 竹笋中的纤维可以吸附大量油脂，可以降低胃肠黏膜对脂肪的吸收，降低与高脂血症有关疾病的发病率，故竹笋尤其适合肥胖、高脂血症患者食用。

② 竹笋富含烟酸、纤维素等，能促进肠道蠕动、帮助消化、消除积食、防止便秘，故有一定的预防消化道肿瘤的功效。竹笋还含有多种可以防癌的多糖物质，对乳腺癌也有一定的预防作用。

③ 竹笋中植物蛋白、维生素及微量元素的含量均很高，有助于增强机体的免疫功能，提高防病抗病能力。

【性味、归经及功效】

竹笋性微寒，味甘；归胃、肺经；具有滋阴凉血、和中润肠、清热化痰、利尿通便的功效；适用于食欲不振、肥胖、习惯性便秘、动脉粥样硬化、冠心病、癌症、水肿、腹水、小便不利、风热感冒、肺热咳嗽、黄痰、小儿麻疹等病症。

【提示】

竹笋中含有较多的草酸，会影响人体对钙的吸收，不适宜于儿童及有尿路结石者食用。有些人还可能对竹笋过敏。食用竹笋前应先用开水焯过，以去除笋中的草酸。

（六）山药

山药，又称薯蓣、土薯、山薯蓣、怀山药等。

【营养价值】

① 山药含碳水化合物、蛋白质及 B 族维生素、维生素 C 等。碳水化合物以淀粉为主。

② 山药还含有黏蛋白、淀粉酶、薯蓣皂苷、游离氨基酸、多酚氧化酶等物质。

【食用功效】

① 山药含有皂苷、黏液质等，能有效阻止血脂在血管壁的沉积，降低胆固醇和甘油三酯，对高血压和高脂血症等病症有改善作用。

② 山药可增强机体免疫力，能使加速机体衰老的酶活性显著降低，有延缓衰老、延年益寿的作用。

③ 山药含有淀粉酶、多酚氧化酶等物质，山药所含淀粉糖化酶，是萝卜中含量的3倍。故山药有利于增强消化吸收功能，临床上常用于治疗脾胃虚弱、食少体倦、泄泻等病症。

④ 山药所含的胆碱是与学习记忆有关的神经传递物质——乙酰胆碱的物质基础；研究发现山药具有镇静作用。

⑤ 山药还有很好的减肥健美功用。

【性味、归经及功效】

山药性平，味甘；归脾、肺、肾经；具有健脾补肺、益胃补肾、固肾益精的功效；适用于脾胃虚弱、倦怠无力、食欲不振、久泄久痢、肺气虚燥、痰喘咳嗽、肾气亏耗、腰膝酸软、消渴尿频等病症。

【提示】

① 糖尿病患者不能食用过量的山药，当食用山药量较大时，应适当减少主食的量。

② 山药有收涩的作用，大便燥结者不宜食用。

（七）芋头

芋头，又称芋、芋艿等，通常食用的为小芋头。芋头口感细软，黏嫩爽口，营养丰富，既能做菜肴又能做各种各样的零食。

【营养价值】

芋头含有大量的淀粉和膳食纤维，还含蛋白质、钙、磷、铁、钾、镁、胡萝卜素、维生素C、B族维生素、皂苷等多种成分。

【食用功效】

① 芋头含有黏蛋白，被人体吸收后能产生免疫球蛋白，可提高机体的抵抗力，防治肿瘤。芋头可作为防治癌症的常用药膳主食，在癌症手术或术后放疗、化疗及康复过程中，有辅助治疗的作用。

② 芋头所含的矿物质中，氟的含量较高，具有洁齿防龋、保护牙齿的作用。

③ 芋头为成碱性食物，能中和体内积存的酸性物质，调整人体的酸碱平衡，有利于保持身体健康，防治心脑血管疾病等慢性病。

【性味、归经及功效】

芋头性平，味甘、辛；归肠、胃经；具有益胃宽肠、通便、解毒、消肿止痛、散结、和中益气、化痰等功效；适用于少食乏力、肿块、痰核、痈毒、瘰疬、久痢、便秘等病症。

【提示】

① 芋头过敏者，应禁吃芋头。另外，有些患者可能存在哮喘、湿疹、过敏性鼻炎以及皮肤过敏的情况，而芋头中的致敏成分可能会导致患者疾病恢复减慢，甚至加重不适症状，所以也不建议食用。

② 糖尿病患者应少吃芋头，以免引起血糖波动，对身体造成不利影响。

（八）红薯

红薯，又称白薯、番薯、地瓜、山芋等。

【营养价值】

① 红薯味道甜美，富含淀粉，又易于消化，可供给大量能量，所以有的地区把它作为主食。红薯含有丰富的赖氨酸，而大米、面粉恰恰缺乏赖氨酸。

② 红薯含有膳食纤维、胡萝卜素、维生素 B_1、维生素 B_2、维生素 C 以及钾、铁、硒、钙等矿物质，还含有独特的生物类黄酮成分。

【食用功效】

① 红薯是一种理想的减肥食物，因它富含纤维素和果胶，有较强的饱腹感，但它含的能量却比一般米饭低得多。

② 红薯富含纤维素，可增加粪便体积，促进肠胃蠕动，排出粪便中的有毒物质和致癌物质，保持大便畅通，改善消化道环境，防止胃肠道疾病的发生。

③ 红薯中含生物类黄酮成分，有类似雌激素的作用，能有效抑制乳腺癌和结肠癌的发生。

④ 红薯对人体器官黏膜有特殊的保护作用，可抑制胆固醇的沉积，保持血管弹性，对保护人体皮肤、延缓衰老有一定的作用。

⑤ 红薯属成碱性食物，和很多水果、蔬菜一样，有利于人体的酸碱平衡，对预防亚健康和心脑血管病等"现代病"有益。

【性味、归经及功效】

红薯性平，味甘；归脾、肾经；具有补中和血、益气生津、宽肠通便的功效；适用于脾虚水肿、疮疡肿毒、肠燥便秘等病症。

【提示】

① 过食红薯后会发生烧心、反酸、腹胀排气等现象，故一次不宜食用过多。红薯在胃中产酸，所以胃溃疡及胃酸过多的患者也不宜多用。

② 红薯可以加工成粉条食用，但制作过程中往往会加入明矾，若过多食用会导致铝在体内蓄积，不利健康。

（九）紫薯

紫薯，又叫黑薯、紫山芋等，薯肉呈紫色至深紫色。

【营养价值】

① 紫薯除含淀粉、蛋白质和脂肪外，还含有丰富的维生素A、维生素 B_2、胡萝卜素、维生素 C 和硒、钙、磷、铁等矿物质，以及一定的纤维素。

② 紫薯含有多糖、多酚类物质、黄酮类物质，并且还富含花青素、绿原酸等植物活性物质。紫薯为提取花青素的主要原料之一。

【食用功效】

① 紫薯富含硒元素，有较强的抗氧化作用，而且紫薯富含花青素和绿原酸，有抑制致癌物质的产生和减少基因突变的作用，所以紫薯有很好的防癌作用。

② 紫薯中的花青素还能够增强血管弹性，改善循环系统功能，增加皮肤的光滑度，抑制炎症和过敏，改善关节的柔韧性，有延缓衰老、美容护肤的作用，对高血压、心血管疾病也有很好的预防作用。

③ 紫薯富含纤维素，可增加粪便体积，促进肠胃蠕动，排出粪便中的有毒物质和致癌物质，保持大便畅通，改善消化道环境，防止胃肠道疾病的发生。

④ 紫薯是很好的低脂肪、低能量食物，同时又能有效地阻止糖类变为脂肪，有利于减肥、健美。

⑤ 紫薯还含有大量黏蛋白，能够防止肝脏和肾脏结缔组织萎缩，提高机体免疫力，预防胶原病发生。

【性味、归经及功效】

紫薯性微温，味甘；归心、肝、脾、肾经；具有养颜、强筋骨、健脾胃、益气生津的功效；适用于脾虚水肿、疮疡肿毒、肠燥便秘、癌症等病症。

【提示】

① 紫薯含有氧化酶，容易产气，不宜多吃，因为吃多了会腹胀、呃逆，导致身体不适。

② 紫薯可以被加工提取天然色素做食品添加剂或制成饮料。

（十）马铃薯

马铃薯，又称地蛋、土豆、洋山芋等，可作为蔬菜制作佳肴，亦可作为主粮。

【营养价值】

① 马铃薯块茎含有大量的淀粉，还含有葡萄糖、果糖和蔗糖等。

② 马铃薯块茎含有2%左右的蛋白质，薯干中蛋白质含量为8%～9%。而且马铃薯的蛋白质含有18种氨基酸，包括人体不

能合成的各种必需氨基酸。

③ 马铃薯可提供大量的维生素 C，块茎中还含有胡萝卜素、维生素 B_1、维生素 B_2、泛酸、维生素 B_6、叶酸、磷、钾、锌等。

【食用功效】

① 马铃薯是高钾低钠食物，很适合水肿型肥胖者食用，而且马铃薯中的淀粉是一种抗性淀粉，具有缩小脂肪细胞的作用。马铃薯还有降血压的作用。

② 马铃薯富含膳食纤维，易引起饱腹感，还具有一定的通便排毒作用。

③ 马铃薯中含有的抗菌成分有助预防胃溃疡。

【性味、归经及功效】

马铃薯性平，味甘；归脾、胃经、大肠经；具有补脾益气、缓急止痛、通利大便、和胃健中、解毒消肿的功效；适用于脾胃虚弱、消化不良、肠胃不和、脘腹作痛、大便不利等病症。

【提示】

马铃薯含龙葵素，致毒成分为茄碱，又称马铃薯毒素，只是其含量极低，不足以造成中毒。但是马铃薯发芽后，其幼芽和芽眼部分的龙葵素含量大量增加，如食用，可引起急性发芽马铃薯中毒。

（十一）木薯

木薯可分为甜、苦两个品种类型。木薯的主要用途是食用、饲用和工业上开发利用。在我国主要用作饲料和提取淀粉。

【营养价值】

① 鲜薯中含淀粉 25%～30%，薯干中约含 80%。木薯最主要的用途是作粮食，在热带地区的发展中国家，木薯是最大的粮食作物。

② 木薯块根粗纤维含量少，脂肪含量低，钙、钾含量高而磷低，含有植酸和少量的维生素 C、维生素 B_1、维生素 B_2。

【食用功效】

① 木薯主要成分是淀粉，可为人体提供能量。

② 木薯中含有钾元素，对于辅助维持血压稳定有一定作用。

【性味、归经及功效】

木薯性寒，味苦；归心经；具有消肿解毒的功效；适用于痈疽疮疡、瘀肿疼痛、跌打损伤、外伤肿痛、疥疮、顽癣等病症。

【提示】

① 摄入生的或未煮熟的木薯或喝其汤，有可能引起中毒。中毒症状轻者恶心、呕吐、腹泻、头晕，严重者呼吸困难、心跳加快、瞳孔散大，以至昏迷，最后抽搐、休克，因呼吸衰竭而死亡。长期食用还可引起甲状腺肿、脂肪肝以及对视神经和运动神经的损害等慢性病变。

② 木薯含有的有毒物质为亚麻仁苦苷，亚麻仁苦苷或亚麻仁苦苷酶经胃酸水解后产生游离的氢氰酸，从而使人体中毒。要防止木薯中毒，首先应该把木薯剥皮并切成片，然后再通过烘烤或煮等方法烹制，经过这样加工后的木薯是可以放心食用的。而经过加工的其他木薯制品，如木薯淀粉、木薯条或木薯粉都几乎不会对人体造成危害，因为加工过程中有毒物质已被去掉。

（十二）藕

藕，又称莲藕，属莲科植物根茎，可餐食也可药用。

【营养价值】

① 莲藕中含有比较丰富的优质蛋白质，其氨基酸构成与人体需要接近，生物学价值高。

② 莲藕富含膳食纤维、钙、铁、磷、维生素 C、维生素 K、维生素 B_6，还含有单宁酸、多酚类化合物、过氧化物酶等。

③ 莲藕中还含有一定量的淀粉，常制成藕粉食用。

【食用功效】

① 莲藕含有丰富的维生素 K，具有收缩血管和止血的作用，对瘀血、吐血、衄血、尿血、便血者及产妇、血友病患者极为适合。

② 莲藕含铁量较高，特别适合缺铁性贫血患者食用。

③ 莲藕含有一定量的淀粉，且含有维生素 C 和膳食纤维，

对于肝病、便秘等患者都十分有益。

④ 莲藕富含多酚类物质,可以提高免疫力,缓解衰老进程,预防癌症。

⑤ 莲藕中富含 B 族维生素,有益于减少烦躁、缓解头痛和减轻压力,进而改善心情,降低心脏病危险。

【性味、归经及功效】

藕性寒,味甘;归心、脾、胃经;既可食用,又可药用。生用,具有凉血、散瘀的功效,适用于热病烦渴、吐血、热淋等病症;熟用,具有益血、止泻、健脾、开胃的功效,适用于血瘀、血燥、烦热、呕血等病症。

【提示】

① 藕粉可作为老人、儿童、妇女、体弱多病者上好的食品和滋补佳品。

② 鲜藕汁可用来治疗咳嗽、哮喘和肺炎等呼吸系统病症。

③ 煮藕时忌用铁器,以免引起食物发黑。

④ 糖尿病患者可以适量吃莲藕,但是要注意限量,建议限制在 100g 内。

(十三) 荸荠

荸荠,又名马蹄、水栗、乌芋、菩荠等。荸荠皮色紫黑,肉质洁白,味甜多汁,清脆可口,既可作水果生吃,又可作蔬菜食用。

【营养价值】

① 荸荠中含有丰富的蛋白质、钙、铁、磷,以及各种维生素等。

② 荸荠中有一种抗菌成分荸荠英,对金黄色葡萄球菌、大肠埃希菌及铜绿假单胞菌均有一定的抑制作用。

【食用功效】

① 荸荠含有粗蛋白、淀粉,能促进大肠蠕动,临床上常用于治疗热邪引起的食积痞满和大便燥结等。

② 荸荠中发现一种叫"荸荠英"的物质,对多种细菌均有一定的抑制作用,对降低血压也有一定效果,这种物质还对癌症

有防治作用。

③ 近年研究发现荸荠含有一种抗病毒物质，可抑制流感病毒，能用于预防流行性感冒的传播。

④ 荸荠质嫩多津，可治疗热病津伤口渴之症，对糖尿病尿多者，有一定的辅助治疗作用。

⑤ 荸荠水煎汤汁能利尿通淋，对于小便淋沥涩痛者有一定治疗作用，可作为尿路感染患者的食疗佳品。

【性味、归经及功效】

荸荠性寒，味甘；归肺、胃经；具有清热凉肝、生津止渴、补中益气等功效；适用于肺热咳嗽、舌赤少津、咽干喉痛、黄疸、痢疾、便秘、酒醉昏睡、糖尿病、痔出血等病症。

【提示】

① 不宜一次性食用过多荸荠，以免引起消化不良，出现腹痛、腹泻等不适。

② 因为荸荠生长在泥中，外皮和内部都有可能附着较多的细菌和寄生虫，如果生吃一定要洗净去皮后，方可食用。

（十四）百合

百合，又名山丹、摩罗、百合蒜、夜合花等，含丰富的淀粉，可食用，亦可药用。

【营养价值】

① 百合含有丰富的淀粉、维生素C、生物素、膳食纤维以及硒、铜等微量元素。

② 百合中还含有多种特殊的营养成分，如秋水仙碱等生物碱。

【食用功效】

① 百合鲜品含黏液质，具有润燥清热作用，中医用之治疗肺燥或肺热咳嗽等病症。

② 百合能清心除烦、宁心安神，可用于热病后余热未消、神思恍惚、失眠多梦、心情抑郁、喜悲伤欲哭等症。

③ 百合鲜品富含黏液质及维生素，对皮肤细胞新陈代谢有益，常食百合，有一定美容作用。

④ 百合含秋水仙碱等多种生物碱，对白细胞减少症有预防作用，对化疗及放疗后细胞减少症有辅助治疗作用。百合在体内还能促进和增强单核细胞系统的吞噬功能，提高机体的免疫力，因此百合对多种癌症均有较好的防治效果。

【性味、归经及功效】

百合性微寒，味甘、微苦；归心、肺经；具有养阴润肺、清心安神的功效；适用于阴虚久咳、痰中带血、余热未清、虚烦惊悸、失眠多梦、精神恍惚、痈肿、湿疮等病症。

【提示】

脾胃虚弱、脾胃虚寒或风寒引起的咳嗽患者不适合过多食用百合。

（十五）生姜

生姜指姜属植物的块根茎，别名紫姜、鲜姜、老姜等。

【营养价值】

① 生姜含蛋白质、膳食纤维、胡萝卜素、维生素 B_1、维生素 B_2、维生素 C、钾、镁、铁、锌、钼、磷、硒等。

② 生姜含有辛辣和芳香成分，主要为姜油萜、水茴香、姜酚、桉叶油醇等。

【食用功效】

① 生姜为芳香性辛辣健胃药，有温暖、兴奋、发汗、止呕、解毒等作用，适用于外感风寒、头痛、咳嗽、胃寒呕吐等。

② 生姜具有降温提神、增进食欲的作用。对一般暑热表现为头昏、心悸、胸闷恶心等的患者，适当喝点姜汤大有裨益。

③ 经常吃生姜还可以抗衰老，因为生姜中的姜辣素进入体内后，能产生一种抗氧化酶，它有很强的抗氧自由基的作用，比维生素 E 还要强得多。

④ 生姜有抗菌作用，生姜提取液具有显著抑制皮肤真菌和杀滴虫的功效，可治疗各种痈肿疮毒。另外，可用生姜水含漱治疗口臭和牙周炎。

表1-4 根茎类食物成分表

食物名称	食部/g	水分/g	能量/kcal	能量/kJ	蛋白质/g	脂肪/g	碳水化合物/g	不溶性纤维/g	总维生素A/μgRE	胡萝卜素/μg	维生素B_1/mg	维生素B_2/mg	烟酸/mg	维生素C/mg	总维生素E/mg	钙/mg	铁/mg	锌/mg	硒/μg
白萝卜	95	93.4	23	94	0.9	0.1	5.0	1.0	3	20	0.02	0.03	0.3	21	0.92	36	0.5	0.30	0.61
胡萝卜	96	89.2	39	162	1.0	0.2	8.8	1.1	688	4130	0.04	0.03	0.6	13	0.41	32	1.0	0.23	0.63
芥菜头	83	89.6	36	151	1.9	0.2	7.4	1.4	—	—	0.06	0.02	0.6	34	0.20	65	0.8	0.39	0.95
茭白	74	92.2	26	110	1.2	0.2	5.9	1.9	5	30	0.02	0.03	0.5	5	0.99	4	0.4	0.33	0.45
竹笋	63	92.8	23	96	2.6	0.2	3.6	1.8	—	—	0.08	0.08	0.6	5	0.05	9	0.5	0.33	0.04
山药	83	84.8	57	240	1.9	0.2	12.4	0.8	3	20	0.05	0.02	0.3	5	0.24	16	0.3	0.27	0.55
芋头	84	78.6	81	339	2.2	0.2	18.1	1.0	27	160	0.06	0.05	0.7	6	0.45	36	1.0	0.49	1.45
红薯(红心)	90	73.4	102	426	1.1	0.2	24.7	1.6	125	750	0.04	0.04	0.6	26	0.28	23	0.5	0.15	0.48
红薯(白心)	86	72.6	106	444	1.4	0.2	25.2	1.0	37	220	0.07	0.04	0.6	24	0.43	24	0.8	0.22	0.63
马铃薯	94	79.8	77	323	2.0	0.2	17.2	0.7	5	30	0.08	0.04	1.1	27	0.34	8	0.8	0.37	0.78
木薯	99	69.0	119	498	2.1	0.3	27.8	1.6	—	—	0.21	0.09	1.2	35	—	88	2.5	—	—
藕	88	80.5	73	304	1.2	0.2	16.4	1.2	3	20	0.09	0.03	0.3	44	0.73	39	1.4	0.23	0.39
荸荠	78	83.6	61	256	1.2	0.2	14.2	1.1	3	20	0.02	0.02	0.7	7	0.65	4	0.6	0.34	0.7
百合	82	56.7	166	692	3.2	0.1	38.8	1.7	—	—	—	0.04	0.7	18	—	11	1.0	0.50	0.20
姜(干)	95	14.9	308	1290	9.1	5.7	64.0	17.7	—	—	—	0.10	—	—	—	62	85.0	2.30	3.10

注：营养成分以每100g食部计。"—"表示未检测，理论上食物中应该存在一定量的该种成分，但未实际检测。

第一章 各类食物营养价值及功效 61

【性味、归经及功效】

生姜性微温,味辛;归肺、脾、胃经;具有发汗解表、温肺止咳、温中止呕的功效;适用于风寒感冒、胃寒呕吐、寒痰咳嗽、腹痛腹泻等病症。

【提示】

早上吃一点生姜,可促进机体血液循环,让身体充满活力。晚上临睡前吃生姜可能会影响睡眠。但是晚饭时,少量吃些生姜对于体寒的人来说,能起到温肺暖胃的良效。为了生姜可以更好地被消化掉,最好是在睡觉前3个小时左右吃。

根茎类食物成分表见表1-4。

三、嫩茎、叶、薹、花类

(一) 大白菜

大白菜又称结球白菜、包心白菜、黄芽白等。大白菜营养丰富,价格便宜,烹饪方便。

【营养价值】

① 大白菜除含糖类、膳食纤维、钙、磷、铁、胡萝卜素、维生素B_1、烟酸外,还含丰富的维生素C、维生素B_2、锌,并含有能抑制亚硝胺吸收的钼。

② 大白菜含有活性成分吲哚-3-甲醇,实验证明,这种物质能帮助体内分解与乳腺癌发生相关的雌激素。

【食用功效】

① 大白菜中含有大量的粗纤维,可促进肠道蠕动,帮助消化,防止大便干燥,促进排便,稀释肠道毒素,既能治疗便秘,又有助于营养吸收。

② 常食大白菜有助于增强机体免疫功能,还能减肥健美。

③ 大白菜可使乳腺癌发生率降低。此外,其所含微量元素钼可抑制机体对亚硝胺的吸收、合成和积累,也有一定抗癌作用。

④ 大白菜所含的果胶,可以帮助人体排出多余的胆固醇,

降低人体胆固醇水平，增加血管弹性，常食可预防动脉粥样硬化和心血管疾病。

【性味、归经及功效】

大白菜性平、微寒，味甘；归脾、胃、大肠经；具有解热除烦、通利肠胃、补中消食、利尿通便、清肺止咳的功效；适用于感冒、肺热咳嗽、丹毒、咽干、口渴、睡眠不佳、食积、便秘、耳目不聪、胃脘疼痛等病症。

【提示】

① 隔夜的熟白菜和未腌透的大白菜不宜食用，因二者都会产生亚硝酸盐，有致癌的作用。

② 大白菜在沸水中焯烫的时间不可过长，也不宜烫后挤汁作菜馅用，这样会使营养素大量损失。

（二）小白菜

小白菜，又称瓢儿菜、瓢儿白、油菜、油白菜等，与大白菜同属十字花科芸薹属。

【营养价值】

① 小白菜含粗纤维，碳水化合物，酸性果胶，钾、硒、钙、磷、铁等矿物质及维生素B_1、维生素B_6、泛酸等多种维生素。

② 与大白菜相比，小白菜的含钙量约是其2倍，胡萝卜素含量是其14倍。

【食用功效】

① 小白菜中含有大量粗纤维，可防止胆固醇形成，以减少动脉粥样硬化的形成，从而保持血管弹性，有利于预防心血管疾病。

② 小白菜能通肠利胃，促进肠道蠕动，保持大便通畅，增加大肠内毒素的排出，达到防癌抗癌的目的。

③ 小白菜具有缓解精神紧张的功能。多吃小白菜，有助于保持平静的心态。

④ 小白菜可促进皮肤细胞代谢，防止皮肤粗糙及色素沉着，使皮肤亮洁，延缓衰老。

【性味、归经及功效】

小白菜性平，味甘；归脾、肺经；具有养胃和中、通肠的功效;适用于肺热咳嗽、便秘、丹毒、漆疮等病症。

【提示】

① 小白菜应先洗后切,且不宜烹饪时间过长,以最大限度地保留其所含营养素。

② 烧熟的小白菜过夜后不宜食用。

(三) 青菜

青菜,又名大叶青、宽帮青菜、苏州青等。

【营养价值】

① 青菜富含维生素C、B族维生素、胡萝卜素、钾和膳食纤维等营养物质。

② 青菜种子含油量达35%~50%,其菜籽油含有丰富的脂肪酸和多种维生素,是良好的食用植物油。

【食用功效】

① 青菜为低脂肪蔬菜,且含有膳食纤维,能减少脂类的吸收,故可用来降血脂、减肥。

② 青菜中所含的植物激素能增加酶的形成,有防癌功能。

③ 青菜中含有大量的膳食纤维,能促进肠道蠕动,治疗便秘,预防肠道肿瘤。

④ 青菜中的维生素C、胡萝卜素,是人体黏膜及上皮组织维持生长的重要营养物质,故常食青菜具有美容作用,还有助于增强机体免疫力。

【性味、归经及功效】

青菜性凉,味甘;归肝、脾、肺经;具有行滞活血、消肿解毒的功效;适用于痈肿、丹毒、劳伤、热疮、产后心腹诸疾、恶露不下、肠梗阻、血痢、胃痛、神经痛等病症。

【提示】

青菜应现做现吃,先洗后切,急火快炒。烹饪后的青菜不宜隔夜食用。

(四) 甘蓝(紫甘蓝)

甘蓝,学名结球甘蓝,又名卷心菜、洋白菜、疙瘩白、包菜、圆白菜、包心菜、莲花白、高丽菜、蓝菜等。紫甘蓝又称红甘蓝、赤甘蓝，俗称紫包菜，也叫紫圆白菜。

【营养价值】

① 生甘蓝富含维生素 C、维生素 B_1、叶酸和钾，烹制后的甘蓝也含有丰富的维生素 C、钾和叶酸。各种甘蓝都是钾的良好来源。紫甘蓝主要营养成分与结球甘蓝相比较，其维生素及矿物质都稍高些。

② 甘蓝富含叶酸，这是甘蓝类蔬菜的一个优点。

③ 甘蓝含有维生素 U，这是一种新型维生素，这是它的一大特点，其他的蔬菜很少含有。维生素 U 即氯化甲硫氨基酸，是一种抗溃疡剂，主要用于治疗胃溃疡和十二指肠溃疡，它并不是人体必需的营养物质。所以，严格地说，氯化甲硫氨基酸并不是维生素。

【食用功效】

① 甘蓝以水分高、能量少而著称，是很多减肥人士和爱美人士的最爱。

② 甘蓝富含具有抗氧化作用的物质，可强身健体、美容护肤、延缓衰老。

③ 甘蓝是一种天然的防癌蔬菜。甘蓝的防衰老、抗氧化效果与芦笋、菜花同样处在较高的水平。

④ 甘蓝富含叶酸，所以，孕妇、贫血患者应当多吃。

⑤ 新鲜的甘蓝中含有植物杀菌素，有抑菌消炎的作用，对咽喉疼痛、外伤肿痛、蚊叮虫咬、胃痛、牙痛有一定的作用。

⑥ 甘蓝含有大量纤维素，能够增强胃肠功能，促进肠道蠕动，以及降低胆固醇水平，同时防止便秘的发生。甘蓝也是糖尿病和肥胖症患者的理想食物。

⑦ 甘蓝对溃疡有着很好的治疗作用，能加速创面愈合，是胃溃疡患者的食疗佳品。

⑧ 甘蓝中钾的含量较高，对防治高血压很有益处。

【性味、归经及功效】

甘蓝性平，味甘；归脾、胃经；具有补骨髓、润脏腑、益心力、壮筋骨的功效；适用于动脉粥样硬化、胆结石、肥胖症、消化道溃疡、癌症等病症。

【提示】

甘蓝和其他芥属蔬菜都含有少量可以干扰甲状腺对碘利用的物质，可以用碘盐、海藻来补充碘。

（五）菠菜

菠菜，又名波斯菜、赤根菜、鹦鹉菜等。

【营养价值】

① 菠菜有"营养模范生"之称，菠菜不仅含有大量的 β-胡萝卜素、维生素 C、硒和铁，也是维生素 B_6、叶酸、钙和钾的极佳来源。

② 菠菜叶中含有铬和一种类胰岛素样物质，其作用与胰岛素非常相似，能使血糖保持稳定。

③ 菠菜含有较多草酸，草酸会妨碍机体对钙、锌、铁的吸收。菠菜含铁量很高，但其中能被吸收的铁并不多。

【食用功效】

① 菠菜具有促进肠道蠕动的作用，利于排便，且能促进胰腺分泌，帮助消化。对于痔、慢性胰腺炎、便秘、肛裂等病症有治疗作用。

② 菠菜能使血糖保持稳定。糖尿病患者，尤其是 2 型糖尿病患者，经常吃些菠菜有利于血糖保持稳定。

③ 菠菜能供给人体多种营养物质，促进人体新陈代谢，增进身体健康。

④ 菠菜提取物具有促进细胞增殖、增强细胞活力、抗衰老作用。食用菠菜，还可降低脑卒中的危险，防治阿尔茨海默病。

【性味、归经及功效】

菠菜性凉，味甘；归胃、大肠经；具有补血、利五脏、助消化、美容、活血脉的功效；适用于贫血、皮肤粗糙、流行性感冒、夜盲症、高血压、糖尿病、痔、癌症等病症。

【提示】

菠菜含有较多草酸，故食用菠菜时宜先用沸水漂烫，捞出再炒或凉拌。烹饪后的菠菜不宜隔夜食用。

(六) 生菜

生菜，又称鹅仔菜、莴仔菜等，叶长倒卵形，密集成甘蓝状叶球，可生食，脆嫩爽口，略甜。

【营养价值】

① 生菜富含水分，每 100g 食用部分含水分高达 94%～96%，故生食清脆爽口，特别鲜嫩。

② 生菜茎叶中含有莴苣素，故味微苦。此外，生菜中含有甘露醇等有效成分。

【食用功效】

① 生菜具有镇痛催眠、降低胆固醇、辅助治疗神经衰弱等功效。

② 生菜因含甘露醇等物质，有利尿和促进血液循环的作用，适合高胆固醇血症、肝胆病患者食用。

③ 生菜中含有一种"干扰素诱生剂"，可刺激人体正常细胞产生干扰素，从而产生一种"抗病毒蛋白"抑制病毒。

④ 生菜中膳食纤维和维生素 C 较多，有消除多余脂肪的作用，故又叫"减肥生菜"。

【性味、归经及功效】

生菜性凉，味甘；归小肠、胃经；具有清热爽神、清肝利胆、养胃的功效；适用于脘腹冷痛、痢疾、泄泻、肺痨、百日咳、感冒、疟疾等病症。

【提示】

生菜是凉性食物，生食不宜过量。不新鲜或烹饪后的隔夜生菜，不宜食用。

(七) 蕹菜

蕹菜，又名空心菜、竹叶菜、通菜、藤菜等。

【营养价值】

空心菜含有烟酸、维生素 C、钾、氯、粗纤维、蛋白质等营养物质。

【食用功效】

① 空心菜可降低肠道的酸度，预防肠道内的菌群失调。空心菜还有促进肠蠕动、通便解毒的作用，对防治便秘及减少肠道癌变有积极的作用。

② 空心菜能降低胆固醇、甘油三酯，具有降脂减肥的功效。

③ 空心菜还能降低血糖，可作为糖尿病患者的食疗佳蔬。

④ 空心菜性凉，夏季常吃，可以防暑解热、凉血排毒、防治痢疾。

【性味、归经及功效】

蕹菜性凉，味甘；归小肠、胃经；具有解暑行水、清肝利胆、养胃、清热解毒、凉血止血、润肠通便等功效；适用于便血、尿血、鼻衄、咳血、二便不畅及痔疮等病症。

【提示】

① 空心菜性寒滑利，体质虚弱、脾胃虚寒、大便溏泄者不宜多食，血压偏低、胃寒者慎吃。吃凉拌或清炒空心菜时，最好放点蒜，因蒜能佐制寒凉。

② 不新鲜或烹饪后的隔夜蕹菜，不宜食用。

（八）萝卜缨

萝卜缨，即萝卜的茎和叶，具有很多的功效。萝卜缨鲜吃，有一股辛辣的味道，若是腌制后再吃，则酸酸香香，是一道下饭的好菜。

【营养价值】

① 萝卜缨维生素 K 的含量高于其他食物，可以说，萝卜缨是人体摄取天然维生素 K 的最佳食物。

② 萝卜缨还含有叶黄素和少许挥发油等。

【食用功效】

① 萝卜缨有利于胃液的分泌，促进胃肠蠕动，可以帮助开胃消食，还可以治疗肠炎、痢疾。

② 萝卜缨含有丰富的膳食纤维，可以很好地治疗便秘等症

状,还具有刮油的功效,对减重有益。

③ 萝卜缨含有非常丰富的维生素,可以缓解眼睛疲劳,防止视力下降。

【性味、归经及功效】

萝卜缨性平,味辛、甘;归脾、胃经;具有消食、理气的功效;适用于胸膈痞满作呃、食滞不消、肠炎、痢疾等病症。

【提示】

① 萝卜缨吃起来虽然有些粗糙,但也是别有一番风味,一般人群均可食用。体质虚弱、脾胃虚寒、气血不足、服用补气药物者,不宜多食萝卜缨。

② 不新鲜或烹饪后的隔夜萝卜缨,不宜食用。

(九) 木耳菜

木耳菜,一般指落葵,别名藤菜、豆腐菜、紫葵、胭脂菜等。木耳菜是我国的古老蔬菜,因为它的叶子近似圆形,肥厚而黏滑,好像木耳的感觉,所以俗称木耳菜。

【营养价值】

① 木耳菜叶含葡聚糖、糖胺聚糖、β-胡萝卜素等类胡萝卜素及有机酸,还含皂苷等。

② 木耳菜的营养素含量极其丰富,尤其是钙、铁等矿物质,含量甚高。

【食用功效】

① 木耳菜能量低、脂肪少,经常食用有降血压、益肝、清热凉血、利尿、防止便秘等功效,极适宜老年人食用。

② 木耳菜菜叶中富含一种黏液,对抗癌防癌有很好的作用。

【性味、归经及功效】

木耳菜性寒,味甘、酸;归心、肝、脾、大肠、小肠经;具有清热、解毒、滑肠、润燥、凉血、生肌的功效;适用于治疗便秘、痢疾、疖肿、皮肤炎症等病症。

【提示】

① 木耳菜属寒性,若长期大量食用,可加重胃肠疾病,故

脾胃虚寒者不宜过多食用。

② 不新鲜或烹饪后的隔夜木耳菜，不宜食用。

（十）芹菜

芹菜，有水芹、旱芹、西芹三种，功能相近，药用以旱芹为佳。旱芹香气较浓，故称"药芹"。

【营养价值】

① 芹菜富含胡萝卜素、B族维生素、维生素C、维生素P、钙、磷、铁、钠、蛋白质、碳水化合物及膳食纤维等。

② 芹菜叶茎中含有具有药效的芹菜苷、佛手苷内酯和挥发油等。

【食用功效】

① 芹菜别具芳香，能促进胃液分泌，增加食欲。

② 芹菜是高纤维食物，可以加快粪便在肠内的运转，有预防便秘、结肠癌的作用。

③ 芹菜具有降血压、降血脂、防治动脉粥样硬化的作用。

④ 经常吃些芹菜，可以中和尿酸及体内的酸性物质，对预防痛风有较好效果。

⑤ 芹菜含利尿成分，能消除体内水钠潴留，利尿消肿。

⑥ 芹菜对神经衰弱、糖尿病亦有辅助治疗作用。

【性味、归经及功效】

芹菜性凉，味甘、微苦；归肺、胃、肝经；具有清热除烦、平肝、利水消肿、凉血止血的功效；适用于高血压、头痛、头晕、暴热烦渴、黄疸、水肿、小便热涩不利、月经不调、赤白带下、瘰疬等病症。

【提示】

肝火过旺、皮肤粗糙及经常失眠、头痛的人可适当多吃些芹菜。脾胃虚寒、肠滑不固、血压偏低者应少吃芹菜。

（十一）茼蒿

茼蒿，又称同蒿、蓬蒿、蒿菜、菊花菜、塘蒿、蒿子秆、蒿子、桐花菜等。

【营养价值】

① 茼蒿富含维生素 C，以及胡萝卜素、钾、钠、蛋白质、纤维素等。

② 茼蒿中提取的茼蒿素，主要成分为山道年和百部碱，有杀虫的作用。

③ 茼蒿含挥发油，对多种农业病原菌具有一定抑制作用，主成分是樟脑、α-蒎烯、β-蒎烯等。

【食用功效】

① 茼蒿具有调节机体免疫功能、抑制肿瘤转移和生长的作用。

② 茼蒿可以养心安神，润肺补肝，稳定情绪，防止记忆力减退。

③ 茼蒿中含有特殊香味的挥发油，有助于宽中理气、消食开胃、增加食欲，并且其所含粗纤维有助于肠道蠕动，促进排便。

④ 茼蒿含有挥发性的精油以及胆碱等物质，具有降血压、补脑的作用。

⑤ 茼蒿对咽部有很好的湿润、消炎功效，并且可以化痰止咳，适合咳嗽严重、痰多的患者。

⑥ 茼蒿含有利尿成分，能消除体内多余的钠潴留，有利尿消肿的作用，能够清除体内毒素和多余的水分，适合水肿、小便不利的患者。

【性味、归经及功效】

茼蒿性平，味甘、辛；归肝、肾经；具有安心气、养脾胃、消痰饮、利肠胃的功效；适用于贫血、骨折、高血压、肺热咳嗽、黄痰、失眠多梦、夜尿频繁等病症。

【提示】

① 过量进食茼蒿，会导致膳食纤维摄入过多，反而不利于肠道蠕动，加重胃肠负担，可能会引起腹痛、腹胀、腹泻等症状，因此大便溏薄者不宜多食。

② 对茼蒿过敏者禁食，否则可能会引起瘙痒、红疹、呼吸困难等过敏反应。

(十二) 苋菜

苋菜，原名苋，别名雁来红、三色苋等。苋菜是一种常见的蔬菜，被人们誉为"长寿菜"。苋菜还有较好的药用价值，尤其是红苋菜。

【营养价值】

① 苋菜中富含蛋白质、碳水化合物，其所含的蛋白质比牛奶更能充分被人体吸收。

② 苋菜含丰富的铁、钙、胡萝卜素、维生素 K 等矿物质和维生素。苋菜铁的含量是菠菜的 1 倍多，钙的含量则是其 3 倍，为鲜蔬菜中的佼佼者。更重要的是，苋菜中不含草酸，所含钙、铁进入人体后很容易被吸收利用。

【食用功效】

① 苋菜可为人体提供丰富的营养物质，有利于强身健体，提高机体的免疫力。

② 苋菜叶里含有高浓度赖氨酸，可补充谷物氨基酸组成的缺陷，很适宜婴幼儿和青少年食用，对促进生长发育具有良好的作用，尤对用牛奶、奶粉等代乳品哺喂的婴儿有益。

③ 苋菜有丰富的铁和维生素 K，能促进血液凝固并且还能提高血红蛋白的携氧能力，促进造血等。

④ 苋菜有丰富的钙质，能促进小儿的生长发育，对骨折的愈合具有一定的食疗价值。

⑤ 苋菜具有清热解毒、预防痉挛等功效，还能起到预防便秘的作用，帮助减肥瘦身。

【性味、归经及功效】

苋菜性凉，味甘；归肺、大肠经；具有清热解毒、利尿除湿、凉血散瘀、通利大便的功效；适用于目赤目痛、咽喉红肿、痢疾、大便涩滞、漆疮瘙痒等病症。

【提示】

慢性腹泻者不宜吃苋菜。隔夜煮熟的苋菜不宜食用。

(十三) 芥菜

芥菜，别名盖菜等，是我国的特产蔬菜，在我国栽培历史悠久。

【营养价值】

芥菜含有维生素C、胡萝卜素、B族维生素、纤维素、钙、磷、铁等营养物质，其中胡萝卜素和维生素C很丰富。

【食用功效】

① 芥菜含有大量的维生素C，能增加大脑中氧含量，激发大脑对氧的利用，有提神醒脑、解除疲劳的作用。

② 芥菜有解毒消肿、促进伤口愈合的作用。

③ 芥菜中含有食物纤维，可以促进胃肠蠕动，有宽肠通便的作用，可防治便秘，尤宜于老年人及习惯性便秘者食用。

【性味、归经及功效】

芥菜性温，味辛；归肺、脾、胃经；具有利尿止泻、祛风散血、消肿止痛的功效；适用于咳嗽痰滞、胸膈满闷、疮痈肿痛、耳目失聪、牙龈肿烂、虚寒腹痛、便秘等病症。

【提示】

① 芥菜不能盲目地食用，凡是目疾、痔或素体热盛的患者都不宜食用芥菜。

② 芥菜常用来腌制咸菜，但不建议多食。

(十四) 荠菜

荠菜是人们喜爱的一种野菜。原产于我国，目前遍布世界，我国自古就采集野生荠菜食用。

【营养价值】

① 荠菜含有膳食纤维、碳水化合物、胡萝卜素、维生素B_1、维生素B_2、烟酸、维生素E、维生素C、钙、磷、铁、钾、钠、镁、锰、锌、铜和硒等成分。荠菜中胡萝卜素含量较高。

② 荠菜所含氨基酸达11种之多，为野菜中味最鲜美的。

③ 荠菜还含有荠菜酸、乙酰胆碱、谷固醇和季铵化合物等

植物活性物质。

【食用功效】

① 荠菜含有丰富的维生素 C,可防止硝酸盐和亚硝酸盐在消化道中转变成致癌物质亚硝胺,可预防胃癌和食管癌。

② 荠菜含有乙酰胆碱、谷固醇、季铵化合物和大量的粗纤维,可以降低血液及肝脏胆固醇和甘油三酯的含量,还有降血压的作用,有助于防治高血压、冠心病、肥胖症、糖尿病、肠癌及痔等。

③ 荠菜是治疗眼干燥症、夜盲症的良好食物。

④ 荠菜所含的荠菜酸,是有效的止血成分,能缩短出血及凝血时间。

【性味、归经及功效】

荠菜性平、微寒,味甘;归心、肝、脾经;具有和脾利水、止血明目的功效;适用于痢疾、水肿、淋证、乳糜尿、吐血、便血、血崩、月经过多、目赤疼痛等病症。

【提示】

① 荠菜不宜久烧久煮,时间过长会破坏其营养成分,也会使颜色变黄。

② 不新鲜或烹饪后的隔夜荠菜,不宜食用。

(十五) 香椿

香椿,又名椿芽、香椿头等,是香椿树的幼芽。香椿一般分为紫椿芽、绿椿芽,尤以紫椿芽最佳。

【营养价值】

① 鲜椿芽中含丰富的胡萝卜素、维生素 C、维生素 E、钙、磷、钾、钠等营养物质。

② 香椿含香椿素等挥发性芳香族有机物,还含有性激素物质。

【食用功效】

① 香椿可健脾开胃、增加食欲。

② 香椿有补阳滋阴的作用,故有"助孕素"的美称。

③ 香椿有抗衰老和增强机体免疫功能的作用，是保健美容的良好食物。

④ 香椿的挥发气味能透过蛔虫的表皮，使蛔虫不能附着在肠壁上而被排出体外，可用于治蛔虫病。

⑤ 香椿洗净捣碎后外敷，可治疗疮、疥疮和肿毒。

【性味、归经及功效】

香椿性平，味苦，无毒；归肝、肾、胃经；具有开胃爽神、祛风除湿、止血利气、消火解毒、补虚固精的功效；适用于食欲不振、疮疡、脱发、目赤、肺热咳嗽等病症。

【提示】

香椿中含有亚硝酸盐，老叶中含量更高，食用不当会中毒。用沸水焯烫香椿1min，可去除2/3以上的亚硝酸盐，还不影响色泽。为减少亚硝酸盐摄入，要选择质地嫩且新鲜的香椿芽，而且一定要用开水焯烫后再烹饪。

（十六）芫荽

芫荽，别名胡荽、香菜、香荽等，是人们熟悉的提味蔬菜，多用于做凉拌菜、佐料等。

【营养价值】

① 芫荽含维生素C、胡萝卜素、维生素B_1、维生素B_2等，同时还含有丰富的矿物质，如钙、铁、磷、镁等。

② 芫荽含有许多挥发油，其特殊的香气就是挥发油散发出来的。挥发油主要成分为甘露糖醇、正癸醛、壬醛和芳樟醇等。芫荽内还含有苹果酸钾等。

【食用功效】

① 芫荽有和胃调中的功效，能促进胃肠蠕动，具有开胃醒脾的作用。

② 芫荽提取液具有显著的发汗清热透疹的功能，其特殊香味能刺激汗腺分泌，促使机体发汗，透疹。

③ 芫荽具有促进周围血液循环的作用，寒性体质者适当吃点香菜能改善手脚发凉的症状。

④ 芫荽还有降血压的作用，对高血压有辅助疗效。

【性味、归经及功效】

芫荽性温,味辛;归肺、脾经;具有发汗透疹、消食下气、醒脾和中的功效;适用于麻疹初期、食物积滞、胃口不开、脱肛等病症。

【提示】

芫荽具有独特的香味,在一些菜肴中加些芫荽,即能起到祛腥膻、增味道的独特功效。

(十七) 雪里蕻

雪里蕻,别名雪菜、春不老、霜不老等。通常腌制后食用。

【营养价值】

雪里蕻富含维生素C,还含有胡萝卜素、B族维生素、纤维素、钙、磷、铁等营养物质。

【食用功效】

① 雪里蕻腌制后有一种特殊鲜味和香味,能增强胃肠消化功能,增进食欲,可用来开胃,帮助消化。

② 雪里蕻有解毒的功效,还能抗感染,抑制细菌毒素的毒性,促进伤口愈合。

③ 雪里蕻含有大量纤维素,有宽肠通便作用,可防治便秘,尤其适合老年人及习惯性便秘者食用。

④ 雪里蕻还是减肥的绿色食物代表,可促进排出积存的废弃物,净化身体使之清爽干净,对提高减肥速度很有效果。

【性味、归经及功效】

雪里蕻性凉,味甘、辛;归肺、脾、胃经;具有利尿止泻、祛风散血、消肿止痛的作用;适用于小便不利、痢疾、咳血、牙龈肿痛、喉痛声哑、痔肿痛、漆疮瘙痒、跌打损伤、关节疼痛等病症。

【提示】

雪里蕻常用来腌制成咸菜,不建议多食。雪里蕻经腌制后,水溶性维生素会有一定程度的损失。

(十八) 韭菜

韭菜，又叫起阳草、长生韭等，味道非常鲜美，还有独特的香味，是我们生活中常见的蔬菜。

【营养价值】

① 韭菜含有挥发油、硫化物、蛋白质、脂肪、糖类、胡萝卜素、B族维生素、维生素C、钙、磷、铁等。

② 韭菜还含有丰富的纤维素，但每100g韭菜可溶性纤维仅含1.4g。

③ 韭菜的独特辛香味是其所含的硫化物形成的，硫化物有一定的杀菌消炎作用。

【食用功效】

① 韭菜含有较多的纤维素，能增进胃肠蠕动，对便秘患者有益处，对预防肠癌亦有重要作用。

② 韭菜含有的挥发油和硫化物，具有促进食欲、提高机体免疫力、杀菌和调节血脂的作用。韭菜还可预防和治疗高脂血症、心血管疾病等疾病。

③ 冬季食用韭菜可以温肾壮阳，因此韭菜一直被认为是补肾壮阳的最佳食物。

【性味、归经及功效】

韭菜性温，味甘、辛；归肝、胃、肾经；具有补肾助阳、温中开胃、散瘀血等功效；适用于跌打损伤、噎膈、反胃、肠炎、吐血、鼻衄、胸痛、阳痿、早泄、遗精、多尿等病症。

【提示】

① 韭菜的粗纤维较多，不易消化吸收，所以一次不能吃太多，否则大量粗纤维刺激肠壁，往往引起腹泻。最好控制在一顿100～200g，不能超过400g。

② 不新鲜或烹饪后的隔夜韭菜，不宜食用。

③ 韭菜中的硫化物遇热易挥发，因此烹调韭菜时需急火快炒。

(十九) 韭黄

韭黄，也称韭芽、黄韭芽、黄韭等，俗称韭菜白。如果韭菜隔绝光线，完全在黑暗中生长，因无阳光供给，不能进行光合作用合成叶绿素，就会变成黄色，称之为"韭黄"。

【营养价值】

① 韭黄因不见阳光而不能合成叶绿素，其营养价值要稍逊于韭菜。

② 韭黄含蛋白质、糖类、钙、铁、磷、胡萝卜素、维生素B_2、维生素C和烟酸，以及苷类和苦味质等。

【食用功效】

① 韭黄具有祛寒散瘀、增强体力的作用，并能健胃、提神、增进食欲。

② 韭黄对妇女产后调养和生理不适也有舒缓的作用。

【性味、归经及功效】

韭黄性温，味甘；归肝、胃、肾经；具有健胃、提神、止汗固涩、补肾助阳、固精等功效；适用于食欲不振、阳痿、早泄、遗精、多尿、腹中冷痛、胃中虚热、泄泻、白浊、经闭、白带异常、腰膝隐痛和产后出血等病症。

【提示】

① 多食韭黄会上火且不易消化，因此阴虚火旺、有眼病和胃肠虚弱的人不宜多食。

② 不新鲜或烹饪后的隔夜韭黄，不宜食用。

（二十）苦菜

苦菜，一般指苦苣菜，又名苦荬菜、小鹅菜等。

【营养价值】

① 鲜苦菜含蛋白质、糖类、食物纤维、钙、磷、锌、铜、铁、锰等，以及维生素B_1、维生素B_2、维生素C、胡萝卜素、烟酸等。

② 鲜苦菜还含有甘露醇、蒲公英固醇、蜡醇、胆碱、酒石酸、苦味素等植物化学物。

【食用功效】

① 苦菜中含有蒲公英固醇、胆碱等成分，有较强的杀菌作

用，对黄疸性肝炎、咽喉炎、细菌性痢疾、感冒发热、慢性气管炎、扁桃体炎等均有一定的疗效。

② 苦菜水煎剂对急性淋巴细胞白血病、急慢性粒细胞白血病患者的血细胞脱氧酶有明显的抑制作用，还可用于预防宫颈癌、直肠癌、肛门癌等。

③ 苦菜嫩叶中氨基酸种类齐全，且各种氨基酸之间比例适当。食用苦菜有助于促进人体内抗体的合成，增强机体免疫力，提高大脑功能。

【性味、归经及功效】

苦菜性寒，味苦；归心、脾、胃经；具有清热解毒、凉血的功效；适用于肠炎、痢疾、黄疸、淋证、咽喉肿痛、痈疮肿毒、乳腺炎、痔瘘、吐血、衄血、咳血、尿血、便血、崩漏等病症。

【提示】

① 苦菜忌浸泡或先切后洗。苦菜在食用时，加热时间忌过久。

② 不新鲜或烹饪后的隔夜苦菜，不宜食用。

(二十一) 马兰

马兰，又名马兰头、红梗菜、鸡儿肠、田边菊、紫菊、螃蜞头草等。马兰头有红梗和青梗两种，均可食用，药用以红梗马兰头为佳。

【营养价值】

① 马兰中含有丰富的矿物质和 β-胡萝卜素、维生素 E 等。其中钾含量是普通蔬菜的 20 倍，与一般蔬菜相比，其硒、锌、镁、钙含量更丰富。

② 马兰含挥发油，油中的成分有乙酸龙脑酯、甲酸龙脑酯、酚类、倍半萜烯、二聚烯和辛酸等。

【食用功效】

① 马兰是成碱性食物，可以抑制致癌物质苯并芘的氧化，从而可以起到防癌的作用。

② 马兰有凉血散瘀、清热利湿、消肿止痛的作用，对于患有咽喉肿痛、黄疸水肿、痢疾、淋浊等病症，有很好的治疗

作用。

【性味、归经及功效】

马兰性凉,味辛;归肝、胃、肺经;具有清热解毒、明目、健脾、和胃、润肠的功效;适用于吐血、流鼻血、崩漏、紫癜、创伤出血、黄疸、泻痢、水肿、淋浊、感冒、咳嗽、咽痛、喉痹、痈肿、痔、丹毒、小儿疳积、癌症等病症。

【提示】

野生马兰假如生长在路边,可能受到汽车尾气的污染,建议少食用。

(二十二) 芦笋

芦笋,学名石刁柏。芦笋的营养价值丰富,比一般蔬菜都要高,富含多种氨基酸、蛋白质和维生素,也正因如此,它在国际市场上有"蔬菜之王"的称号。

【营养价值】

① 芦笋蛋白含人体所必需的各种氨基酸,芦笋还含有大量以天冬酰胺为主体的非蛋白质含氮物质和天冬氨酸。

② 芦笋含有较多的硒、钼、镁、锰等矿物质。芦笋所含多种维生素和微量元素的质量优于普通蔬菜。

【食用功效】

① 芦笋有鲜美芳香的风味,膳食纤维柔软可口,能增进食欲、帮助消化。

② 经常食用芦笋对心脏病、高血压、心动过速、疲劳症、血管硬化、胆结石、水肿、肾炎、膀胱炎、排尿困难和肥胖症等病症有一定的疗效。

③ 营养学家认为芦笋是健康食物和全面的抗癌食物。研究认为,芦笋可以使细胞生长正常化,具有防止癌细胞扩散的功能,辅助治疗肿瘤时应保证每天食用才能有效。

【性味、归经及功效】

芦笋性微温,味甘、辛、苦;归肺经;具有清热解毒、生津利水、止咳散结、杀虫止痒的功效;适用于高血压病、动脉粥样硬化、体质虚弱、高脂血症、气血不足、营养不良、贫血、癌症、肥胖症、习惯性便秘、肝功能不全、肾炎水肿、尿路结石等病症。

【提示】

芦笋的营养价值虽高，但是痛风患者不宜多食。

（二十三）菜薹

菜薹，俗称"菜尖"或"菜心"，品质柔嫩，风味可口，是我国的特产蔬菜之一。

【营养价值】

① 菜薹含有丰富的维生素，以胡萝卜素和维生素C的含量较为突出。菜薹里面含有的钙、铁也是很丰富的，但是吸收率一般，不是很高，这也是蔬菜类食物不是钙、铁良好食物来源的主要原因。

② 菜薹含有一定量的多糖、蛋白质及少量槲皮苷。

【食用功效】

① 菜薹为低脂肪蔬菜，且含有丰富的膳食纤维，能与胆酸盐和食物中的胆固醇及甘油三酯结合，从而减少脂类的吸收，故可用来降血脂。

② 菜薹中所含的植物激素，能够增加酶的形成，对进入人体内的致癌物质有阻断作用，有防癌功能。

③ 菜薹中含有大量的植物纤维素，能促进肠道蠕动，增加粪便的体积，缩短粪便在肠腔停留的时间，可治疗便秘，预防肠道肿瘤。

④ 菜薹含有大量胡萝卜素和维生素C，有助于增强机体免疫力。

⑤ 菜薹还能增强肝脏的排毒功能，对皮肤疮疖、乳痈有治疗作用。

【性味、归经及功效】

菜薹性凉，味甘；归肝、脾、肺经；具有活血化瘀、解毒消肿、宽肠通便、强身健体的功效；适用于游风丹毒、手足疖肿、乳痈、便秘等病症。

【提示】

不新鲜或烹饪后的隔夜菜薹，不宜食用。

(二十四) 芥蓝

芥蓝，又名白花芥蓝、芥蓝菜等，栽培历史悠久，是我国的特产蔬菜之一。芥蓝以肥嫩的花薹和嫩叶供食用。

【营养价值】

① 芥蓝富含纤维素、糖类、维生素 C 和多种矿物质，是甘蓝类蔬菜中营养比较丰富的一种蔬菜。

② 芥蓝中含有机碱和奎宁，这使它带有一定的苦味。

【食用功效】

① 芥蓝能刺激人的味觉神经，增进食欲，还可加快胃肠蠕动，有助于消化。

② 芥蓝中的奎宁，能抑制过度兴奋的体温中枢，起到消暑解热的作用。

③ 芥蓝含有大量膳食纤维，能防止便秘、降低胆固醇、软化血管、预防心血管疾病。

④ 芥蓝可阻断烟熏、烧烤等产生的致癌物质苯并芘的致癌过程，有明显的防癌作用。

【性味、归经及功效】

芥蓝性凉，味甘、辛；归肺经；具有解毒利咽、顺气化痰、解劳乏、平喘的功效；适用于食欲不振、便秘、风热感冒、咽喉痛、气喘、高胆固醇血症等病症。

【提示】

芥蓝不宜久食，否则会抑制性激素的分泌，造成不孕不育。

(二十五) 莴苣

莴苣，也称莴苣笋、青笋、莴菜、莴笋等。

【营养价值】

莴苣中碳水化合物的含量较低，而无机盐、维生素含量则较丰富，尤其是含有较多的烟酸。莴苣还含有一定量的微量元素锌、铁。莴苣中的钾离子含量丰富。

【食用功效】

① 莴苣味道清新且略带苦味，可刺激消化酶分泌，增进食

欲。其乳状浆液，可增强消化腺和胆汁的分泌，从而促进各消化器官的功能。

② 莴苣钾含量远高于钠含量，有利于体内的水、电解质平衡，具有利尿、降低血压、预防心律失常和促进乳汁分泌的作用，对高血压、水肿、心脏病患者有一定的食疗作用。

③ 莴苣含有多种维生素和矿物质，具有调节神经系统功能的作用。经常失眠、神经紧张的人可多食用莴苣。

④ 莴苣的提取物对某些癌细胞有较强的抑制作用，可用来防癌抗癌。

⑤ 莴苣含有大量膳食纤维，能促进肠道蠕动，通利消化道，帮助排便，可用于治疗各种便秘。

⑥ 莴苣富含烟酸，烟酸又是胰岛素的激活剂，糖尿病患者经常吃些莴苣，可改善糖的代谢。

【性味、归经及功效】

莴苣性凉，味甘；归胃、大肠经；具有通经脉、清胃热、清热利尿的功效；适用于糖尿病、高血压、冠心病、肥胖症、癌症、小便不利、尿血、水肿、产后缺乳、缺铁性贫血等病症。

【提示】

脾胃虚寒的患者，不宜过多食用凉拌莴苣。

(二十六) 花椰菜（白）

花椰菜，又称花菜、菜花、椰菜花、球花甘蓝等。花椰菜有白、绿两种，绿色的又叫西蓝花、青花菜等。此处以白色为主进行介绍。

【营养价值】

① 花椰菜营养丰富，含有蛋白质、脂肪、磷、铁、胡萝卜素、维生素 B_1、维生素 B_2、维生素 K 和维生素 C 等，其中维生素 C 含量尤为丰富。

② 花椰菜是含有类黄酮最多的食物之一。

【食用功效】

① 花椰菜含有的类黄酮，可以防止感染，阻止胆固醇氧化，防止血小板凝结成块，从而减少心脏病与脑卒中的危险。

② 花椰菜含有丰富的维生素 K 和维生素 C，可保护血管壁，增强血管弹性。还可增强肝脏解毒能力，提高机体免疫力，防止感冒和坏血病的发生。

③ 长期食用花椰菜可以降低乳腺癌、直肠癌及胃癌等癌症的发病概率。

【性味、归经及功效】

花椰菜性平，味甘；归肾、脾、胃经；具有补肾填精、健脑壮骨、补脾和胃的功效；适用于久病体虚、肢体痿软、耳鸣健忘、脾胃虚弱、小儿发育迟缓等病症。

【提示】

花椰菜虽然营养丰富，但常有残留的农药，还容易生菜虫，所以在食用之前，可将其放在盐水中浸泡几分钟。

（二十七）西蓝花

西蓝花为日常主要蔬菜之一，与花椰菜、球芽甘蓝、白萝卜和卷心菜等，都属十字花科蔬菜。西蓝花营养丰富，营养成分位居同类蔬菜之首，被誉为"蔬菜皇冠"。

【营养价值】

西蓝花中的营养成分，不仅含量高，而且十分全面，主要包括蛋白质、碳水化合物、脂肪、矿物质、维生素 C 和胡萝卜素等。西蓝花中矿物质成分比其他蔬菜更全面，钙、磷、铁、钾、锌、锰等含量都很丰富。

【食用功效】

① 西蓝花中富含类胡萝卜素、叶黄素、玉米黄质和 β-胡萝卜素等多种强抗氧化剂，具有抗癌和提高免疫力的作用。西蓝花可以有效降低乳腺癌、直肠癌、胃癌、心脏病和脑卒中的发病率，还有杀菌和防止感染的功效。

② 西蓝花中的异硫氰酸酯物质萝卜硫素具有抗炎属性，可预防血管损伤，保护心脏。

③ 西蓝花富含膳食纤维，有益消化，清除肠道垃圾，可防止便秘，降低血糖，降低胆固醇，防止过量饮食，控制血脂。

④ 西蓝花中的活性物质可以减少过敏物对人体的影响，降低过敏危险。

【性味、归经及功效】

西蓝花性平，味甘；归脾、肾、胃经；具有补肾填精、健脑壮骨、补脾和胃的功效；适用于癌症、久病体虚、肢体痿软、耳鸣健忘、脾胃虚弱、小儿发育迟缓等病症。

【提示】

同花椰菜（白）。

（二十八）黄花菜

黄花菜，也叫金针菜、金菜等。黄花菜的花瓣肥厚，营养价值较高，被视作"席上珍品"。

【营养价值】

黄花菜干品含有丰富的蛋白质、碳水化合物、钙、磷、铁、胡萝卜素、维生素 B_2、维生素 B_1、烟酸等，磷的含量高于其他蔬菜。黄花菜还含有丰富的卵磷脂、β-谷固醇、天门冬素、秋水仙碱、海藻糖酶等成分。

【食用功效】

① 黄花菜有较好的健脑、抗衰老功效，因其含有丰富的卵磷脂。卵磷脂是机体中许多细胞，特别是大脑细胞的组成成分，对增强和改善大脑功能有重要作用，同时能清除动脉内的沉积物，对注意力不集中、记忆力减退、脑动脉阻塞等有特殊疗效，故人们称黄花菜为"健脑菜"。黄花菜特别适宜孕妇、中老年人、过度劳累者食用。

② 黄花菜能显著降低血清胆固醇的含量，有利于高血压患者的康复，可作为高血压患者的保健蔬菜。

③ 黄花菜中含有的有效成分能抑制癌细胞的生长，丰富的粗纤维能促进大便的排泄，因此可作为防治肠道癌症的食物。

【性味、归经及功效】

黄花菜性平，味甘、微苦；归肝、脾、肾经；具有清热利尿、解毒消肿、止血除烦、养血平肝、利水通乳、利咽宽胸、清利湿热、发奶等功效；适用于眩晕耳鸣、心悸烦闷、小便赤涩、水肿、痔、便血等病症。

【提示】

新鲜黄花菜中含有秋水仙碱，可造成胃肠道中毒症状，故不能生食，须加工晒干。吃之前先用开水焯一下，再用凉水浸泡 2h 以上，烹制时火力要大，彻底加热，每次食量不宜过多。

（二十九）蕨菜

蕨菜，又名蕨苔、如意菜、龙头菜、正爪菜、拳头菜、山蕨菜等。

【营养价值】

蕨菜嫩叶含胡萝卜素、多种B族维生素、蛋白质、脂肪、糖类、粗纤维、钾、钙、镁、蕨素、蕨苷、乙酰蕨素、蕨菜素、胆碱、固醇等。

【食用功效】

① 蕨菜的某些有效成分能扩张血管，降低血压。经常食用蕨菜可治疗高血压、头昏、子宫出血等病症。

② 蕨菜所含的蕨菜素对细菌有一定的抑制作用，故具有良好的清热解毒、杀菌消炎之功效。

③ 蕨菜所含粗纤维能促进胃肠蠕动，具有下气通便的作用，能清肠排毒。民间常用蕨菜治疗泄泻痢疾及小便淋沥不通。

【性味、归经及功效】

蕨菜性寒，味甘；归大肠、膀胱经；具有清热、健胃、滑肠、降气、祛风、化痰的功效；适用于湿热腹泻、痢疾、小便不利、妇女湿热带下、大便秘结、湿疹、疮疡等病症。

【提示】

由于蕨菜含有"原蕨苷"，牛羊食用过量会导致死亡，人过多食用会导致癌症的发病率提高，蕨菜也被认为是导致日本胃癌高发病率的元凶之一。

嫩茎、叶、薹、花类食物成分表见表1-5。

表 1-5 嫩茎、叶、薹、花类食物成分表

食物名称	食部/g	水分/g	能量/kcal	能量/kJ	蛋白质/g	脂肪/g	碳水化合物/g	不溶性纤维/g	总维生素A/μgRE	胡萝卜素/μg	维生素B$_1$/mg	维生素B$_2$/mg	烟酸/mg	维生素C/mg	总维生素E/mg	钙/mg	铁/mg	锌/mg	硒/μg
大白菜	87	94.6	18	76	1.5	0.1	3.2	0.8	20	120	0.04	0.05	0.6	31	0.76	50	0.7	0.38	0.49
小白菜	81	94.5	17	72	1.5	0.3	2.7	1.1	280	1680	0.02	0.09	0.7	28	0.70	90	1.9	0.51	1.17
青菜	87	92.9	23	97	1.8	0.5	3.8	1.1	103	620	0.04	0.11	0.7	36	0.88	108	1.2	0.33	0.79
甘蓝	86	93.2	24	101	1.5	0.2	4.6	1.0	12	70	0.03	0.03	0.4	40	0.50	49	0.6	0.25	0.96
紫甘蓝	86	93.1	19	80	1.2	0.2	6.2	3.0	17	110	0.04	0.04	0.3	39	0.50	100	1.9	0.52	1.69
菠菜	89	91.2	28	116	2.6	0.3	4.5	1.7	487	2920	0.04	0.11	0.6	32	1.74	66	2.0	1.30	0.88
生菜	94	95.8	15	61	1.3	0.3	2.0	0.7	298	1790	0.03	0.06	0.4	13	1.02	34	0.9	0.27	1.15
雍菜	76	92.9	23	97	2.2	0.3	3.6	1.4	253	1520	0.03	0.08	0.8	25	1.09	99	2.3	0.39	1.20
萝卜缨	100	90.7	17	72	2.6	0.3	1.7	1.4	—	0.02	—	—	77	—	—	—	—	—	—
木耳菜	76	92.8	23	97	1.6	0.3	4.3	1.5	337	2020	0.06	0.06	0.6	34	1.66	166	3.2	0.32	2.60
芹菜	66	94.2	17	71	0.8	0.1	3.9	1.4	10	60	0.01	0.08	0.4	12	2.21	48	0.8	0.46	0.47
茼蒿	82	93	24	98	1.9	0.3	3.9	1.2	252	1510	0/04	0.09	0.6	18	0.92	73	2.5	0.35	0.60
苋菜（绿）	74	90.2	30	123	2.8	0.3	5.0	2.2	352	2110	0.03	0.12	0.8	47	0.36	187	5.4	0.80	0.52
苋菜（紫）	73	88.8	35	146	2.8	0.4	5.9	1.8	248	1490	0.03	0.10	0.6	30	1.54	178	2.9	0.70	0.09
芥菜（盖菜）	71	94.6	16	69	1.8	0.4	2.0	1.2	283	1700	0.02	0.11	0.5	72	0.64	28	1.0	0.41	0.53

第一章 各类食物营养价值及功效 87

续表

食物名称	食部/g	水分/g	能量/kcal	能量/kJ	蛋白质/g	脂肪/g	碳水化合物/g	不溶性纤维/g	总维生素A/μgRE	胡萝卜素/μg	维生素B$_1$/mg	维生素B$_2$/mg	烟酸/mg	维生素C/mg	总维生素E/mg	钙/mg	铁/mg	锌/mg	硒/μg
苜菜	88	90.6	31	128	2.9	0.4	4.7	1.7	432	2590	0.04	0.15	0.6	43	1.01	294	5.4	0.68	0.51
香椿	76	85.2	50	211	1.7	0.4	10.9	1.8	117	700	0.07	0.12	0.9	40	0.99	96	2.25	0.42	0.09
芫荽（香菜）	81	90.5	33	139	1.8	0.2	6.2	1.2	193	1160	0.04	0.14	2.2	48	0.80	101	2.9	0.45	0.53
雪里蕻	94	91.5	27	114	2.0	0.4	4.7	1.6	52	310	0.03	0.11	0.5	31	0.74	230	3.2	0.70	0.70
韭菜	90	91.8	29	120	2.4	0.4	4.6	1.4	235	1410	0.02	0.09	0.8	24	0.96	42	1.6	0.43	1.38
韭黄	88	93.2	24	101	2.3	0.2	3.9	1.2	43	260	0.03	0.05	0.7	15	0.34	25	1.7	0.33	.76
苕菜	100	85.3	46	192	2.8	0.6	10.0	5.4	90	540	0.09	0.11	0.6	19	2.93	66	9.4	0.86	0.50
马兰	100	91.4	28	119	2.4	0.4	4.6	1.6	340	2040	0.06	0.13	0.8	26	0.72	67	2.4	0.87	0.75
芦笋	90	93.0	22	93	1.4	0.1	4.9	1.9	17	100	0.04	0.05	0.7	45	—	10	1.4	0.41	0.21
莱鏊	84	91.3	28	118	2.8	0.5	4.0	1.7	160	960	0.05	0.08	1.2	44	0.52	96	2.8	0.87	6.68
芥蓝	78	93.2	22	92	2.8	0.4	2.6	1.6	575	3450	0.02	0.09	1.0	76	0.96	128	2.0	1.30	0.88
莴苣	62	95.5	15	52	1.0	0.1	2.8	0.6	25	150	0.02	0.02	0.5	4	0.19	23	0.9	0.33	0.54
花椰菜	82	92.4	26	110	2.1	0.2	4.6	1.2	5	30	0.03	0.08	0.6	61	0.43	23	1.1	0.38	0.73
西蓝花	83	90.3	36	150	4.1	0.6	4.3	1.6	1202	7210	0.09	0.13	0.9	51	0.91	67	1.0	0.78	0.70
黄花菜	98	40.3	214	897	19.4	1.4	34.9	7.7	307	1840	0.05	0.21	3.1	10	4.92	301	8.1	3.99	4.22
蕨菜	—	88.6	42	177	1.6	0.4	9.0	1.8	183	1100	—	—	—	23	0.78	17	4.2	0.60	—

注：营养成分以每100g食部计。"—"表示未检测，理论上食物中应该存在一定量的该种成分，但未实际检测。

四、瓜类

(一) 黄瓜

黄瓜，又名胡瓜、刺瓜、王瓜、青瓜、唐瓜、吊瓜等。

【营养价值】

① 黄瓜含水分多，新鲜黄瓜含水分95%左右，既是蔬菜也是水果。

② 黄瓜除富含水分外，还富含糖类、维生素 B_2、维生素 C、维生素 E、胡萝卜素、烟酸、钾、铁、磷等营养成分。

③ 鲜黄瓜内含有丙醇二酸，可抑制糖类物质转化为脂肪。

④ 黄瓜的苦味成分葫芦素具有很强的抗癌作用。

【食用功效】

① 新鲜黄瓜中含有的黄瓜酶能有效促进机体的新陈代谢，扩张皮肤的毛细血管，促进血液循环，增强皮肤的氧化还原作用，因此黄瓜具有美容的效果。同时，黄瓜含有丰富的维生素，能够为皮肤提供充足的养分，有效对抗皮肤衰老。

② 黄瓜含有细纤维素，能够促进肠道蠕动，帮助体内宿便的排出，有排毒防便秘、预防肾结石的作用。

③ 常食黄瓜能降低胆固醇、调节血压，可预防高血压，还可辅助治疗糖尿病。

④ 黄瓜汁对治愈牙龈疾病有益，常吃能使口气更清新。

⑤ 黄瓜含大量水分，有利尿作用，可降低体内尿酸水平，对肾脏具有保护作用。

⑥ 黄瓜含有大量的 B 族维生素和电解质，可补充重要营养素，从而减轻酒后不适，缓解宿醉。另外，黄瓜中所含的丙氨酸、精氨酸和谷氨酰胺对肝脏病患者，特别是对酒精性肝硬化患者有一定的辅助治疗作用。

【性味、归经及功效】

黄瓜性凉，味甘；归脾、胃、大肠经；具有清热、解毒、利尿的功效；适用于烦渴、咽喉肿痛、急性结膜炎、烫伤、糖尿病、肥胖症、水肿等病症。

【提示】

① 黄瓜皮所含营养素丰富,最好保留生吃。但为了预防农药残留对人体的伤害,可以先将黄瓜在盐水中泡 15~20min 再洗净生食。

② 凉拌黄瓜应现做现吃,做好后长时间放置会造成维生素大量损失。

(二) 冬瓜

冬瓜,又名白瓜、白冬瓜等。

【营养价值】

① 冬瓜除富含水分外,还具有较高的营养价值。冬瓜含有丰富的蛋白质、碳水化合物、维生素以及矿物质等营养成分。

② 冬瓜中膳食纤维含量高达 0.7%。此外,冬瓜还含有丙醇二酸这一物质,有控制糖类转化为脂肪的作用。

【食用功效】

① 冬瓜有改善血糖水平、降低体内胆固醇、降血脂、防止动脉粥样硬化等作用。

② 冬瓜可调节免疫功能,具有保护肾功能、利尿消肿的作用,可用于肾病水肿和心脏病水肿。

③ 冬瓜脂肪、碳水化合物含量少,热量低,且冬瓜中含有丙醇二酸,可防止脂肪堆积,有良好的减肥功效。夏秋季经常吃些冬瓜,对于一般人群或是体重偏高的人群,有增进形体健美的作用。

【性味、归经及功效】

冬瓜性凉,味甘、淡;归肺、大肠、膀胱经;具有清热利水、消肿解毒、生津除烦、利胆的功效;适用于肥胖症、肾病水肿、肝硬化腹水、糖尿病、冠心病、高血压、动脉粥样硬化等病症。

【提示】

冬瓜性凉,脾胃气虚、腹泻便溏、胃寒疼痛者忌过多食用。

(三) 南瓜

南瓜，又称倭瓜、饭瓜、窝瓜、番瓜等，为葫芦科植物南瓜的果实。

【营养价值】

① 南瓜的碳水化合物含量非常丰富，所以南瓜也可以作为主食。

② 南瓜含有丰富的矿物质，其中微量元素钴的含量是其他任何蔬菜不可比拟的。

③ 南瓜含有丰富的 β-胡萝卜素、B 族维生素、果胶和南瓜多糖。

【食用功效】

① 钴元素是胰岛细胞合成胰岛素所必需的微量元素，所以常吃南瓜有助于防治糖尿病。糖尿病患者可把南瓜制成南瓜粉，以便长期少量食用。

② 南瓜中的果胶可延缓肠道对糖和脂质的吸收，预防高血压、高脂血症等病症；能黏结和消除体内细菌毒素和其他有害物质，如重金属中的铅、汞和放射性元素，起到解毒作用；还可以保护胃肠道黏膜免受粗糙食品刺激，促进溃疡愈合，适宜于胃病患者。

③ 南瓜能消除致癌物质亚硝胺的致突变作用，有防癌功效，并能帮助肝、肾功能的恢复，增强肝、肾细胞的再生能力。

④ 南瓜含有丰富的 β-胡萝卜素，具有美白、祛斑、防皱的功效，是女性的美容佳品。

【性味、归经及功效】

南瓜性温，味甘；归脾、胃经；具有补中益气、消炎止痛、解毒杀虫、降糖的功效；适用于糖尿病、癌症、泌尿结石、肥胖症、高血压、冠心病、高脂血症、老年性便秘等病症。

【提示】

吃南瓜对血糖高的人群来说一般是有好处的，而且有益于改善营养状态。但糖尿病患者吃南瓜要注意适量，因为南瓜毕竟含有一定的糖分，特别是较糯较甜的南瓜，过量食用也会造成血糖升高。

(四) 葫芦

葫芦，又名瓠瓜、壶卢、蒲瓜、瓠子等。

【营养价值】

葫芦含有丰富的维生素 C、胡萝卜素、蛋白质及多种微量元素。葫芦还富含水分、胶质等营养物质。

【食用功效】

① 葫芦有显著的利尿、消肿、散结作用。

② 葫芦中能分离出两种胰蛋白酶抑制剂，对胰蛋白酶有抑制作用，从而起到降糖的效果。

③ 葫芦含有较多的胡萝卜素及一种干扰素诱生剂，可提高机体免疫力，起到防癌抗癌的作用。

【性味、归经及功效】

葫芦瓜性寒，味甘；归肺、胃、肾经；具有清热利尿、除烦止渴、润肺止咳、消肿散结的功能；适用于水肿腹水、烦热口渴、疮毒、黄疸、淋证、痈肿、肾炎、肝硬化腹水等病症。

【提示】

一般人群均可食用，脾胃虚寒者少食。

(五) 西葫芦

西葫芦，又名西葫、熊（雄）瓜、白瓜、小瓜、荨瓜、熏瓜等。我国北方如山东、河北、北京等地广泛栽培。

【营养价值】

西葫芦含有较多维生素 C、葡萄糖等营养物质，其中钙的含量较高，但是吸收率很低。

【食用功效】

① 西葫芦可调节人体代谢，具有减肥、美容的功效。

② 西葫芦含有一种干扰素诱生剂，可刺激机体产生干扰素，提高免疫力，发挥抗病毒和抗肿瘤的作用。

【性味、归经及功效】

西葫芦性温，味甘；归脾、胃经；具有清热利尿、除烦止渴、润肺止咳、消肿散结的功效；适用于水肿腹胀、烦渴、疮毒、肾炎、肝硬化腹水等病症。

【提示】

西葫芦有很高的营养价值，但是在烹饪过程中由于加热等因素，其中营养成分流失较多。

(六) 佛手瓜

佛手瓜，又名安南瓜、寿瓜、丰收瓜、洋瓜、合手瓜、捧瓜等，是一种葫芦科佛手瓜属植物。

【营养价值】

佛手瓜营养全面丰富，蛋白质含量较高，能量很低。佛手瓜中钙、锌等矿物质含量丰富，维生素 C 和有机酸也较丰富。

【食用功效】

① 经常吃佛手瓜可利尿排钠，可以扩张血管，起到降压之功效，是心脏病、高血压患者的保健蔬菜。

② 常食佛手瓜可以提高儿童智力，也能防止老年人记忆力减退。

③ 佛手瓜中的膳食纤维含量比较高，可以促进肠胃蠕动，防止大便干燥以及便秘的情况出现。

④ 佛手瓜对男女因营养因素引起的不孕不育症，尤其对男性性功能衰退有一定的辅助疗效。

【性味、归经及功效】

佛手瓜性凉，味甘；归脾、胃、肺经；具有祛风解热、健脾开胃、理气和中的功效；适用于消化不良、胸闷气胀、呕吐、头痛、咽干、咳嗽、脾胃湿热等病症。

【提示】

佛手瓜不可以一次性吃太多，以免对胃黏膜造成刺激导致胃部出现不适的情况。

(七) 丝瓜

丝瓜，又称天罗、蛮瓜、吊瓜、布瓜等。

【营养价值】

丝瓜含蛋白质、脂肪、碳水化合物、钙、磷、铁、维生素B_1、维生素C,还含有皂苷、植物黏液、木糖胶、丝瓜苦味质、瓜氨酸等。

【食用功效】

① 丝瓜中含防止皮肤老化的B族维生素、增白皮肤的维生素C等成分,能保护皮肤、消除斑块,使皮肤洁白、细嫩,是不可多得的美容佳品,故丝瓜汁有"美人水"之称。

② 丝瓜含有皂苷类物质,具有一定的强心作用。

③ 丝瓜提取物对乙型脑炎病毒有明显预防作用。在丝瓜组织培养液中还提取到一种抗过敏性物质——泻根醇酸,其有很强的抗过敏作用。

【性味、归经及功效】

丝瓜性凉,味甘;归肝、胃经;具有清热化痰、止咳平喘、通络、美容、抗癌的功效;适用于痰喘咳嗽、妇女带下、产妇乳汁不足、热病烦渴、筋骨酸痛、便血等病症。

【提示】

丝瓜一般人群均可食用。体虚内寒、腹泻者不宜多食。

(八) 苦瓜

苦瓜,又叫癞瓜、凉瓜等,具有特殊的苦味,受到大众的喜爱。

【营养价值】

① 苦瓜含有多种维生素,特别是维生素C、维生素P的含量丰富,还含有独特的维生素B_{17}。

② 苦瓜含有铬和类似胰岛素的物质,有明显的降血糖作用。

③ 苦瓜具有一种独特的苦味成分,即奎宁,能起到消暑解热作用。苦瓜还含有多种植物活性物质,如苦瓜素、苦瓜皂苷等。

【食用功效】

① 苦瓜具有清热消暑的功效,对治疗痢疾、疮肿、中暑发

热、痱子过多、结膜炎等病有一定的功效。

② 苦瓜有明显的降血糖作用。经常食用苦瓜，能促进糖类分解，使过剩的糖类转化为能量，还能改善体内的脂肪平衡，是糖尿病患者理想的食疗食物。

③ 苦瓜中的有效成分可以抑制正常细胞的癌变和促进突变细胞的复原，具有一定的抗癌作用。

④ 苦瓜的维生素 C 含量很高，具有预防坏血病、保护细胞膜、防止动脉粥样硬化、提高机体应激能力、保护心脏等作用。

⑤ 苦瓜中的苦瓜素可以减少脂肪和多糖摄取。常吃苦瓜还能增强皮层活力，使皮肤变得细嫩。

⑥ 苦瓜还有预防骨质疏松、调节内分泌、抗氧化、抗菌以及提高人体免疫力等药用和保健功能。

【性味、归经及功效】

苦瓜性寒，味苦；归心、肝、脾、肺经；具有清热、明目、利尿、清心的功效；适用于中暑、暑热烦渴、暑疖、痱子过多、目赤肿痛、痈肿丹毒、烧烫伤、少尿等病症。

【提示】

① 苦瓜最好的吃法是凉拌，因为凉拌能够很好地保留苦瓜中所含有的维生素。

② 苦瓜的季节性很强，可以将苦瓜切片晒干，用来泡制苦瓜茶，这样一年四季都可食用。还可以将苦瓜制成苦瓜酒。

瓜类食物成分表见表 1-6。

五、茄果类

（一）辣椒

辣椒，常见的有青椒、红椒、灯笼椒、小米椒等，是日常重要的蔬菜和调味品。

【营养价值】

① 辣椒是维生素 C 的宝库，特别是红辣椒。红辣椒含维生

表 1-6 瓜类食物成分表

食物名称	食部/g	水分/g	能量/kcal	能量/kJ	蛋白质/g	脂肪/g	碳水化合物/g	不溶性纤维/g	总维生素A/μgRE	胡萝卜素/μg	维生素B₁/mg	维生素B₂/mg	烟酸/mg	维生素C/mg	总维生素E/mg	钙/mg	铁/mg	锌/mg	硒/μg
黄瓜	92	95.8	16	65	0.8	0.2	2.9	0.5	15	90	0.02	0.03	0.2	9	0.49	24	0.5	0.18	0.38
冬瓜	80	96.6	12	52	0.4	0.2	2.6	0.7	13	80	0.01	0.01	0.3	18	0.08	19	0.2	0.07	0.22
南瓜	85	93.5	23	97	0.7	0.1	5.3	0.8	148	890	0.03	0.04	0.4	8	0.36	16	0.4	0.14	0.46
葫芦	87	95.3	16	67	0.7	0.1	3.5	0.8	7	40	0.02	0.01	0.4	11	—	16	0.4	0.14	0.49
西葫芦	73	94.9	19	79	0.8	0.2	3.8	0.6	5	30	0.01	0.03	0.2	6	0.34	15	0.3	0.12	0.28
佛手瓜	100	94.3	19	77	1.2	0.1	3.8	1.2	3	20	0.01	0.10	0.1	8	—	17	0.1	0.08	1.45
丝瓜	83	94.3	21	90	1.0	0.2	4.2	0.6	15	90	0.02	0.04	0.4	5	0.22	14	0.4	0.21	0.86
苦瓜	81	93.4	22	91	1.0	0.1	4.9	1.4	17	100	0.03	0.03	0.4	56	0.85	14	0.7	0.36	0.36

注：营养成分以每100g食部计。"—"表示未检测，理论上食物中应该存在一定量的该种成分，但未实际检测。

素C比青辣椒多。

② 辣椒含有对人体有益的胡萝卜素和类胡萝卜素，在人体内可转变为维生素A，红辣椒中的含量比青辣椒多4倍以上。

③ 辣椒还含有植物活性物质"辣椒素"。辣椒素可以与哺乳动物体内感觉神经元的香草素受体亚型1（VR1）结合，从而产生一种灼烧的感觉，这就是我们所谓的"辣"。

【食用功效】

① 辣椒强烈的香辣味能刺激唾液和胃液的分泌，增加食欲，促进肠道蠕动，帮助消化，防止便秘。

② 辣椒能促进血液循环，降低血脂，减少血栓形成，对心血管系统疾病有一定的预防作用。

③ 辣椒能发汗，降低体温，缓解肌肉疼痛，清除鼻塞，使呼吸道畅通无阻，因此具有较强的解热镇痛作用，可用以治疗咳嗽、感冒。

④ 辣椒的有效成分辣椒素是一种抗氧化物质，可阻止有关细胞的新陈代谢，从而终止细胞的癌变过程，降低癌症的发生率；辣椒素能够促进脂肪的新陈代谢，防止体内脂肪积存，有利于降脂减肥；辣椒素还有抗衰老的作用。

⑤ 辣椒可以防治维生素C缺乏病（坏血病），对牙龈出血、贫血、血管脆弱等有辅助治疗作用，对保护视力、防治夜盲症也很有效。

⑥ 辣椒具有杀菌的功效，并能抑制胃腹内的寄生虫存活。

【性味、归经及功效】

辣椒性热，味辛；归心、脾经；具有温中散寒、开胃消食的功效；适用于寒滞腹痛、呕吐、泻痢、冻疮、脾胃虚寒、伤风感冒等病症。

【提示】

① 过多食用辣味重的辣椒会剧烈刺激胃肠黏膜，引起胃痛、腹泻，并使肛门烧灼刺痛，诱发胃肠疾病，促使痔出血。

② 食管炎、胃肠炎、胃溃疡、痔患者应少吃或忌食辣味重的辣椒；有火热病症或阴虚火旺的人应慎食。

（二）番茄

番茄，又称西红柿。番茄的果实营养丰富，具特殊风味，可以生食、煮食，加工番茄酱、汁或整果罐藏。

【营养价值】

① 番茄含有丰富的胡萝卜素、B族维生素和维生素C，尤其是维生素P的含量居蔬菜之冠。番茄又有"维生素宝库"的称号。

② 番茄富含番茄红素，该物质具有独特的抗氧化能力；番茄还含有苹果酸、柠檬酸、类黄酮、糖类、纤维素和多种矿物质等。

【食用功效】

① 番茄里富含的番茄红素、维生素C和维生素E，都有很强的抗癌能力，能有效地减少前列腺癌、胰腺癌、直肠癌、喉癌、口腔癌、乳腺癌等癌症的发病危险。

② 番茄能清除自由基，保持皮肤弹性，使皮肤白皙，有抗衰老的作用。

③ 番茄内的苹果酸和柠檬酸等有机酸，有增加胃液酸度、帮助消化、调节胃肠功能的作用。

④ 番茄可以增强血管柔韧性，还能降低胆固醇的含量，对高脂血症、高血压、冠心病有益处。

⑤ 番茄多汁，可以利尿，肾炎患者宜食用。

⑥ 番茄还含有一种叫氯化铜的物质，对肝病有辅助治疗作用。

【性味、归经及功效】

番茄性凉、微寒，味甘、酸；归肺、胃、肝经；具有清热解毒、凉血平肝、生津止渴的功效；适用于口渴、食欲不振、糖尿病、牙龈出血、癌症、高血压、心脏病、肾病、肝炎等病症。

【提示】

① 餐前吃番茄容易使胃酸增高，食用者会产生烧心、腹痛等不适症状。而餐后吃番茄，由于胃酸已经与食物混合，就能避免出现这些症状。

② 青色未熟的番茄不宜食用。

(三) 茄子

茄子是餐桌上为数不多的紫色蔬菜。

【营养价值】

① 茄子的营养丰富,含有蛋白质、脂肪、碳水化合物、维生素以及钙、磷、铁等多种营养成分。

② 在茄子的紫皮中含有丰富的维生素 E 和维生素 P,这是其他蔬菜所不能比的。尤其是紫色茄子中维生素含量更高。

③ 茄子还含磷、钙、钾等矿物质和胆碱、皂苷、胡芦巴碱、水苏碱、龙葵碱等物质。

【食用功效】

① 茄子含丰富的维生素 P,能增强细胞间的黏着力,增强毛细血管的弹性,防止微血管破裂出血,使心血管保持正常的功能。

② 茄子含有龙葵碱,能抑制消化系统肿瘤细胞的增殖,对于防治胃癌有一定效果。

③ 茄子所含的 B 族维生素对痛经、慢性胃炎及肾炎水肿等也有一定的辅助治疗作用。

④ 茄子含有皂苷,可提高供氧能力,改善血液流动,防止血栓,提高免疫力。

⑤ 茄子还具有降低胆固醇、降低血压的作用。

【性味、归经及功效】

茄子性凉,味甘;归脾、胃、大肠经;具有清热止血、消肿止痛的功效;适用于发热、便秘、坏血病、高血压、动脉粥样硬化、眼底出血等病症。

【提示】

① 老茄子,特别是秋后的老茄子有较多茄碱,对人体有害,不宜多吃。

② 油炸茄子会造成维生素 P 大量损失,挂糊上浆后炸制能减少这种损失。

(四) 秋葵

秋葵,亦称黄秋葵、咖啡黄葵等,俗名羊角豆、潺茄等。国内南方地区,因其长相酷似辣椒,又称其为"洋辣椒"。

【营养价值】

① 秋葵中含有黏液质及果胶、阿拉伯聚糖、半乳聚糖、鼠李聚糖、蛋白质等。

② 秋葵含有铁、钙、锌和硒等矿物质和 β-胡萝卜素、维生素C等维生素。

③ 秋葵黏液中含有少量类激素的天然物质,能强肾补虚。

【食用功效】

① 秋葵有增强机体免疫力、调节内分泌、抗衰老等功效,还能增强机体的防癌、抗癌能力。

② 秋葵能减缓糖分吸收,抑制胆固醇吸收,改善血脂。

③ 秋葵对皮肤有保健作用,能使皮肤美白、细嫩,还有抗皱的功能。

④ 秋葵有保护胃壁的作用,还能促进胃液分泌,增强食欲,排出毒素,改善消化不良等症状。经常食用能增强体力、保护肝脏。

⑤ 秋葵的钙含量很丰富,而草酸含量低,所以钙的吸收利用率较高,对素食者是很好的钙质来源。

⑥ 秋葵能强肾补虚,对男性维持正常性功能有益。

【性味、归经及功效】

秋葵性寒,味苦;归肾、胃、膀胱经;具有补肾、通气、清热利湿的功效;适用于胃炎、癌症、胃溃疡、贫血、消化不良等病症。

【提示】

秋葵属于性味偏寒凉的蔬菜,胃肠虚寒、经常腹泻者不可多食。

茄果类食物成分表见表1-7。

表 1-7 茄果类食物成分表

食物名称	食部/g	水分/g	能量/kcal	能量/kJ	蛋白质/g	脂肪/g	碳水化合物/g	不溶性纤维/g	总维生素 A/μgRE	胡萝卜素/μg	维生素 B_1/mg	维生素 B_2/mg	烟酸/mg	维生素 C/mg	总维生素 E/mg	钙/mg	铁/mg	锌/mg	硒/μg
辣椒(红,小)	80	88.8	38	159	1.3	0.4	8.9	3.2	232	1390	0.03	0.06	0.8	144	0.44	37	1.4	0.30	1.90
辣椒(青,尖)	84	91.9	27	114	1.4	0.3	5.8	2.1	57	340	0.03	0.04	0.5	62	0.88	15	0.7	0.22	0.62
甜椒	82	93.0	25	103	1.0	0.2	5.4	1.4	57	340	0.03	0.03	0.9	72	0.59	14	0.8	0.19	0.38
番茄	97	94.4	20	85	0.9	0.2	4.0	0.5	92	550	0.03	0.03	0.6	19	0.57	10	0.4	0.13	0.15
茄子	93	93.4	23	97	1.1	0.2	4.9	1.3	8	50	0.02	0.04	0.6	5	1.13	24	0.5	0.23	0.48
秋葵	88	86.2	45	189	2.0	0.1	11.0	3.9	52	310	0.05	0.09	1.0	4	1.03	45	0.1	0.23	0.51

注:营养成分以每 100g 食部计。

第一章 各类食物营养价值及功效 101

六、葱蒜类

(一) 洋葱

洋葱,又名葱头、球葱、圆葱、皮牙子等。传统的中国菜中较少用到洋葱,但在国外它是餐桌上的"常客",而且被誉为"菜中皇后"。

【营养价值】

① 洋葱富含钾、维生素 C、叶酸、锌、硒及纤维素等营养素。

② 洋葱含有两种特殊的营养物质——槲皮素和前列腺素 A。这两种特殊的营养物质,令洋葱具有了很多其他食物不可替代的保健功效。洋葱是蔬菜中唯一含前列腺素 A 的食物。

③ 洋葱中还含有植物杀菌素,如蒜素等。

【食用功效】

① 洋葱有很强的杀菌、抗病毒能力,可预防感冒。

② 洋葱所含的微量元素硒是一种很强的抗氧化剂,具有防癌、抗衰老的功效。

③ 洋葱含有的前列腺素 A,能降低外周血管阻力,降低血黏度,因而具有降血压、增加冠状动脉血流量、预防血栓形成的作用。经常食用对高血压、高脂血症和心脑血管病患者都有保健作用。

④ 洋葱能清除体内氧自由基,增强新陈代谢,抗衰老,预防骨质疏松,是适合中老年人的保健食物。

【性味、归经及功效】

洋葱性微温,味甘、辛;归胃、脾、大肠经;具有健胃宽中、理气、发散风寒、健胃润肠、解毒杀虫的功效;适用于食欲不振、大便不畅、痢疾、肠炎、虫积腹痛、创伤溃疡、赤白带下、高血压、高脂血症等病症。

【提示】

洋葱易产生挥发性气体,故不可过量食用。凡患有皮肤瘙痒性疾病和患有眼疾、眼部充血者也应少食。

（二）大蒜

大蒜也叫作蒜头，属于百合科植物。根据蒜头颜色，大蒜可以分为白皮蒜和紫皮蒜；根据蒜瓣的大小，分为大瓣蒜和小瓣蒜。

【营养价值】

① 大蒜含有蛋白质、糖类、胡萝卜素、维生素 B_1、维生素 B_2、烟酸、膳食纤维以及硒、磷、铁、镁等矿物质。

② 大蒜含挥发油约 0.2%，油中主要成分为蒜素，由大蒜中所含的蒜氨酸受大蒜酶的作用水解产生，还含多种烯丙基、丙基和甲基组成的硫醚化合物等。

【食用功效】

① 大蒜可促进消化液的分泌，增强食欲，去腥味。

② 大蒜挥发油中所含的蒜素等具有明显的抗炎灭菌作用，对病毒、病原菌和寄生虫都有良好的杀灭作用，可以起到预防流行性感冒、防止伤口感染、治疗感染性疾病和驱虫的功效。

③ 大蒜具有抗氧化作用，其抗氧化性优于人参，可提高机体免疫力，延缓衰老。

④ 大蒜中含有蒜胺，对大脑的益处比 B 族维生素还强。平时让儿童多吃些葱蒜，可使脑细胞的生长发育更加活跃。

⑤ 大蒜中含硒较多，对人体中胰岛素合成下降有调节作用，所以糖尿病患者多食大蒜有助于减轻病情。

⑥ 大蒜能保护肝脏，诱导肝细胞脱氢酶的活性，可以阻断亚硝胺致癌物质的合成，预防癌症的发生。

⑦ 大蒜具有明显的降血脂及预防冠心病和动脉粥样硬化的作用，并可防止血栓的形成。

⑧ 大蒜还可以帮助祛除风湿，破冷风，对于风寒湿类关节炎，有较好的辅助治疗作用。

【性味、归经及功效】

大蒜性温、平，味辛；归脾、胃、肺经；具有解毒、消肿、杀虫的功效；适用于痈肿疔肿、癣疮、肺痨、顿咳、痢疾、泄泻、虫积腹痛等病症。

【提示】

大蒜植物活性物质遇热会很快失去作用,因此烹调时不宜久煮,最好大火快炒,防止有效成分被破坏。

(三) 青蒜

青蒜,是大蒜幼苗发育到一定时期的青苗,具有蒜的香辣味道,以其柔嫩的蒜叶和叶鞘供食用。

【营养价值】

青蒜含有丰富的维生素C以及蛋白质、胡萝卜素、维生素B_1、维生素B_2等营养成分。它的辣味主要来自其含有的蒜素,这种蒜素具有消积食的作用。

【食用功效】

① 青蒜含有蒜素,对病毒、病原菌和寄生虫都有良好的杀灭作用,可以起到预防流行性感冒、防止伤口感染、治疗感染性疾病和驱虫的功效。

② 青蒜具有明显的降血脂及预防冠心病和动脉粥样硬化的作用,并可防止血栓的形成。同时青蒜能保护肝脏,诱导肝细胞脱氢酶的活性,可以阻断亚硝胺致癌物质的合成,预防癌症的发生。

③ 青蒜能够促进维生素B_1的吸收,加速新陈代谢,迅速恢复体力;并有助于胃酸的分泌和食物的消化,宜于治疗饮食积滞证。

【性味、归经及功效】

青蒜性温,味辛;归脾、胃、肺经;具有消食、行滞气、暖脾胃、消癥积、解毒、杀虫的功效;适用于饮食积滞、脘腹冷痛、水肿胀满、泄泻、痢疾、疟疾、百日咳、痈疽肿毒、白秃癣疮、蛇虫咬伤、感冒等病症。

【提示】

青蒜烹炒时不宜过烂,以免破坏其所含蒜素的功效,使其杀菌作用下降。

（四）蒜薹

蒜薹，又称蒜毫，是从抽薹大蒜中抽出的花茎，是人们喜欢吃的蔬菜之一。

【营养价值】

蒜薹的营养成分很高，含有蛋白质、脂肪、碳水化合物、膳食纤维、维生素 A、维生素 C、维生素 E、胡萝卜素、维生素 B_1、维生素 B_2、烟酸、钙、磷、钾、钠、镁、铁、锌、硒、铜、锰等人体所需营养成分，以及蒜素、大蒜新素等成分。

【食用功效】

① 蒜薹含有蒜素，对病毒、病原菌和寄生虫都有良好的杀灭作用，可以起到预防流行性感冒、防止伤口感染和驱虫的功效。

② 蒜薹外皮含有丰富的纤维素，可刺激大肠排便，调治便秘。多食用蒜薹，能预防痔的发生，降低痔的复发次数，并对轻中度痔有一定的治疗效果。

③ 蒜薹具有防治动脉粥样硬化、降脂等作用，可预防冠心病，防止血栓的形成。

④ 蒜薹能保护肝脏，并有防癌作用。

【性味、归经及功效】

蒜薹性温，味辛；归脾、胃、肺经；具有温中下气、补虚、调和脏腑、活血、防癌、杀菌的功效；适用于便秘、痔、腹痛、腹泻、痢疾、高脂血症、感冒、癌症等病症。

【提示】

① 蒜薹不宜烹制得过烂，以免蒜素被破坏，杀菌作用降低。

② 消化能力不佳的人应少食蒜薹。

（五）大葱

大葱，是葱的一种，常作为一种很普遍的香料调味品或蔬菜食用，在烹调中占有重要的角色。

【营养价值】

① 大葱含有蛋白质、糖类、胡萝卜素、膳食纤维、维生素

以及磷、铁、镁等矿物质等。葱叶部分比葱白部分含有更多的维生素 A、维生素 C 及钙。

② 大葱含有挥发油，油中的主要成分为蒜素，又含有二烯丙基硫醚、硫化丙烯、草酸钙等。

【食用功效】

① 大葱有一种独特的香辣味，来源于挥发性硫化物蒜素，能刺激唾液和胃液分泌，增进食欲。

② 大葱能兴奋神经、促进循环、解表清热，还可以刺激上呼吸道，使黏痰易于咳出。

③ 大葱油中所含蒜素，具有明显的抵御细菌、真菌等的作用，尤其对痢疾杆菌和皮肤真菌抑制作用更强。

④ 大葱所含的蒜素可以抑制癌细胞的生长，还可降低胃液内的亚硝酸盐含量，对预防胃癌及多种癌症有一定作用，可明显地减少结肠癌的发生。

⑤ 大葱有舒张小血管、促进血液循环的作用，可防止血压升高所致的头晕，使大脑保持灵活，并预防阿尔茨海默病。

⑥ 大葱可减少胆固醇在血管内的堆积。常吃大葱，即便脂多体胖，但其胆固醇并不增高，而且体质强壮。

⑦ 大葱中的各种维生素能保证人体激素正常分泌，还能有效刺激性欲。

【性味、归经及功效】

葱白性温，味辛；归肺、胃经；具有发汗解表、散寒通阳的功效；适用于风寒感冒、恶寒发热、头痛鼻塞、阴寒腹痛、痢疾泄泻、虫积内阻、乳汁不通、二便不利等病症。

【提示】

胃肠不好或有胃溃疡的人应慎食大葱，大便秘结或者失眠的人也宜慎食。

(六) 小葱

小葱，别名香葱、绵葱、火葱、四季葱等，是一种常用调料。

【营养价值】

① 小葱的主要营养成分是蛋白质、糖类、胡萝卜素、食物纤维以及磷、铁、镁等矿物质。小葱的矿物质和胡萝卜素含量比大葱高。

② 小葱含有葱油，油中的主要成分为蒜素，又含有二烯丙基硫醚、硫化丙烯等。

【食用功效】

① 小葱含有具刺激性气味的挥发油和蒜素，能祛除腥膻等油腻厚味菜肴中的异味，产生特殊香气，刺激消化液的分泌，健脾开胃，增进食欲。

② 小葱富含蒜素，有较强的杀菌功效。小葱还具有刺激身体汗腺的作用，可达到发汗散热的功效，并能刺激上呼吸道，使黏痰易于咳出。因此，小葱常与姜、红糖一起熬制成的"葱姜水"，是治疗风寒感冒的一剂中药。

③ 小葱含有一种果胶，可减少结肠癌的发生，葱内的蒜素也可以抑制癌细胞的生长，具有抗癌作用。

④ 小葱有舒张小血管、促进血液循环、降低胆固醇的作用。

【性味、归经及功效】

小葱性微温，味辛；归肺、胃经；具有健脾开胃、增进食欲、发表散寒、祛风胜湿、解毒消肿的功效；适用于风寒感冒、头痛、寒湿、红肿、痛风、疮疡等病症。

【提示】

传染病、皮肤病及气虚体质、阴虚体质、胃肠道疾病人群不宜过多食用小葱。

葱蒜类食物成分表见表1-8。

七、菌藻类

（一）平菇

平菇，又名侧耳、糙皮侧耳、蚝菇、黑牡丹菇等，是担子菌门下伞菌目侧耳科一种类，是一种相当常见的灰色食用菇。

表 1-8 葱蒜类食物成分表

食物名称	食部/g	水分/g	能量/kcal	能量/kJ	蛋白质/g	脂肪/g	碳水化合物/g	不溶性纤维/g	总维生素 A/μgRE	胡萝卜素/μg	维生素 B₁/mg	维生素 B₂/mg	烟酸/mg	维生素 C/mg	总维生素 E/mg	钙/mg	铁/mg	锌/mg	硒/μg
洋葱	90	89.2	40	169	1.1	0.2	9.0	0.9	3	20	0.03	0.03	0.3	8	0.14	24	0.6	0.23	0.92
大蒜(蒜头)	85	66.6	128	536	4.5	0.2	27.6	1.1	5	30	0.04	0.06	0.6	7	1.07	39	1.2	0.88	3.09
大蒜(紫皮)	89	63.2	139	580	5.2	0.2	29.6	1.2	3	20	0.29	0.06	0.8	7	0.68	10	1.3	0.64	5.54
青蒜	84	90.4	34	141	2.4	0.3	6.2	1.7	98	590	0.06	0.04	0.6	16	0.80	24	0.8	0.23	1.27
蒜薹	90	81.8	66	274	2.0	0.1	15.4	2.5	80	480	0.04	0.07	0.2	1	1.04	19	4.2	1.04	2.17
大葱	82	91.0	33	138	1.7	0.3	6.5	1.3	10	60	0.03	0.05	0.5	17	0.30	29	0.7	0.40	0.67
小葱	73	92.7	27	112	1.6	0.4	4.9	1.4	140	840	0.05	0.06	0.4	21	0.49	72	1.3	0.35	1.06

注：营养成分以每 100g 食部计。

【营养价值】

① 平菇中含有的脂肪和淀粉很少，而氨基酸和矿物质很多。平菇含有人体所必需的8种氨基酸，其含量占所有氨基酸总量的35％以上。

② 新鲜平菇含有植物多糖等植物活性物质。

【食用功效】

① 平菇中的蛋白多糖等，能够诱发干扰素的合成，从而提高人体免疫力，具有防癌、抗癌的作用。

② 平菇能改善新陈代谢，调节自主神经，减少人体血清胆固醇，降低血压。

③ 平菇是糖尿病患者和肥胖症患者的理想食物。

【性味、归经及功效】

平菇性平，味甘；归脾、大肠经；具有健脾胃、益气血、益智安神、美容的功效；适用于体质虚弱、气血不足、癌症、高血压、高脂血症、动脉粥样硬化、冠心病等病症。

【提示】

因菌类嘌呤含量较高，痛风患者应少食用。

（二）香菇

香菇，又名花菇、香蕈、香菌、冬菇等，在民间素有"山珍"之称，也有"植物皇后"美誉。

【营养价值】

① 香菇具有高蛋白、低脂肪的营养特点。此外，香菇含有丰富的维生素和矿物质。

② 香菇还含有多种对人体有益的植物化学物，如麦角固醇、菌固醇、香菇多糖、灵芝多糖及40多种酶等。

【食用功效】

① 香菇有提高机体免疫力、降胆固醇、降血压的作用，适宜高脂血症、高血压患者食用。

② 香菇可抑制癌细胞的生长，能起到防癌的作用。

③ 香菇腺嘌呤及香菇多糖等营养物质可促进胆固醇代谢，降低其在血清中的含量。

④ 香菇多糖及其培养液有护肝作用，可以降低血清转氨酶水平。

⑤ 香菇含钙、铁量较高，并且含有麦角固醇，可预防佝偻病和缺铁性贫血。

⑥ 常食香菇，可用于预防和治疗脾胃虚弱、腹胀、四肢乏力、面黄体瘦等消化系统病症。

【性味、归经及功效】

香菇性平、凉，味甘；归肝、胃经；具有补肝肾、益胃和中、健脾胃、益气血、益智安神、美容解毒的功效；适用于食欲不振、身体虚弱、小便失禁、大便秘结、形体肥胖、肿瘤、高脂血症、疮疡等病症。

【提示】

① 泡发香菇的水不要丢弃，因为很多营养物质都溶在水中。
② 痛风患者应少食用。

（三）榛蘑

榛蘑，为真菌植物门真菌蜜环菌的子实体，主要分布在黑龙江山区、林区。被称为"东北第四宝"。小鸡炖榛蘑是我国东北非常有名的菜品。

【营养价值】

① 干榛蘑含有大量的磷、铁、钙、钾等矿物质。还含有丰富的蛋白质、胡萝卜素、维生素 E 等营养物质。

② 榛蘑富含油脂，所含脂溶性维生素更易被人体吸收。

③ 榛蘑还含有紫杉酚等植物活性物质。

【食用功效】

① 榛蘑有一种天然的香气，具有开胃的功效，对于身体虚弱的人有补益的作用。

② 榛蘑富含维生素 E，可以有效地延缓衰老、润泽肌肤。此外，多食用榛蘑对长期在电脑前工作的人非常有好处，可以起到防辐射和保护视力的功效。

③ 榛蘑中含有的紫杉酚是一种很好的抗癌成分，可辅助治疗卵巢癌和乳腺癌以及其他一些癌症，可延长患者的生存期。

④ 榛蘑富含纤维素，有助于消化，对便秘有很好的防治作用。

⑤ 榛蘑有降低胆固醇的作用，能够有效地降低心脑血管疾病的发病率。

【性味、归经及功效】

榛蘑性温，味甘；归脾、肝经；具有清目、利肺、益肠胃、祛风活络、强筋壮骨的功效；适用于夜盲、皮肤干燥、腰腿疼痛、佝偻病、消化道感染等病症。

【提示】

一般人群均可食用，痛风患者应少食用。

（四）金针菇

金针菇，学名毛柄金钱菌，因其菌柄细长，似金针菜，故称金针菇。

【营养价值】

① 金针菇富含蛋白质，且含人体必需氨基酸成分较全，其中赖氨酸和精氨酸含量尤其丰富。

② 金针菇含有多种维生素和矿物质，如B族维生素、铁、锌等。

③ 金针菇还含有金针菇多糖、朴菇素等植物活性物质。

【食用功效】

① 金针菇能促进新陈代谢，有利于食物中各种营养素的吸收和利用，具有抵抗疲劳的作用。

② 金针菇可降低胆固醇，能防治心脑血管疾病；还能预防肝脏疾病和胃肠道溃疡，增强机体正气，防病健身。

③ 金针菇多糖对肺癌有明显的抑制作用，其强度与云芝多糖相近。从金针菇中提取的朴菇素，也能有效地抑制肿瘤的生长。

④ 常食金针菇可以提高机体免疫力，也有抗菌消炎的作用。

⑤ 金针菇含有一定量的锌，可增强智力，尤其是对儿童的身高和智力发育有很好的促进作用，被称为"增智菇"。

【性味、归经及功效】

金针菇性凉，味甘；归脾、大肠经；具有抗疲劳、抗菌消炎、清除重金属、抗癌的功效；适用于营养不良、糖尿病、肥胖症、高血压、高脂血症、癌症、习惯性便秘等病症。

【提示】

① 吃金针菇的时候一定要煮熟,因为新鲜的金针菇中含有秋水仙碱,这种物质对人体的胃肠黏膜有非常强的刺激作用,中毒之后可能会出现恶心呕吐的现象。

② 痛风患者应少食用。

(五) 草菇

草菇,又名兰花菇、苞脚菇等,是一种重要的热带亚热带菇类。

【营养价值】

① 草菇所含的蛋白质由18种氨基酸组成,其中人体必需的8种氨基酸草菇全都具备。

② 草菇还含有丰富的糖类、纤维素、维生素B_1、维生素B_2,以及较多的磷、钙、铁、钠、钾等矿物质。

【食用功效】

① 草菇的氮浸出物和异种蛋白可以抑制癌细胞的生长,不但可以辅助治疗消化道肿瘤,还可以增强肝脏和肾脏的活力。

② 草菇所含纤维素有促进肠蠕动的作用,可以缓解便秘,预防肠癌。

③ 草菇可以减少人体对碳水化合物的吸收,降低血糖含量,有利于糖尿病患者。

④ 草菇有提高人体抵抗力和免疫功能的作用。

【性味、归经及功效】

草菇性凉、寒,味甘、微咸、无毒;归脾、肝经;具有补脾益气、消食祛热、滋阴、清暑热等功效;适用于高血压、癌症、糖尿病、产后缺乳、坏血病、创伤等病症。

【提示】

脾胃虚寒的人不宜多食草菇,痛风患者应少食用。

(六) 口蘑

口蘑,是最常见的食用菌种之一,肉质肥厚。

【营养价值】

① 口蘑富含蛋白质，还含有丰富的维生素 B_1、维生素 B_2、烟酸、维生素 E、维生素 D 和多种矿物质等。

② 口蘑还含有蘑菇多糖、异种蛋白、酪氨酸酶、胰蛋白酶、麦芽糖酶等植物活性物质。

【食用功效】

① 口蘑所含的蘑菇多糖和异种蛋白具有一定的抗癌活性，可抑制肿瘤的发生。

② 口蘑所含的酪氨酸酶能溶解一定的胆固醇，对降血压、降血脂有一定作用。

③ 口蘑所含的胰蛋白酶、麦芽糖酶等均有助于食物的消化。

④ 口蘑含有多种抗病毒成分，这些成分对治疗由病毒引起的疾病有很好的效果。

【性味、归经及功效】

口蘑味甘，性平；归肺、心经；具有宣肺解表、益气安神的功效；适用于小儿麻疹、心神不安、失眠、贫血、高血压、癌症等病症。

【提示】

痛风患者应少食用。

（七）杏鲍菇

杏鲍菇，又名刺芹侧耳等，因其具有杏仁的香味和菌肉肥厚如鲍鱼的口感而得名。

【营养价值】

① 杏鲍菇含有 18 种氨基酸，其中人体必需的 8 种氨基酸齐全，是一种营养保健价值极高的食用菌。

② 杏鲍菇含有碳水化合物、维生素及铁、钙、镁、铜、锌等矿物质。

③ 杏鲍菇还含有杏鲍菇多糖等植物活性物质。

【食用功效】

① 经常食用杏鲍菇，可以有效地清除血清胆固醇、降低血脂，防治动脉粥样硬化等心血管疾病。

② 杏鲍菇可以提高人体免疫功能，具有抗癌等作用。

③ 杏鲍菇中丰富的膳食纤维对于增强肠胃蠕动也有很好的促进作用，能帮助便秘患者润肠通便，排出体内毒素，进而保持皮肤光泽，改善肤色暗沉的状况，驻颜护肤。

④ 杏鲍菇含铁较丰富，可以有效地改善缺铁性贫血、溶血性贫血和失血性贫血等疾病的症状。

⑤ 杏鲍菇有助于胃酸的分泌和食物的消化，对胃溃疡和消化不良有很好的食疗作用。

【性味、归经及功效】

杏鲍菇性平，味甘；归脾、胃、肾经；具有补虚、益气开胃、健脾止泻的功效；适用于尿频、水肿、高胆固醇血症、高血压、心血管疾病、癌症等病症。

【提示】

痛风患者应少食用。

（八）茶树菇

茶树菇，又名茶薪菇、茶菇等，因多生于茶树上而得名，有"中华神菇"之称，属高档食用菌类。

【营养价值】

① 茶树菇是高蛋白、低脂肪的纯天然无公害保健食用菌。茶树菇含有人体所需的 18 种氨基酸，特别是含有人体所不能合成的 8 种氨基酸。

② 茶树菇有丰富的 B 族维生素和多种矿物质（如铁、钾、锌、硒等）。

③ 茶树菇还含有抗癌多糖等植物活性物质。

【食用功效】

① 茶树菇含有大量的抗癌多糖，有很好的抗癌作用。因此，人们把茶树菇称作"抗癌尖兵"。

② 茶树菇可提高人体免疫力，增强人体防病能力，常食还可起到抗衰老、美容等作用。

【性味、归经及功效】

茶树菇性平，味甘，无毒；归脾、胃、肾经；具有益气开胃、健脾止泻、提高免疫力的功效；适用于尿频、遗尿、水肿、气喘、高胆固醇血症、高血压、心血管疾病、癌症、小儿低热等病症。

【提示】

痛风患者应少食用。

（九）猴头菇

猴头菇，又叫猴头菌等，是一种药食两用的真菌，只因外形酷似猴头而得名。有"山珍猴头、海味鱼翅"之称。

【营养价值】

① 猴头菇是名副其实的低脂肪食物，另外还富含各种维生素和矿物质。猴头菇含有氨基酸多达 17 种，其中人体必需的占 8 种。

② 猴头菇还含有挥发油、多糖类等成分，是猴菇菌片、复方胃宁片等制剂的原料，广泛应用于医药领域。

【食用功效】

① 猴头菇可增进食欲，增强胃黏膜屏障功能，适宜患有胃病，包括慢性胃炎、胃及十二指肠溃疡者食用。

② 猴头菇能提高淋巴细胞转化率，提高机体免疫力，有抗肿瘤的作用。

③ 猴头菇是良好的滋补食物，对营养不良、神经衰弱有良好疗效。

④ 猴头菇可提高机体耐缺氧能力，增加心脏血液输出量，加速机体血液循环，适宜心血管疾病患者食用。

⑤ 猴头菇还有降低血糖和血脂的作用。

【性味、归经及功效】

猴头菇性平，味甘；归脾、胃、心经；具有健胃、补虚、抗癌、益肾精的功效；适用于食少便溏、胃及十二指肠溃疡、神经衰弱、食管癌、胃癌、眩晕、阳痿等病症。

【提示】

痛风患者应少食用。

（十）松茸

松茸，学名松口蘑，别名松蕈、合菌、台菌等，是松栎等树木外生的菌根真菌，具有独特的浓郁香味，被誉为"菌中之王"。

【营养价值】

① 松茸的主要营养成分为多糖类、多肽类、氨基酸类、菌蛋白类、矿物质及醇类。

② 子实体中含有丰富的氨基酸、微量元素、植物活性物质、维生素、膳食纤维和多种活性酶。

③ 松茸含有3种珍贵的活性物质，分别是双链松茸多糖、松茸多肽和全世界所有植物中独一无二的抗癌物质——松茸醇，是世界上最珍贵的天然药用菌类。

【食用功效】

① 经常食用松茸可以增强人体免疫力、降低血糖、强化心脏、调节血压、抗血栓、抗病毒等，还有保护牙齿的作用。

② 松茸具有超强的抗基因突变能力和强抗癌作用，列菌类抗癌之前茅。其中松茸醇被广泛应用于预防癌症和癌症术后康复。

【性味、归经及功效】

松茸性温，味淡；归肾、胃经；具有补肾强身、理气化痰的功效；适用于腰膝酸软、头昏目眩、湿痰之咳嗽、胸膈痞闷、恶心呕吐、肢体困倦、癌症等病症。

【提示】

痛风患者应少食用。

（十一）竹荪

竹荪，又名竹笙、竹参等，是鬼笔科竹荪属中著名的食用菌，常见并可供食用的有4种：长裙竹荪、短裙竹荪、棘托竹荪和红托竹荪。

【营养价值】

① 竹荪中蛋白质的含量较高，且脂肪含量低。蛋白质中谷氨酸含量高，是竹荪味道鲜美的主要原因。

② 竹荪含有多种维生素和钙、磷、钾、镁、铁等矿物质，还含有丰富的粗纤维。

③ 竹荪子实体中含有多种酶和高分子多糖，其多糖为异多糖。

【食用功效】

① 竹荪中含有能抑制肿瘤的成分，可增强机体对肿瘤细胞的抵抗力，因此，具有良好的防癌、抗癌作用。

② 竹荪能够保护肝脏，减少腹壁脂肪的积存，有俗称"刮油"的作用。

③ 竹荪对高血压、神经衰弱、肠胃疾病等也具有保健作用。

【性味、归经及功效】

竹荪性寒，味甘，无毒；归脾、胃经；具有补气养阴、润肺止咳、清热利湿的功效；适用于虚热咳嗽、喉炎、痢疾、白带、高血压、高脂血症、癌症等病症。

【提示】

痛风患者应少食用。

（十二）黑木耳

黑木耳，又名黑菜、桑耳、木菌、树鸡、木蛾、木茸等，因形似耳，加之其颜色黑褐色而得名。

【营养价值】

① 黑木耳含有蛋白质、脂肪、碳水化合物和多种维生素与矿物质，其中铁的含量极为丰富。

② 黑木耳还富含维生素 K、果胶以及多种对人体有益的植物化学物，如木耳多糖、发酵素和植物碱等。

【食用功效】

① 黑木耳是缺铁性贫血患者的首选食物。

② 黑木耳能减少血液凝块，预防血栓等的发生，有防治动脉粥样硬化和冠心病的作用，但有出血性疾病的人不宜食用。

③ 黑木耳中的胶质可把残留在人体消化系统内的灰尘、杂质吸附集中起来排出体外，从而起到清洗胃肠的作用，对胆结石、肾结石等内源性异物也有比较显著的化解功能。

④ 黑木耳还含有多种抗肿瘤活性物质，能增强机体免疫力，经常食用可防癌、抗癌，而且有养血驻颜、祛病延年的作用。

【性味、归经及功效】

黑木耳性平，味甘；归胃、大肠经；具有滋补、润燥、养血益胃、活血止血、润肺、润肠的功效；适用于癌症、高血压、动脉粥样硬化等病症。

【提示】

① 食用鲜黑木耳可引起食物中毒。新鲜黑木耳中含有一种化学名称为"卟啉"的特殊物质，人食用新鲜黑木耳后，可发生植物日光性皮炎，引起皮肤瘙痒，使皮肤暴露部分出现红肿、痒痛，产生皮疹、水疱、水肿。

② 黑木耳放在水中浸泡发胀一般 1～2h 即可，长时间浸泡的黑木耳很有可能会受到细菌、霉菌等污染并产生毒素，可导致食用者发生呕吐、腹痛等食物中毒或急性肠炎的症状。

（十三）银耳

银耳，又名白木耳、雪耳等，有"菌中之冠"的美称。银耳自古被列为饮食和养生的上品。银耳性质平和，可与多种食材搭配，煲汤、煮、炖均佳。

【营养价值】

银耳含蛋白质、碳水化合物、脂肪、粗纤维、矿物质、水分、B族维生素等。银耳的蛋白质中含多种氨基酸，其中含量最大的是脯氨酸。矿物质中主要含硫、铁、镁、钙、钾等。银耳中还含有丰富的胶质。

【食用功效】

① 银耳能提高肝脏的解毒能力，保护肝脏功能，它不但能增强机体抗肿瘤的免疫能力，还能增强肿瘤患者对放疗、化疗的耐受力。

② 银耳富有黏蛋白和银耳多糖，加上它的滋阴作用，长期服用可以润肤，并有祛除脸部黄褐斑、雀斑的功效。

③ 银耳是一种含膳食纤维的减肥食物，它的膳食纤维可助胃肠蠕动，减少脂肪吸收。

【性味、归经及功效】

银耳性平，味甘、淡；归肺、胃、肾经；具有润肺生津、滋阴养胃、益气安神、强心健脑、止血的功效；适用于肺热咳嗽、肺燥干咳、痰中带血、胃阴不足、咽干口燥、大便秘结、便秘下血、月经不调、鼻衄、崩漏、心悸失眠、血管硬化症、高血压等病症。

【提示】

隔夜的银耳不要食用，以防中毒。

（十四）发菜

发菜，是蓝藻门念珠藻目的一种藻类。发菜一般生长在贫瘠的土壤和沙漠地区，它的形状很细很长，和人类的头发很相似，因此，人们将这种东西叫作"发菜"。

【营养价值】

发菜含蛋白质丰富，而且还含有糖类、钙、铁、碘、藻胶、藻红元等营养成分，脂肪含量极少，故有山珍"瘦物"之称。

【食用功效】

① 发菜具有调节神经功能的作用，并可作为高血压、冠心病、高脂血症、动脉粥样硬化、慢性支气管炎等病症辅助食疗的理想食物。

② 发菜对月经不调、营养不良、手术后和外伤愈合阶段的患者有补益作用。

【性味、归经及功效】

发菜性寒，味甘，无毒；归肝、肾、膀胱经；具有清热消滞、软坚化痰、理肠除垢、解毒滋补、通便利尿、化湿去腻、散结和降血压的功效；适用于老年慢性支气管炎、肺炎、支气管扩张、肺痈、高血压、肥胖症和佝偻病等病症。

【提示】

发菜性寒，平时脾胃虚寒、大便溏薄的人不宜食用。

（十五）海带

海带，是一种在低温海水中生长的大型海生褐藻植物，属海藻类植物。

【营养价值】

① 海带富含碘、钙、磷、硒等多种人体必需的矿物质，含有丰富的胡萝卜素、维生素 B_1 以及纤维素等。

② 海带的有效成分甘露醇是一种疗效显著的利尿药。

③ 海带中还含有丰富的岩藻多糖、昆布多糖、褐藻氨酸等

多种植物活性物质。

【食用功效】

① 经常食用海带，能预防地方性甲状腺肿。

② 海带有显著的利尿作用，可辅助治疗各种水肿。

③ 海带中的多种活性成分有降血脂、抑制动脉粥样硬化以及防癌、抗癌作用。

④ 海带中丰富的纤维素可以有效地防止直肠癌和便秘的发生。

⑤ 海带含有较多的成碱性物质，有助于体内酸碱平衡，保持身体健康。

【性味、归经及功效】

海带性寒，味咸；归肝、肺、肾、胃经；具有软坚化痰、祛湿止痒、清热行水的功效；适用于糖尿病、心血管病、铅中毒、缺钙、癌症、肥胖症、甲状腺肿、噎膈、疝气、睾丸肿痛、带下、水肿等病症。

【提示】

① 海带浸泡 6h 左右即可，浸泡时间过长，海带中的营养物质会溶解于水，造成营养价值降低。

② 海带中碘的含量较丰富，甲状腺功能亢进症患者不宜常吃海带。

③ 痛风患者不宜吃海带。

④ 海带性寒，脾胃虚寒者忌食。

（十六）紫菜

紫菜，属海产红藻，是海中互生藻类的统称。

【营养价值】

① 食用紫菜蛋白质含量高于一般的蔬菜，且必需氨基酸含量多。紫菜的脂肪含量低，多在 1% 以下。

② 紫菜含有丰富的碘、钙、铁等矿物质以及胡萝卜素、维生素 B_2 等多种维生素。紫菜含植物中几乎不存在的维生素 B_{12}，以干物质计，维生素 B_{12} 的含量与鱼肉相近。

③ 紫菜中蛋白质、铁、磷、钙、维生素 B_2、胡萝卜素等含量居各种蔬菜之前列，故紫菜又有"营养宝库"的美称。

【食用功效】

① 紫菜可以用于治疗因缺碘而引起的甲状腺肿大。

② 紫菜有辅助治疗水肿、贫血的作用,还可以促进儿童、青少年骨骼和牙齿的健康生长。

③ 紫菜能活跃脑神经,增强记忆,达到预防衰老和减缓记忆力衰退的作用,还有改善忧郁症的功效。

【性味、归经及功效】

紫菜性寒,味甘、咸;归肺经;具有化痰软坚、清热利水、补肾养心的功效;适用于甲状腺肿、水肿、慢性支气管炎、咳嗽、脚气、高血压等病症。

【提示】

痛风、甲状腺功能亢进症等疾病患者,不宜食用紫菜。

(十七) 海冻菜

海冻菜,又名石花菜、红丝、凤尾等,是红藻的一种。海冻菜通体透明,犹如胶冻,口感爽利脆嫩,还是提炼琼脂的重要原料。琼脂可用来制作冷食、果冻或微生物的培养基。

【营养价值】

① 海冻菜含有丰富的矿物质和多种维生素,还含有丰富的多糖类物质。

② 海冻菜含有褐藻酸盐类和硫酸脂等物质。

③ 海冻菜含有丰富的纤维素。

【食用功效】

① 海冻菜具有降血脂功能,对高血压、高脂血症有一定的防治作用。

② 琼脂能在肠道中吸收水分,使肠内容物膨胀,增加粪便体积,刺激肠壁,引起便意,所以经常便秘的人可以适当食用一些海冻菜。

【性味、归经及功效】

海冻菜性寒,味甘、咸;归肝、肺经;具有清肺化痰、清热燥湿、滋阴降火、凉血止血、解暑的功效;适用于肠炎、肾盂肾炎、肛周肿瘤、乳腺癌、子宫癌等病症。

【提示】

脾胃虚寒、肾阳虚者慎食海冻菜。孕妇也不宜多食海冻菜。

菌藻类食物成分表见 1-9。

表 1-9 菌藻类食物成分表

食物名称	食部/g	水分/g	能量/kcal	能量/kJ	蛋白质/g	脂肪/g	碳水化合物/g	不溶性纤维/g	总维生素A/μgRE	胡萝卜素/μg	维生素B_1/mg	维生素B_2/mg	烟酸/mg	维生素C/mg	总维生素E/mg	钙/mg	铁/mg	锌/mg	硒/μg
平菇	93	92.5	24	102	1.9	0.3	4.6	2.3	2	10	0.06	0.16	3.1	4	0.79	5	1.0	0.61	1.07
香菇(干)	95	12.3	274	1148	20.0	1.2	61.7	31.6	3	20	0.19	1.26	20.5	5	0.66	83	10.5	8.57	6.42
香菇(鲜)	100	91.7	26	108	2.2	0.3	5.2	3.3	—	—	Tr	0.08	2.0	1	—	2	0.3	0.66	2.58
榛蘑(半干)	77	51.1	178	747	9.5	3.7	31.9	10.4	3	40	0.01	0.69	7.5	Tr	3.34	11	25.1	6.79	2.65
金针菇	100	90.2	32	133	2.4	0.4	6.0	2.7	5	30	0.15	0.19	4.1	2	1.114	—	1.4	0.39	0.28
草菇	100	92.3	27	111	2.7	0.2	4.3	1.6	—	—	0.08	0.34	8.0	—	0.40	17	1.3	0.60	0.02
口蘑	100	9.2	277	1157	38.7	3.3	31.6	17.2	—	—	0.07	0.08	44.3	Tr	8.57	169	19.4	9.04	—
杏鲍菇	100	89.6	35	148	1.3	0.1	8.3	2.1	Tr	Tr	0.03	0.14	3.68	—	0.60	13	0.5	0.39	1.80
茶树菇(干)	100	12.2	309	1304	23.1	2.6	56.1	—	Tr	Tr	0.32	1.48	39.39	—	—	4	9.3	8.38	7.24
猴头菇	100	92.3	21	88	2.0	0.2	4.9	4.2	—	—	0.01	0.04	0.2	4	0.46	19	2.8	0.40	1.28

续表

食物名称	食部/g	水分/g	能量/kcal	能量/kJ	蛋白质/g	脂肪/g	碳水化合物/g	不溶性纤维/g	总维生素A/μgRE	胡萝卜素/μg	维生素B₁/mg	维生素B₂/mg	烟酸/mg	维生素C/mg	总维生素E/mg	钙/mg	铁/mg	锌/mg	硒/μg
松茸	100	16.1	207	867	20.3	3.2	48.2	47.8	—	—	0.01	1.48	—	—	3.09	14	86.0	6.22	98.44
黑木耳(干)	100	15.5	265	1107	12.1	1.5	65.6	29.9	17	100	0.17	0.44	2.5	—	11.34	247	97.4	3.18	3.72
银耳(干)	96	14.6	261	1092	10.0	1.4	67.3	30.4	8	50	0.05	0.25	5.3	—	1.26	36	4.1	3.03	2.95
发菜(干)	100	11.1	259	1082	20.2	0.5	60.8	35.0	—	—	0.15	0.54	0.9	6	0.07	1048	85.2	1.68	5.23
海带(鲜)	100	94.4	13	55	1.2	0.1	2.1	0.5	—	—	0.02	0.15	1.3	Tr	1.85	46	0.9	0.16	9.54
海带(干)	98	70.5	90	374	1.8	0.1	23.4	6.1	40	240	0.01	0.10	0.8	Tr	0.85	38	4.7	0.65	5.84
紫菜(干)	100	12.7	250	1046	26.7	1.1	44.1	21.6	228	1370	0.27	1.02	7.3	2	1.82	264	54.9	2.74	7.22
海冻菜	100	15.6	314	1314	5.4	0.1	72.9	—	—	—	0.06	0.20	3.3	Tr	14.84	167	2.0	1.94	15.19

注：营养成分以每100g食部计。"—"表示未检测，理论上食物中应该存在一定量的该种成分，但未实际检测。"Tr"表示未检出或微量，低于目前应用的检测方法的检出线或未检出。

第四节 水果类

水果是人体矿物质和维生素的主要来源。水果中的碳水化合物主要以葡萄糖、蔗糖形式存在，极易被人体吸收。此外，水果中还含有各种芳香物质和色素，使其具有特殊的香味和颜色，赋予水果良好的感官性状。水果中的有机酸以苹果酸、柠檬酸和酒石酸为主，此外还有乳酸、琥珀酸等，有机酸因水果种类、品种和成熟度不同而异。有机酸促进食欲，有利于食物的消化作用。同时有机酸可使食物保持一定酸度，对维生素C的稳定性具有保护作用。水果中的维生素C含量一般较高，但维生素C极易与奶制品中的蛋白质凝结成块，不但影响消化吸收，还会使人出现腹胀、腹痛、腹泻等症状。故食用水果后，一般不要马上喝牛奶或吃乳制品。

由于水果的种类繁多，故也只将其中比较有代表性的一些加以介绍。

一、苹果

苹果，是最常见的水果之一，其果实味甜，口感爽脆，且含丰富的营养，是世界四大水果之冠。苹果、葡萄、柑橘和香蕉并称为世界四大水果。苹果通常为红色，不过也有黄色和绿色。

【营养价值】

① 苹果含有丰富的糖类、有机酸、果胶、钙、磷、钾、铁、维生素A、B族维生素、维生素C等，另含有苹果酸、酒石酸、胡萝卜素等，是所有蔬果中营养价值最接近完美的一个。

② 苹果含有丰富的水溶性膳食纤维、柠檬酸等。

③ 苹果中还含有多酚及黄酮类天然化学抗氧化物质和大量的粗纤维。

【食用功效】

① 苹果有"智慧果""记忆果"的美称。苹果不仅含有丰富的糖类、维生素和矿物质等大脑必需的营养素，而且更重要的是

富含锌元素。锌是促进生长发育的关键元素。

② 苹果的香气是治疗抑郁和压抑感的良药。在诸多气味中,苹果的香气对人的心理影响最大,它具有明显的消除心理压抑感的作用。

③ 苹果中的苹果酸和柠檬酸能够增加胃液的分泌,促进消化。

④ 苹果能够有效地防止高血脂、高血压、高血糖,并有预防大肠癌以及预防铅中毒的作用。

⑤ 多吃苹果可改善呼吸系统功能,保护肺部免受污染和烟尘的影响。

【性味、归经及功效】

苹果性平,味甘、酸;归脾、肺经;具有生津止渴、润肺除烦、健脾益胃、养心益气、润肠、止泻、解暑、醒酒的功效;适用于慢性胃炎、消化不良、慢性腹泻、神经性结肠炎、便秘、高血压、高脂血症、肥胖症、癌症、贫血等病症。

【提示】

苹果削皮后会变成褐色,这种变化称为食物的酶促褐变。这种褐变不仅影响苹果的外观,还使外层的营养成分有所降低,但尚可食用。生活中应尽量避免苹果褐变。

二、梨

梨,蔷薇科梨属植物。梨的颜色一般为外皮呈现出金黄色或暖黄色,里面果肉则为通亮白色,鲜嫩多汁,口味甘甜,核味微酸。

【营养价值】

① 梨含有85%左右的水分,含有丰富的果糖和葡萄糖,还含有一定量的矿物质、维生素以及苹果酸等。

② 梨中富含膳食纤维。

【食用功效】

① 梨富含膳食纤维,可降低胆固醇水平,有助于减肥。

② 梨具有降低血压、养阴清热的功效。煮熟的梨还有助于肾脏排泄尿酸,有预防痛风、风湿病和关节炎的作用。

③ 梨具有清心润肺的作用，对肺结核、气管炎和上呼吸道感染的患者所出现的咽干、咽部痒痛、音哑、痰稠等症皆有效。

④ 梨还适宜于肝炎、肝硬化患者以及肾功能不佳者食用。

【性味、归经及功效】

梨性凉，味甘、微酸；归肺、胃经；具有生津止渴、益脾止泻、和胃降逆、清心润肺的功效；适用于热病伤阴或阴虚所致的干咳、口渴、便秘、多痰、高血压、心脏病、肝炎、肝硬化、急慢性支气管炎、小儿百日咳等病症。

【提示】

① 梨有利尿作用，夜尿频者睡前应少吃梨。

② 梨性偏寒凉，多吃会伤脾胃，故脾胃虚寒、畏冷食者应少吃。

三、香蕉

香蕉，芭蕉科芭蕉属植物的果实。

【营养价值】

① 香蕉属高能量水果，每100g果肉的能量高达90多千卡。在一些热带地区香蕉还作为主要粮食。

② 香蕉含有多种微量元素和维生素，还含有较多的膳食纤维。

【食用功效】

① 香蕉能有效维护皮肤、毛发的健康，对手足皮肤皲裂十分有效，而且还能令皮肤光润细滑。

② 香蕉能平稳血清素和褪黑素，具有让肌肉松弛的作用，所以香蕉能减轻心理压力，解除忧郁。睡前吃香蕉，有镇静的作用。

③ 香蕉可以预防脑卒中和高血压，起到降压、保护血管的作用。

④ 香蕉有润肠通便、润肺止咳、清热解毒、助消化和滋补的作用。

【性味、归经及功效】

香蕉性寒，味甘；归肺、大肠经；具有清热、通便、解酒、降血压、抗癌的功效；适用于口干烦渴、肺结核、便秘、痔、高血压、冠心病、动脉粥样硬化、癌症、食管溃疡等病症。

【提示】

① 香蕉不易保存，且不宜放在冰箱内存放。

② 胃酸过多者不宜吃，胃痛、消化不良、腹泻者也应少吃。

四、葡萄

葡萄，为常见水果，生食或制成葡萄干，也可酿造成葡萄酒。

【营养价值】

① 葡萄含糖量高达10％～30％，以葡萄糖为主。

② 葡萄中含有矿物质钙、钾、磷、铁以及维生素B_1、维生素B_2、维生素B_6、维生素C和维生素P等，还含有多种人体所需的氨基酸。

③ 葡萄皮和葡萄籽中含有丰富的抗氧化物质原花青素。

④ 葡萄中还含有多种果酸和黄酮类物质。

【食用功效】

① 葡萄中的多种果酸有助于消化，适当多吃些葡萄，能健脾和胃。

② 鲜葡萄中的黄酮类物质，能防止胆固醇斑块的形成，对预防动脉粥样硬化、心脑血管病有一定作用。葡萄越呈黑色，含黄酮类物质越多，若将葡萄皮和葡萄籽一起食用，对心脏的保护作用更佳。

③ 经常食用葡萄对神经衰弱、疲劳过度有益。

④ 把葡萄制成葡萄干后，糖和铁的含量会相对增高，是妇女、儿童和体弱贫血者的滋补佳品。

⑤ 葡萄富含原花青素，具有抗氧化、防癌、抗癌的作用。由于原花青素主要存在于葡萄皮和葡萄籽中，故可以多选用葡萄干这种食物，将葡萄皮与葡萄籽一起食入。

【性味、归经及功效】

葡萄性平，味甘、酸；归肝、肺、肾经；具有补气血、益肝肾、生津液、强筋骨、除烦的功效；适用于肾炎、高血压、水肿、贫血、神经衰弱、过度疲劳、体倦乏力、未老先衰、肺虚咳嗽、盗汗等病症。

【提示】

① 葡萄含有多种发酵糖类物质，对牙齿有较强的腐蚀性，食用后若不漱口，口腔中的葡萄残渣易造成龋齿。

② 葡萄不宜与牛奶同食，因为两种食物同时服用会引起腹泻，严重者还会引起呕吐。

五、柑橘

橘子常与柑子一起被统称为柑橘，颜色鲜艳，酸甜可口。

【营养价值】

① 柑橘富含维生素 C、β-胡萝卜素等多种维生素和矿物质。橘皮中的胡萝卜素、维生素 C、维生素 P 比果肉含量还高。

② 柑橘含有橘皮苷、柠檬酸、苹果酸、果胶、柠檬油、香豆素、黄酮类化合物、柠檬苦素类似物等物质。

③ 柑橘还含有一种叫"诺米林"的抗癌物质。

【食用功效】

① 柑橘中的橘皮苷等物质，可加强毛细血管的韧性，降血压，扩张冠状动脉，解除疲劳，预防动脉粥样硬化，适宜于高血压、冠心病患者食用。

② 柑橘富含维生素 C，具有美白抗皱、防止雀斑的作用，令皮肤更加光滑。

③ 橘子内侧的薄皮除维生素 C 外，还可提供丰富的果胶，可以促进通便，并且可以降低胆固醇。

④ 在鲜柑橘汁中，有一种抗癌作用很强的物质"诺米林"，它能使致癌化学物质分解，抑制和阻断癌细胞的生长，使人体内除毒酶的功能成倍提高，阻止致癌物对细胞核的损伤，保护基因的完好。

【性味、归经及功效】

柑橘性温，味甘、酸；归肺、胃经；具有开胃理气、止咳润肺的功效；适用于低血钾、高血压、冠心病、脑血管病变、急慢性气管炎、咳嗽有痰、消化不良、食欲不振等病症。

【提示】

① 柑橘与牛奶不宜同食。因为牛奶中的蛋白质易与柑橘中的果酸和维生素 C 发生反应，凝固成块，不仅影响消化吸收，还会引起腹胀、腹痛、腹泻等症状。

② 胃肠、肾、肺功能不佳者不可多吃，以免诱发腹痛、腰膝酸软等症。

六、脐橙

脐橙，原名甜橙。别名黄果树、橙、香橙、橙子等。

【营养价值】

脐橙果肉酸甜适度，富有香气。脐橙含有丰富的维生素 B_1、维生素 B_2、维生素 P、维生素 C、胡萝卜素、钙、铁、镁、钾，还含有柠檬油、香豆素、黄酮类化合物、柠檬苦素类似物、类胡萝卜素、柠檬酸、苹果酸、果胶等防癌物质。

【食用功效】

① 脐橙含有大量维生素 C 和胡萝卜素，能增强机体抵抗力，可以抑制致癌物质的形成，还能软化和保护血管，促进血液循环，降低胆固醇和血脂。

② 橙汁含类黄酮和柠檬素，可以促进高密度脂蛋白（HDL）水平增加，降低患心脏病的可能性。

③ 食用脐橙或饮橙汁，有解油腻、消积食、止渴、醒酒的作用。经常食用脐橙对预防胆囊疾病有效。

④ 橙皮可作为健胃剂、芳香调味剂，而且有止咳化痰功效，对慢性支气管炎有效。

【性味、归经及功效】

脐橙性凉，味甘、酸；归肺经；具有生津止渴、开胃下气、解酒的功效；适用于食欲不振、胸腹胀满作痛、腹中雷鸣、便溏、腹泻等病症。

【提示】

① 脐橙与牛奶不宜同食。

② 吃完脐橙应及时刷牙漱口，以免引起龋齿。

③ 不要用橙皮泡水饮用，因为现在的橙皮上一般都含有保鲜剂，而且很难用水洗净。如需选用橙皮可以去药店购买。

七、金橘

金橘，又称金枣、金柑、小橘子等。金橘皮色金黄、皮薄肉嫩、汁多香甜。它皮肉难分，洗净后可连皮带肉一起吃下。

【营养价值】

① 金橘果实含丰富的维生素 A、维生素 C、维生素 P 等维生素，其中 80% 的维生素 C 集中在果皮上。

② 金橘含有挥发油、金橘苷等特殊物质，具有令人愉悦的香气，是颇具特色的水果。

【食用功效】

① 金橘果实含丰富的维生素 A 和维生素 C，可预防色素沉淀、增加皮肤光泽与弹性、减缓衰老、避免肌肤松弛生皱；也可增强机体的抗寒能力，防治感冒，预防癌症。

② 金橘含维生素 P，能强化微血管弹性，可防治高血压、动脉粥样硬化、心脏病。

③ 金橘还有行气解郁、消食化痰、生津止渴、利咽醒酒的作用。

【性味、归经及功效】

金橘性温，味辛、甘、酸；归肝、胃经；具有行气解郁、生津消食、化痰利咽、醒酒的功效；适用于胸闷郁结、咳嗽痰多、食欲不振、咽喉肿痛、醉酒口渴、伤食过饱、急慢性支气管炎、肝炎、胆囊炎、高血压、血管硬化等病症。

【提示】

① 不宜与牛奶同食。

② 脾弱气虚者不宜多食，糖尿病患者及口舌痛、牙龈肿痛者忌食。

八、柚子

柚子，又名柚、文旦、香栾、朱栾、内紫等。

【营养价值】

柚子味道酸甜，略带苦味，含有非常丰富的糖类、有机酸、烟酸、维生素 B_2、维生素 C、维生素 P 和钙、磷、镁、铬等营养成分。

【食用功效】

① 柚子富含维生素 C，可促进伤口愈合，可以预防感冒，缓解咽喉疼痛。

② 柚子含有生理活性物质皮苷，所以可降低血液的黏滞度，减少血栓的形成，对脑血管疾病，如脑血栓、脑卒中等有较好的预防作用。

③ 鲜柚肉含类似胰岛素的成分，是糖尿病患者的理想食物。

④ 柚子能降低血液中的胆固醇水平，还有助于预防肠癌和胃癌的发生。

⑤ 柚子含钾丰富，是心脑血管病及肾脏病患者最佳的食疗水果。

【性味、归经及功效】

柚子性寒，味甘、酸；归肺、胃经；具有下气、化痰、消食、解酒的功效；适用于糖尿病、气郁胸闷、腹冷痛、消化不良、慢性支气管炎、痰多、咳嗽、疝气等病症。

【提示】

身体虚寒者不宜多吃。

九、芒果

芒果，学名杧果，为著名热带水果之一。

【营养价值】

① 芒果果肉含糖类、粗纤维、B族维生素、维生素 C、β-胡萝卜素及多种人体需要的矿物质和氨基酸。芒果所含有的 β-胡萝卜素特别高，维生素 C 含量也不低。

② 芒果中还含有芒果苷、芒果酸等化合物。

【食用功效】

① 芒果能延缓细胞衰老、提高脑功能，还有祛痰止咳的

功效。

② 芒果有利于防治心血管疾病，对于眩晕症、梅尼埃病、高血压晕眩、恶心呕吐等亦有益。

③ 芒果有益于视力的改善；可润泽皮肤，是女性的美容佳果，但多吃易饱。

④ 芒果含有芒果苷、芒果酸等化合物，有明显的抗脂质过氧化和防癌、抗癌的作用。

【性味、归经及功效】

芒果性凉，味甘、酸；归脾、肺、胃经；具有益胃止呕、解渴利尿的功效；适用于男性性功能减退、女性经血少、闭经、高血压、口渴咽干、食欲不振、癌症、晕眩呕吐、咽痛音哑、咳嗽痰多等病症。

【提示】

过敏体质者要慎吃芒果。一般人也不宜大量进食芒果，否则皮肤会发黄，并对肾脏造成损害。

十、荔枝

荔枝是夏季人们喜爱吃的水果之一，与香蕉、菠萝、龙眼一同号称"南国四大果品"。

【营养价值】

荔枝含有丰富的葡萄糖、蔗糖、叶酸、精氨酸、色氨酸、多种维生素、柠檬酸、果胶以及磷、铁等，是有益于人体健康的水果。

【食用功效】

① 荔枝具有健脾生津、理气止痛之功效，适用于身体虚弱和气滞血瘀所致的经前腹痛或产后腹痛等病症。

② 荔枝含有丰富的维生素，可促进微血管的血液循环，防止雀斑的发生，令皮肤更加光滑。

③ 荔枝富含维生素C，有助于增强机体免疫力，提高抗病能力。

④ 荔枝有营养脑细胞、改善失眠的作用，对于健忘、神疲等症有补气安神的作用。

【性味、归经及功效】

荔枝性温，味甘、酸；归心、肝、脾经；具有养血、生津、理气、止痛、除口臭的功效；适用于体质虚弱、贫血、脾虚腹泻等病症。

【提示】

① 荔枝含糖量很高，不宜空腹食用，糖尿病患者慎用。
② 不宜食用过量。

十一、桂圆

桂圆，又称龙眼、益智等。鲜桂圆果肉呈乳白色、半透明，味甜如蜜；干后果肉变为暗褐色、质柔韧，称龙眼肉，可食用也可药用。

【营养价值】

桂圆含有糖、蛋白质和多种维生素、微量元素等营养成分。干品中蛋白质、碳水化合物及矿物质含量明显提高，但受加工影响，维生素 C 含量则下降。桂圆还含有多种氨基酸、皂素、甘氨酸、单宁、胆碱等。

【食用功效】

① 桂圆含有大量有益人体健康的营养元素，所以特别适合体弱贫血、年老体衰、久病体虚的人经常食用；也是产后妇女理想的调补佳品。其主要功能是滋补强体、补心安神、养血、益脾开胃、润肤美容。

② 桂圆可补充能量、补充营养，促进血红蛋白再生，从而达到补血的效果。

③ 桂圆对子宫癌细胞的抑制率超过 90%，妇女更年期是妇科肿瘤好发的阶段，适当吃些桂圆有利于健康。

④ 龙眼肉对脑细胞有补益作用，能增强记忆、消除疲劳。

【性味、归经及功效】

桂圆性温，味甘；归心、脾经；具有开胃、养血益脾、补心安神、补虚长智的功效；适用于贫血、失眠、神经衰弱、气血不足、产后体虚、营养不良、记忆力下降等病症。

【提示】

① 桂圆不宜食用过多，否则可引起上火等症，特别是阴虚火旺者尤应注意。

② 糖尿病患者不宜过多食用桂圆。

十二、菠萝

菠萝，是热带水果之一，又称旺梨、旺来、黄梨等。

【营养价值】

菠萝含有大量的果糖、葡萄糖、B 族维生素、维生素 C、磷、柠檬酸、果胶和蛋白酶等物质，另外，还含多种有机酸及菠萝朊酶等。

【食用功效】

① 菠萝含有一种叫"菠萝朊酶"的特殊物质，它能分解蛋白质，还有溶解阻塞于组织中的纤维蛋白和血凝块的作用，能改善局部的血液循环，消除炎症和水肿。

② 菠萝有利尿作用，适当食用对肾炎、高血压患者有益。

③ 菠萝具有健胃消食、补脾止泻、清胃解渴等功用。

【性味、归经及功效】

菠萝性平，味甘、酸；归肾、胃经；具有除烦、健脾解渴、消肿祛湿、醒酒的功效；适用于肾炎、高血压、支气管炎、消化不良等病症。

【提示】

对菠萝过敏者，最好在食用前把菠萝放在淡盐水中浸泡 20min，再用凉开水浸洗，除去咸味后再食用。

十三、杨梅

杨梅，又称圣生梅、白蒂梅、树梅等，具有很高的药用和食用价值。

【营养价值】

① 杨梅果肉中含有丰富的糖类、粗纤维、维生素 C 及钙、铁、镁等矿物质。

② 杨梅中还含有柠檬酸、草酸、乳酸等有机酸。

【食用功效】

① 杨梅鲜果味酸，可开胃生津，提高食欲，促进消化。

② 杨梅具有收敛消炎作用，对大肠埃希菌、痢疾杆菌等细菌有抑制作用，故能治疗痢疾腹痛等症。

③ 杨梅富含维生素C，对防癌、抗癌有积极作用。杨梅果仁中所含的氰胺类、脂肪油等也有抑制癌细胞的作用。

④ 杨梅有阻止体内的糖向脂肪转化的功能，有助于减肥。

⑤ 杨梅鲜果能和中消食，生津止渴，可以预防中暑，去痧，解除烦渴，是夏季祛暑之良品。

【性味、归经及功效】

杨梅性温，味甘、酸；归肺、胃经；具有止渴、止泻、止呕、消食、利尿的功效；适用于肥胖症、习惯性便秘、癌症、咽喉炎、痢疾、肠胃炎等病症。

【提示】

杨梅与其他水果最大的不同之处在于，果肉表面可能会附有许多虫子，因此在食用之前需要进行彻底的清洗。

十四、石榴

石榴，别名安石榴、山力叶、丹若等。

【营养价值】

① 石榴果实中含有维生素C、B族维生素、有机酸、糖类以及钙、磷、钾等矿物质，而脂肪、蛋白质的含量较少，其中维生素C的含量比苹果高1~2倍。

② 石榴还含有生物碱、熊果酸等。

【食用功效】

① 石榴味酸，含有生物碱、熊果酸等，有明显的收敛作用，能够涩肠止血，加之其具有良好的抑菌作用，所以是治疗痢疾、泄泻、便血、遗精、脱肛等病症的良品。

② 石榴富含维生素C，能提高机体免疫力，且有美白护肤的作用。

③ 石榴皮以及石榴树根皮均含有石榴皮碱，具有广谱抗菌作用，亦对人体的寄生虫有麻醉作用，可驱虫杀虫。

【性味、归经及功效】

石榴性温，味甘、酸、涩；归肺、肾、大肠经；具有生津止渴、收敛固涩、止泻、止血的功效；适用于口干舌燥、腹泻、扁桃体发炎等病症。

【提示】

石榴不宜食用过多，否则可引起上火等症。

十五、山楂

山楂，又名山里果、山里红。

【营养价值】

山楂含有丰富的钙、铁、磷、维生素 C 以及红色素、果胶等，其中维生素 C 的含量特别突出。

【食用功效】

① 山楂食用后有生津开胃、助消化的功效。

② 山楂还有降血脂的功效，可预防动脉粥样硬化、高脂血症、冠心病。

③ 山楂片泡水还有利尿、防治便秘的功效。

④ 常食山楂可提高机体免疫力。

【性味、归经及功效】

山楂性温，味甘、酸；归肝、脾、胃经；具有消食健胃、活血化瘀、驱虫的功效；适用于消化不良、心血管疾病、癌症、肠炎、经期延迟、产后瘀血等病症。

【提示】

山楂干中含有大量的有机酸、果酸、山楂酸、枸橼酸等，空腹食用，会使胃酸猛增，对胃黏膜造成不良刺激。

十六、樱桃

樱桃，别名车厘子、莺桃、荆桃、楔桃、英桃、牛桃、樱珠等。

【营养价值】

① 樱桃维生素 A 和胡萝卜素的含量比葡萄、苹果高很多。

② 樱桃中还含有 B 族维生素、维生素 C、维生素 E 及钙、磷等矿物质,以及花青素等。

【食用功效】

① 经常食用樱桃能养颜驻容,使皮肤红润嫩白,去皱消斑。

② 樱桃可以缓解贫血,又可增强体质、健脑益智。

③ 樱桃中含有丰富的花青素、维生素 E 等抗氧化物质,能提高机体免疫力、延缓衰老、消除肌肉酸痛等。

④ 樱桃可以治疗烧烫伤,起到收敛止痛、防止伤处起疱化脓的作用。同时樱桃还能治疗轻、重度冻伤。

【性味、归经及功效】

樱桃性温,味甘;归肝、脾经;具有解表透疹、补中益气、健脾和胃、祛风除湿的功效;适用于消化不良、食欲不振、瘫痪、风湿腰痛、体质虚弱、头发稀少贫血等病症。

【提示】

樱桃为温性食物,大量食用易上火,因此有体热、溃疡、糖尿病的人群最好不要吃樱桃。

十七、桃子

桃子,素有"寿桃"和"仙桃"的美称,因其肉质鲜美,又被称为"天下第一果"。

【营养价值】

桃肉含蛋白质、脂肪、碳水化合物、粗纤维、钙、磷、铁、胡萝卜素、维生素 B_1、果胶、有机酸(主要是苹果酸和柠檬酸)、糖类(主要是葡萄糖、果糖、蔗糖、木糖)、挥发油等。

【食用功效】

① 桃含钾多,而含钠少,非常适合水肿患者食用。

② 桃富含果胶,这类物质在大肠中能吸收大量的水分,促进肠道蠕动,经常食用可预防便秘。

【性味、归经及功效】

桃性温,味甘、酸;归胃、大肠经;具有养阴、生津、润燥、活血的功效；适用于口渴、便秘、痛经、虚劳喘咳、疝气疼痛、遗精、自汗、盗汗、低血糖、低血钾、缺铁性贫血、肺病、肝病等病症。

【提示】

① 鲜桃下树后极其不耐储存，应趁鲜食用。食用前还要将桃毛洗净，以免引起皮疹；或吸入呼吸道，引起咳嗽、咽喉刺痒等症状。对桃子过敏的人群应避免食用。

② 存在严重消化不良、腹胀、腹泻、反酸等胃肠疾病者，应避免食用。糖尿病患者慎食。

十八、猕猴桃

猕猴桃，也称奇异果，果形一般为椭圆状。因猕猴喜食，故名猕猴桃。

【营养价值】

① 猕猴桃含有丰富的糖类、膳食纤维、维生素和微量元素，尤其维生素C、β-胡萝卜素、叶酸的含量较高。

② 猕猴桃还含有猕猴桃碱、蛋白水解酶、单宁、果胶、柠檬酸、苹果酸、肌醇等植物活性物质。

【食用功效】

① 猕猴桃含有丰富的膳食纤维和抗氧化物质（如谷胱甘肽等），可抑制原癌基因的突变，有防癌、抗癌的作用。

② 猕猴桃富含精氨酸，能有效地改善血液循环，阻止血栓的形成。

③ 猕猴桃还含有大量的天然糖醇类物质肌醇和血清促进素，能有效地调节糖代谢，调节细胞内的激素和神经的传导效应，具有稳定情绪、镇静的作用。

④ 猕猴桃富含维生素C，可防治坏血病，还有降低血液胆固醇水平、扩张血管、降低血压的作用。对冠心病、高血压、心肌梗死、动脉粥样硬化、糖尿病等有特别的功效。

【性味、归经及功效】

猕猴桃性寒，味甘、酸；归脾、胃经；具有清热生津、健脾止泻、止渴利尿的功效；适用于食欲不振、消化不良、反胃呕吐、烦热、黄疸、消渴、尿道结石、疝气、痔、癌症、高血压、冠心病等病症。

【提示】

猕猴桃性质寒凉，脾胃功能较弱者不宜食用过多。

十九、草莓

草莓，又叫红莓、地莓等，鲜美红嫩，果肉多汁，酸甜可口，香味浓郁。

【营养价值】

草莓含有丰富的维生素 C、β-胡萝卜素、维生素 E、维生素 PP、维生素 B_1、维生素 B_2、单宁酸、天冬氨酸、草莓胺、果胶、纤维素、叶酸、铜、铁、钙、鞣花酸与花青素等营养物质。

【食用功效】

① 草莓含丰富的 β-胡萝卜素，可缓解夜盲症，维护上皮组织健康，明目养肝，促进生长发育。

② 草莓中富含膳食纤维，可促进胃肠道的蠕动，促进胃肠道内的食物消化，改善便秘，预防痤疮、肠癌的发生。

③ 草莓可以预防坏血病，对防治动脉粥样硬化、冠心病也有较好的功效。

【性味、归经及功效】

草莓性凉，味甘、酸；归脾、肺经；具有润肺生津、健脾、消暑、解热、利尿的功效；适用于风热咳嗽、口舌糜烂、咽喉肿毒、便秘、高血压、癌症等病症。

【提示】

草莓中含有的草酸钙较多，尿路结石患者不宜吃得过多。

二十、圣女果

圣女果，常被称为小西红柿，中文正式名叫作樱桃番茄。樱桃番茄与其他番茄一样，既可生食也可熟食，但更适宜生食。

【营养价值】

① 圣女果富含胡萝卜素、维生素 C、烟酸、维生素 B_2 及钙、

磷、钾、镁、铁、锌、铜、碘等多种矿物质，还含有糖类、有机酸、纤维素等。

② 圣女果维生素的含量是普通番茄的1.7倍，圣女果中烟酸的含量居果蔬之首。

③ 圣女果还含有谷胱甘肽、番茄红素等植物活性物质。

【食用功效】

① 圣女果含有丰富的抗氧化物质，可以防止自由基对皮肤的破坏，延缓衰老，具有明显的美容、抗皱的效果。

② 圣女果中含有谷胱甘肽和番茄红素等物质，能增加人体抵抗力，防癌抗癌。特别是对前列腺癌，圣女果可以起到有效的预防和治疗效果。

③ 圣女果中烟酸的含量丰富，有保护皮肤、维护胃液正常分泌、促进红细胞生成的作用，对肝病有辅助治疗作用，还有美容、防晒的效果。

④ 圣女果含大量的维生素C，可改善牙龈出血、皮下出血等症状，还有美白、抗皱的作用。

【性味、归经及功效】

圣女果性微寒，味甘、酸；归肝、肺、胃经；具有生津止渴、健胃消食、清热解毒的功效；适用于食欲不振、高血压、肾脏病、心脏病、肝炎、眼底病等病症。

【提示】

不宜空腹大量食用圣女果，否则易与胃酸结合生成难溶解的块状结石，堵塞胃的幽门出口处，使胃内压力升高，造成胃不适、胃胀痛。

二十一、杏

中国杏主要有三类栽培品种，按用途可分为食用杏类、仁用杏类和加工用杏类。此处以食用杏类为例。

【营养价值】

① 杏含丰富的维生素和糖类，还含有钙、磷、铁等矿物质。

② 杏果实中含类黄酮、维生素 B_{17} 较多。

【食用功效】

① 杏是维生素 B_{17} 含量最为丰富的果品,而维生素 B_{17} 又是极有效的抗癌物质,所以常食杏有预防癌症的作用。

② 杏富含类黄酮,类黄酮有预防心脏病和减少心肌梗死患病风险的作用,故常食杏脯、杏干,对心脏病患者有益。

③ 杏还有润肠通便、降气止咳的功效。

【性味、归经及功效】

杏性温,味甘、酸;归肺、大肠经;具有润肺、止咳、定喘、生津、止渴的功效;适用于急慢性支气管炎咳嗽、肺癌、鼻咽癌、乳腺癌、头发稀少、中老年便秘等病症。

【提示】

食用过多杏,会造成腹痛、腹泻的情况,故肠胃不好的人应该少吃。

二十二、李子

李子,别名嘉庆子、布霖、玉皇李、山李子等。其果实口味甘甜。

【营养价值】

李子含丰富的维生素和糖类,还含有钙、磷、铁、谷氨酰胺、丝氨酸、甘氨酸、脯氨酸、苏氨酸、丙氨酸等成分。

【食用功效】

① 李子能促进胃酸和胃消化酶的分泌,增加肠胃蠕动,因而食李能促进消化,增加食欲。

② 新鲜李肉中含有多种氨基酸,如谷氨酰胺、丝氨酸、甘氨酸、脯氨酸等,对于治疗肝硬化腹水大有益处。

③ 李子核仁中含苦杏仁苷和大量的脂肪油,有显著的利水降压作用,并可加快肠道蠕动,促进干燥的大便排出,同时也具有止咳祛痰的作用。

④ 经常食用李子,对皮肤有很好的效果,还能去除粉刺、青春痘等。

【性味、归经及功效】

李子性平,味甘、酸;归肝、肾经;具有生津止渴、清肝除热、利水的功效；适用于发热、口渴、肝病腹水、肝硬化、头皮屑多、小便不利等病症。

【提示】

李子不能多吃，否则会伤及脾胃，影响身体的健康。

二十三、甜瓜

甜瓜是葫芦科黄瓜属一年生蔓性草本植物，栽培历史悠久，品种繁多，例如普通甜瓜、哈密瓜、白兰瓜等均属不同的品系。此处以普通甜瓜为例。

【营养价值】

① 甜瓜含有碳水化合物且水分充沛，还含有纤维素、苹果酸、果胶物质、β-胡萝卜素、维生素C、烟酸以及钙、磷、铁等矿物质。

② 甜瓜是夏令消暑瓜果，其营养价值可与西瓜媲美，芳香物质、矿物质、糖分和维生素C的含量甚至明显高于西瓜。

③ 甜瓜类的蒂含苦毒素、葫芦素B、维生素E等。

【食用功效】

① 甜瓜可消暑清热、生津解渴、除烦躁。

② 多食甜瓜，有利于人体心脏和肝脏以及肠道系统的活动，加强内分泌和造血功能。

③ 甜瓜中的转化酶可将不溶性蛋白质转变成可溶性蛋白质，帮助肾脏病患者吸收营养，对肾脏病患者有益。

④ 甜瓜蒂中的葫芦素B能保护肝脏，减轻慢性肝损伤，对原发性肝癌也有一定疗效。

⑤ 甜瓜蒂含有的苦毒素，有催吐作用；另外，甜瓜子有驱杀蛔虫、丝虫等作用。

【性味、归经及功效】

甜瓜性寒，味甘，果实无毒，瓜蒂含毒性；归心、胃、大肠经；具有清热解暑、除烦止渴、利尿的功效；适用于暑热所致的胸膈满闷不舒、食欲不振、烦热口渴、热结膀胱、小便不利等病症。

【提示】

糖尿病患者慎食。

二十四、哈密瓜

哈密瓜是甜瓜的一个转变，又名雪瓜、贡瓜等，是一类优良甜瓜品种，果型圆形或卵圆形，出产于新疆。味甜，果实大，以哈密所产最为著名，故称为哈密瓜。

【营养价值】

① 哈密瓜含有糖类、纤维素，还有苹果酸、果胶物质、β-胡萝卜素、维生素C、烟酸以及钙、磷、硒等矿物质。

② 哈密瓜还含有丰富的抗氧化剂类黄酮，如玉米黄质等。

【食用功效】

① 哈密瓜有补益机体、消除疲倦、安神、去口臭的作用。

② 哈密瓜富含各种维生素和矿物质，可预防冠心病和各种癌症。

③ 哈密瓜富含β-胡萝卜素，有助于维持健康的皮肤，减少患白内障的风险，并改善视力。

④ 哈密瓜有利小便、除烦热、生津止渴、防暑气等作用，是夏季解暑的佳品。

⑤ 哈密瓜等甜瓜类的蒂含苦毒素，具有催吐的作用，能刺激胃壁的黏膜引起呕吐，适量内服可作为食物中毒的急救措施，是一种很好的催吐剂。

【性味、归经及功效】

哈密瓜性寒，味甘；归心、胃经；具有清暑热、解烦渴、利小便的功效；适用于肾病、胃病、咳嗽痰喘、贫血、便秘等病症。

【提示】

糖尿病患者慎食。

二十五、番木瓜

番木瓜，又称木瓜、乳瓜、万寿果等，素有"百益果王"之称。果实长于树上，外形像瓜，故名之木瓜。

【营养价值】

① 木瓜中富含蛋白质、β-胡萝卜素、维生素 B_1、维生素 B_2、维生素 C 及矿物质铁、钙、钾等。其中 β-胡萝卜素及维生素 C 的含量特别高。

② 木瓜还含有木瓜酵素、黄酮类物质、天然植物多糖以及有机酸等。

【食用功效】

① 木瓜可有效补充人体的养分，增强机体的抗病能力。

② 木瓜含丰富的黄酮类物质及 β-胡萝卜素，能刺激卵巢分泌雌激素，使乳腺畅通，故有通乳的作用。

③ 木瓜可作为塑身美容的佳品，因其所含的木瓜酵素及多种酶可分解蛋白质、糖类，促进新陈代谢，及时把多余脂肪排出体外，去除赘肉。

④ 木瓜富含 β-胡萝卜素和维生素 C，能有效对抗全身细胞的氧化，有美容护肤、延缓衰老的功效。木瓜还可以促进肌肤代谢，帮助溶解毛孔中堆积的皮脂及老化角质，让肌肤显得更明亮。

⑤ 木瓜果肉中含有的番木瓜碱和木瓜蛋白酶具有抗结核分枝杆菌及寄生虫（如绦虫、蛔虫、鞭虫、阿米巴原虫）等作用，故可用于杀虫抗结核。

【性味、归经及功效】

木瓜性温，味酸；归肝、脾经；具有消食、催乳、清热、祛风的功效；适用于慢性萎缩性胃炎、产后缺乳、风湿筋骨痛、跌打扭挫伤、消化不良、肥胖症等病症。

【提示】

木瓜吃太多会导致 β-胡萝卜素中毒，出现全身发黄、水肿。

二十六、西瓜

西瓜为夏季之水果，果肉味甜，能降温去暑；种子含油，可作消遣食物；果皮药用，有清热、利尿、降血压之效。

【营养价值】

① 西瓜瓤含糖量一般为 5%～12%，包括葡萄糖、果糖和蔗糖。甜度随成熟后期蔗糖的增加而增加。

② 西瓜还含有大量的苹果酸、氨基酸、番茄素及丰富的维生素 C 等物质。瓜瓤的红色就是由番茄红素所形成的。

③ 西瓜皮富含维生素 C、维生素 E。

【食用功效】

① 西瓜有利尿的作用，吃西瓜后排尿量会增加，从而减少胆色素的含量，并使大便畅通，对治疗黄疸有一定作用。

② 西瓜的利尿作用还能使盐分排出体外，减轻水肿，特别是腿部水肿，对因长时间坐在电脑前而双腿麻木肿胀的女性来说，西瓜是一种天然的消肿水果。

③ 西瓜含有丰富的钾元素，能够迅速补充在夏季容易随汗水流失的钾，避免由此引发的肌肉无力和疲劳感，缓解倦怠情绪。

④ 新鲜的西瓜汁和鲜嫩的瓜皮可以滋润皮肤，增加皮肤弹性，减少皱纹，美白，增添光泽。常吃西瓜还可以使头发秀美稠密。

【性味、归经及功效】

西瓜性寒，味甘；归心、胃、膀胱经；具有清热解暑、生津止渴、利尿除烦的功效；适用于高血压、急慢性肾炎、胆囊炎、高热、口疮等病症。

【提示】

① 由于西瓜水分多，会加重心脏和肾脏的负担，所以充血性心力衰竭和慢性肾病患者应忌食。

② 糖尿病患者不宜多吃西瓜，因为西瓜含糖量高，会迅速升高血糖，加重病情。

二十七、大枣

大枣，又名红枣、枣子、刺枣等，常可以制成蜜枣、红枣、熏枣、黑枣、酒枣、牙枣等蜜饯和果脯，还可以作枣泥、枣面、枣酒、枣醋等。

【营养价值】

① 大枣含有大量的糖类物质,主要为葡萄糖,还含有果糖、蔗糖及由葡萄糖和果糖组成的低聚糖、阿拉伯聚糖及半乳醛聚糖等。

② 大枣含有大量的维生素 C、维生素 B_2、维生素 B_1、烟酸和维生素 A 等多种维生素,素有"天然维生素丸"的美称。

③ 大枣还含有苹果酸、生物碱、芦丁等对人体有益的物质。

【食用功效】

① 大枣能提高人体免疫力,防病抗衰老,养颜益寿;并可促进白细胞新陈代谢、抑制癌细胞增殖;对病后体虚的人也有良好的滋补作用。

② 鲜枣含丰富的维生素 C,可使体内多余的胆固醇转变为胆汁酸,降低胆固醇,减少结石形成。

③ 大枣对防治骨质疏松、产后贫血有重要作用,其效果通常是药物不能比拟的。

④ 大枣所含的芦丁,能使血管软化,从而降低血压,对高血压有防治功效。

⑤ 大枣还有宁心安神、益智健脑、增强食欲、抗过敏、除腥臭的功效。

⑥ 大枣有很好的增强肌力、消除疲劳、扩张血管、增加心肌收缩力、改善心肌营养的作用。

【性味、归经及功效】

大枣性温,味甘;归脾、胃经;具有补益脾胃、滋养阴血、养心安神的功效;适用于营养不良、贫血、过敏性紫癜、高血压、心血管病、肝炎、肝硬化、癌症等病症。

【提示】

① 过多食用大枣会引起胃酸过多和腹胀,故不可一次大量进食。

② 龋齿疼痛者,不宜食用。

二十八、柿子

柿子,别称半果、米果、猴果等。

【营养价值】

① 柿子营养价值很高，含有丰富的蔗糖、葡萄糖、果糖、蛋白质、胡萝卜素、维生素C、瓜氨酸、碘、钙、磷、铁。

② 柿子含有较多的果胶。

【食用功效】

① 柿子可以清除内火，有润肺、止咳、养胃的作用。

② 新鲜柿子含碘很高，能够防治地方性甲状腺肿。

③ 柿子是女性的美容食材，有很好的瘦身美颜作用，还可以有效地预防和治疗黄褐斑。

④ 柿子含丰富的果胶，可润肠通便，保持肠道正常菌群生长，纠正便秘。

【性味、归经及功效】

柿子性寒，味甘、涩；归心、肺、大肠经；具有清热、润肺、止咳的功效；适用于高血压、甲状腺肿、痔等病症。

【提示】

① 吃过多柿子或未成熟的柿子，容易形成胃柿石，引起恶心、呕吐、胃溃疡，甚至胃穿孔等。柿子在饭后吃就不易形成胃柿石。

② 柿子未成熟果实含单宁酸，柿子中的单宁酸绝大多数集中在皮中，在柿子脱涩时，不可能将其中的单宁酸全部脱尽，如果连皮一起吃更容易形成胃柿石。

二十九、枇杷

枇杷，是我国南方特有的水果。枇杷果肉柔软多汁，酸甜可口，味道鲜美，口感较佳，营养丰富。

【营养价值】

① 枇杷具有很高的营养价值，富含纤维素、果胶、钾、磷、铁、钙及B族维生素、维生素C等人体所需的各种营养素。

② 枇杷中还含有机酸、苦杏仁苷等植物活性物质。

【食用功效】

① 枇杷中含粗纤维和B族维生素，能够促进新陈代谢，帮

助促进脂肪分解,有减肥的作用。

② 枇杷中所含的有机酸,能刺激消化腺分泌,对增进食欲、帮助消化吸收、止渴解暑有一定的作用。

③ 枇杷中含有苦杏仁苷,能够润肺止咳、祛痰,可治疗各种咳嗽,还能辅助治疗胃癌哕逆不止、饮食不入;枇杷叶可晾干制成茶叶,有泄热下气、和胃降逆之功效,可治疗各种呕吐、呃逆。

④ 枇杷果实及叶有抑制流感病毒的作用,常吃可以预防感冒。

⑤ 除了枇杷肉,枇杷叶及枇杷核也是常用的中药材,枇杷叶具有清肺胃热、降气化痰功能,用于肺热干咳、胃痛、流鼻血、胃热呕秽;枇杷核则用于治疗疝气、消除水肿。

【性味、归经及功效】

枇杷性平,味甘、酸;归肺、胃经;具有润肺止咳、止渴和胃、利尿清热等功效;适用于肺热咳嗽、久咳不愈、咽干口渴、胃气不足等病症。

【提示】

脾虚泄泻者、糖尿病患者不适宜吃枇杷。

三十、椰子

椰子,别名胥余、胥耶、越王头、椰粟等,为棕榈科植物椰子的成熟果实。椰肉色白如玉,芳香滑脆;椰汁清凉甘甜。椰肉、椰汁是老少皆宜的美食。

【营养价值】

椰汁及椰肉含丰富的蛋白质、果糖、葡萄糖、蔗糖、脂肪、维生素 B_1、维生素 C、钾、钙、镁等。

【食用功效】

① 长期饮用椰汁,可补充人体细胞内液,增强新陈代谢,并能扩充血容量,可提高人体的抗病能力及滋润、增白皮肤。

② 椰子肉汁可杀灭肠道寄生虫,疗效可靠,无毒副作用,是理想的杀虫消疳的中药及食物。

③ 椰子有补气益气、调理肠胃、排毒解毒、消除水肿、养

颜的作用。

【性味、归经及功效】

椰子性平，味甘；归胃、脾、大肠经；具有补益脾胃、生津、利尿、杀虫、止血等功效；适用于阳痿、食欲不振、小儿疳积、绦虫病、姜片虫病、吐血等病症。

【提示】

① 椰肉及椰汁含有大量的糖类，糖尿病患者忌食。

② 椰子汁可以直接喝，也有发酵为椰子酒饮用的。

三十一、山竹

山竹，又名莽吉柿、山竺、山竹子、倒捻子、凤果等，被称为"水果皇后"。

【营养价值】

① 山竹果肉含丰富的膳食纤维、糖类、维生素及镁、钙、磷、钾等矿物质。

② 山竹维生素含量全面，除了 B 族维生素外，还含维生素 E 和维生素 C。

③ 无机盐方面，山竹中钾的含量最高，超过 100mg。

④ 山竹富含羟基柠檬酸、山酮素等植物活性成分。

【食用功效】

① 山竹含有丰富的蛋白质和糖类，对机体有很好的补养作用，对体弱、营养不良、病后都有很好的调养作用。

② 山竹富含羟基柠檬酸，对抑制脂肪合成、抑制食欲和降低体重有良好功效；而山竹富含的山酮素则具有止痛抗菌、抗病毒、抗突变等作用。

【性味、归经及功效】

山竹性平，味甘、酸；归脾、肺、大肠经；具有健脾生津、止泻的功效；适用于脾虚腹泻、口渴、口干、烧伤、烫伤、湿疹、口腔炎等病症。

【提示】

① 山竹糖分比较高，糖尿病患者应该少吃或不吃。

② 山竹钾的含量比较高,严重肾病以及心脏病患者应该少吃。

三十二、榴莲

榴莲是热带著名水果之一,被誉为"水果之王"。果实球形,表面有很多硬刺,营养丰富。榴莲气味浓烈,爱之者赞其香,厌之者怨其臭。

【营养价值】

① 榴莲含有大量的糖分,能量高,还含有丰富的膳食纤维。

② 榴莲维生素含量丰富,以胡萝卜素、维生素 C 含量较突出。

③ 榴莲含有人体必需的矿物质,其中,钾和钙的含量较高。

④ 榴莲所含氨基酸的种类齐全,含量丰富,其中谷氨酸含量特别高。

【食用功效】

① 榴莲可以补充身体需要的能量和营养,达到强身健体、滋阴补阳的功效。身体虚弱、病后及妇女产后可用之来补养身体。

② 榴莲是热性水果,食用后可以起到活血散寒的作用,特别适合体寒、痛经、怕冷的女性食用,还可用于妇女产后催乳。

③ 榴莲中含有丰富的膳食纤维,可以促进肠蠕动,预防便秘。但过多食用反而会阻塞肠道,引起便秘。

④ 榴莲富含维生素 C,有增强人体免疫功能、美容、抗衰老、防癌等功效;榴莲因富含胡萝卜素,也可起到防癌、抗癌的作用。

【性味、归经及功效】

榴莲性热,味辛、甘;归肝、肺、肾经;具有滋阴强壮、疏风清热、利胆退黄、杀虫的功效;适用于精血亏虚、须发早白、衰老、黄疸、疥癣、皮肤瘙痒、痛经等病症。

【提示】

① 榴莲含有的能量及糖分较高,糖尿病患者慎食,肥胖症

更应少食。

② 患有喉炎、哮喘以及气管炎者不宜吃榴莲，以免加重病情。

③ 榴莲口感较稠结，易积于肠内，多喝开水可助于消化。

三十三、柠檬

柠檬，又称柠果、洋柠檬、益母果等，是世界上最有药用价值的水果之一。

【营养价值】

柠檬富含维生素C、糖类、钙、磷、铁、钾、维生素B_1、维生素B_2、烟酸、奎宁酸、柠檬酸、苹果酸、橙皮苷、柚皮苷、柠檬苦素、香豆精等，对人体十分有益。其中，以维生素C的含量最为突出。

【食用功效】

① 柠檬水可以帮助排出体内有害物质，有排毒、清肠的作用。

② 柠檬维生素C含量较为丰富，能防止和消除皮肤色素沉着，起到美白的作用。在晚上临睡前1h饮用柠檬水效果比较好，不仅可美白，同时还能够让肌肤更加细嫩。

③ 喝柠檬水还可以防治心血管疾病，因为柠檬水能缓解钙离子促使血液凝固的作用，可预防和辅助治疗高血压和心肌梗死。

④ 柠檬水中含有大量柠檬酸盐，能够抑制钙盐结晶，从而阻止肾结石形成，甚至可以使部分慢性肾结石患者的结石减少。

⑤ 柠檬苦素在抑制癌细胞生长方面有一定效果，有研究显示柠檬苦素能抑制白血病、宫颈癌、乳腺癌和肝癌细胞生长。

⑥ 柠檬皮有丰富的钙、橙皮苷、柚皮苷等物质，所以为了达到理想的效果，连皮榨汁或连皮浸蜜最有营养。

【性味、归经及功效】

柠檬性大寒，味甘、酸；归肝、胃经；具有化痰、止咳、生津、健脾的功效；适用于暑热口干烦渴、消化不良、肾结石、高血压、心肌病等病症。

【提示】

① 柠檬有一定的酸性，多食伤胃，易影响消化功能，所以容易胃酸、胃寒的人群最好不要经常食用；加入适量的蜂蜜一起饮用效果会比较好。

② 食用柠檬切记要多刷牙，免得柠檬汁酸性物质残留在牙齿，形成蛀牙。饮用柠檬水最好与正餐至少隔半个小时，以免影响消化。

三十四、橄榄

橄榄，又名青果、青子等，卵圆形至纺锤形，成熟时黄绿色，外果皮厚，核硬，两端尖。

【营养价值】

① 橄榄果肉含蛋白质、碳水化合物、脂肪、维生素C、烟酸以及钙、磷、硒、铁等矿物质，且易被人体吸收，尤其适于女性、儿童食用。特别是青橄榄富含超氧化物歧化酶、维生素C及多种微量元素。

② 橄榄果实中还含有滨蒿内酯、东莨菪内酯、没食子酸、逆没食子酸、短叶苏木酚、金丝桃苷和一些三萜类化合物，及挥发油、黄酮类化合物等活性物质。

【食用功效】

① 橄榄有清热解毒、利咽化痰、生津止渴的作用，可用于辅助治疗各种疾病所引起的咽喉肿痛、烦渴、咳嗽痰血等。

② 橄榄能有效清除体内自由基，可滋润肌肤，增加肌肤弹性和光泽，缩短色素的周期，减少黑色素的形成，美容肌肤，延缓人体衰老。

③ 橄榄具有激活脂类分解酶的作用，具有降脂、调脂双重功效，是降脂减肥最佳的天然珍品。

④ 橄榄中含有丰富的油柑酸等成分，具有较强的抗菌作用，同时橄榄对真菌有较强的抑制作用，其果汁或叶子捣烂外用，可

治疗皮炎、湿疹等。

⑤ 橄榄还有防癌、抗癌的作用。

【性味、归经及功效】

橄榄性平，味甘、酸；归肺、胃经；具有清热、利咽喉、解酒毒的功效；适用于咽喉疼痛、烦热口渴、肺热咳嗽咯血、醉酒、急性痢疾、坏血病、高胆固醇血症、动脉粥样硬化等病症。

【提示】

① 脾胃虚弱、胃酸过多者不宜多食，否则会加重不适症状。

② 色泽变黄且有黑点的橄榄说明已不新鲜，不宜食用。

三十五、无花果

无花果是一种开花植物，隶属于桑科榕属。果实皮薄无核、味道甘甜，具有很高的营养价值和药用价值。

【营养价值】

① 无花果果实中含有葡萄糖、果糖、蔗糖、柠檬酸以及少量苹果酸、琥珀酸等。乳汁中还含有淀粉糖化酶、酯酶、脂肪酶、蛋白酶等。

② 无花果的干果、未成熟果实和植物的乳汁中均含抗肿瘤的成分，未成熟果实的乳浆中含有补骨脂素、佛柑内酯等活性成分，其成熟果实的果汁中可提取一种芳香物质苯甲醛，都具有防癌抗癌、增强机体抗病能力的作用。

【食用功效】

① 从未成熟的无花果果实中所得的乳汁可以有效地预防多种癌症的发生和恶化，能抑制大鼠移植性肉瘤、小鼠自发性乳癌，致使肿瘤坏死；对正常细胞不会产生毒性。

② 无花果能帮助人体对食物的消化，促进食欲；无花果还有非常显著的轻泻作用。

③ 无花果所含的脂肪酶、水解酶等有降低血脂和分解脂肪的功能，可减少脂肪在血管内的沉积，起到降血压和预防冠心病的作用。

④ 无花果有抗炎消肿之功，可治疗咽喉肿痛。

⑤ 无花果含大量纤维素，有治疗痔及通乳的作用，孕妇宜

适量吃些无花果。

【性味、归经及功效】

无花果性平,味甘;归肺、脾、胃经;具有清热生津、健脾开胃、滋养润肠、催乳的功效;适用于食欲不振、消化不良、腹泻、痔、高血压、癌症、阴虚咳嗽、咽喉肿痛、乳汁稀少、便秘、痈肿、癣疾等病症。

【提示】

① 无花果含糖量比较高,不能多吃,否则易导致肥胖。

② 过敏体质者不能吃。

三十六、桑葚

桑葚,为桑科落叶乔木桑树的成熟果实,又叫桑果、桑枣等。成熟的桑葚子质油润,酸甜适口,以个大、肉厚、色紫红、糖分足者为佳。

【营养价值】

桑葚营养丰富,富含多种维生素和矿物质,还含膳食纤维、单宁酸、苹果酸等。

【食用功效】

① 常食桑葚可以明目,缓解眼睛疲劳、干涩的症状。

② 桑葚有改善皮肤血液供应、营养肌肤、使皮肤白嫩及乌发等作用;并具有免疫促进作用,能延缓衰老。

③ 桑葚可以促进红细胞的生长,防止白细胞减少,对治疗糖尿病、贫血、高血压、高脂血症、冠心病、神经衰弱等病症具有辅助功效。

④ 桑葚油能降低体内胆固醇和甘油三酯的含量,具有抗动脉粥样硬化的作用。

【性味、归经及功效】

桑葚性寒,味甘、酸;归心、肝、肾经;具有补血滋阴、生津润燥的功效;适用于眩晕耳鸣、心悸失眠、须发早白、便秘、津伤口渴、内热消渴、血虚便秘、肝肾阴亏等病症。

【提示】

桑葚性寒凉，胃肠功能不良、脾胃虚寒者不宜过多食用。

三十七、百香果

百香果，又名紫果西番莲、洋石榴、鸡蛋果等。果实内有黄色果汁和黑色种子，享有"果汁之王"的美誉。百香果酸甜可口，有石榴、香蕉、草莓、柠檬、芒果、酸梅等多种水果的香味，风味浓郁，芳香怡人。

【营养价值】

百香果营养丰富，含有蛋白质、脂肪、糖类和多种维生素及氨基酸等，其中可溶性固形物 15%～16%，总酸量 3.8%～4.0%。

【食用功效】

① 百香果口味酸甜，含有丰富的有机酸，能够增强脾胃功能，刺激唾液以及胃液分泌，有利于食物消化，可缓解食欲不振、消化不良的症状。

② 百香果中含有大量的维生素 C，具有抗氧化的作用，有助于清除自由基，抑制黑色素沉着，加速皮肤新陈代谢，延缓衰老，提高人体免疫力。

③ 百香果有提神醒脑的作用，有助于消除疲劳、缓解紧张情绪。

【性味、归经及功效】

百香果性平，味甘、酸；归心经、大肠经；具有生津利咽、润肠通便、排毒养颜的功效；适用于咽炎、便秘、失眠等病症。

【提示】

① 百香果有一定的甜度和酸度，建议稀释后食用，以免直接刺激咽喉，对咽炎和咳嗽患者产生不好的效果。

② 百香果中含有大量的有机酸，不宜与高蛋白食物大量同食，比如牛奶、虾仁等，以免蛋白质变性，增加肠胃负担。

③ 百香果偏甜偏酸，有胃病、胃食管反流病、胃动力障碍疾病者不宜多食。

水果类食物成分表见表 1-10。

表 1-10 水果类食物成分表

食物名称	食部/g	水分/g	能量/kcal	能量/kJ	蛋白质/g	脂肪/g	碳水化合物/g	不溶性纤维/g	总维生素A/μgRE	胡萝卜素/μg	维生素B₁/mg	维生素B₂/mg	烟酸/mg	维生素C/mg	总维生素E/mg	钙/mg	铁/mg	锌/mg	硒/μg
苹果	76	85.9	54	227	0.2	0.2	13.5	1.2	3	20	0.06	0.02	0.2	4	2.12	4	0.6	0.17	0.12
梨	82	85.8	50	211	0.4	0.2	13.3	3.1	6	33	0.03	0.06	0.3	6	1.34	9	0.5	0.46	1.14
香蕉	59	75.8	93	389	1.4	0.2	22	1.2	10	60	0.02	0.04	0.7	8	0.24	7	0.4	0.18	0.87
葡萄	86	87.7	44	185	0.5	0.2	10.3	0.4	8	50	0.04	0.02	0.2	25	0.70	5	0.4	0.18	0.20
柑橘	77	86.9	51	215	0.7	0.2	11.9	0.4	148	890	0.08	0.04	0.4	28	0.92	35	0.2	0.08	0.30
脐橙	74	87.4	48	202	0.8	0.2	11.1	0.6	27	160	0.05	0.04	0.3	33	0.56	20	0.4	0.14	0.31
金橘	89	84.7	58	242	1.0	0.1	13.7	1.4	62	370	0.04	0.03	0.3	35	1.58	56	1.0	0.21	0.62
柚子	69	89.0	42	177	0.8	0.2	9.5	0.4	2	10	—	0.03	0.3	23	—	4	0.3	0.40	0.70
芒果	60	90.6	35	146	0.6	0.2	8.3	1.3	150	897	0.01	0.04	0.3	23	1.21	Tr	0.2	0.09	1.44
荔枝	73	81.9	71	296	0.9	0.2	16.6	0.5	2	10	0.10	0.04	1.1	41	—	2	0.4	0.17	0.14
桂圆	50	81.4	71	298	1.2	0.1	16.6	0.4	3	20	0.01	0.14	1.3	43	—	6	0.2	0.40	0.08
龙眼肉	100	17.1	317	1328	4.6	1.0	73.5	2.0	—	—	0.04	1.03	8.9	27	—	39	3.9	0.65	3.28
菠萝	68	88.4	44	132	0.5	0.1	10.8	1.3	3	20	0.04	0.02	0.2	18	0.81	12	0.6	0.14	0.24
杨梅	82	92.0	30	125	0.8	0.2	6.7	1.0	7	40	0.01	0.05	0.3	9	4.91	14	1.0	0.14	0.31
石榴	57	79.1	73	304	1.4	0.2	18.7	4.8	—	—	0.05	0.03	—	9	2.22	9	0.3	0.19	—
樱桃	80	88.0	46	194	1.1	0.2	10.2	0.3	35	210	0.02	0.02	0.6	10	2.22	11	0.4	0.23	0.21
桃子	86	86.4	51	212	0.9	0.1	12.2	1.3	3	20	0.01	0.03	0.7	7	1.54	6	0.8	0.34	0.24
猕猴桃	83	83.4	61	257	0.8	0.6	14.5	2.6	22	130	0.05	0.02	0.3	62	2.43	27	0.2	0.57	0.28
草莓	97	91.3	32	134	1.0	0.2	7.1	1.1	5	30	0.02	0.03	0.3	47	0.71	18	1.8	0.14	0.70

续表

食物名称	食部/g	水分/g	能量/kcal	能量/kJ	蛋白质/g	脂肪/g	碳水化合物/g	不溶性纤维/g	总维生素A/μgRE	胡萝卜素/μg	维生素B_1/mg	维生素B_2/mg	烟酸/mg	维生素C/mg	总维生素E/mg	钙/mg	铁/mg	锌/mg	硒/μg
杏	91	89.4	38	160	0.9	0.1	9.1	1.3	75	450	0.02	0.03	0.6	4	0.95	14	0.6	0.20	0.20
李子	91	90.0	38	157	0.7	0.2	8.7	0.9	25	150	0.03	0.02	0.4	5	0.74	8	0.6	0.14	0.23
甜瓜	78	92.9	27	111	0.4	0.1	6.2	0.4	5	30	0.02	0.03	0.3	15	0.47	14	0.7	0.09	0.40
哈密瓜	71	91.0	34	143	0.5	0.1	7.9	0.2	153	920	Tr	0.01	Tr	12	—	4	Tr	0.13	1.10
番木瓜	86	92.2	29	121	0.4	0.1	7.0	0.8	145	870	0.01	0.02	0.3	43	0.30	17	0.2	0.25	1.80
西瓜	56	93.3	26	108	0.6	0.1	5.8	0.3	75	450	0.02	0.03	0.2	6	0.10	8	0.3	0.10	0.17
大枣（干）	88	14.5	317	1328	2.1	0.4	81.1	9.5	—	—	0.08	0.15	1.6	7	—	54	2.1	0.45	1.54
大枣（鲜）	87	67.4	125	524	1.1	0.3	30.5	1.9	40	240	0.06	0.09	0.9	243	0.78	22	0.3	3.80	3.33
柿子	87	80.6	74	308	0.4	0.1	18.5	1.4	20	120	0.02	0.02	0.3	30	1.12	9	0.2	0.08	0.24
枇杷	62	89.3	41	170	0.8	0.2	9.3	0.8	—	—	0.01	0.03	0.5	8.0	0.24	17	1.1	0.21	0.72
椰子	33	51.8	241	1007	4.0	12.1	31.3	4.7	—	—	0.01	0.01	0.5	6	—	2	1.9	0.92	—
山竹	25	81.2	72	307	0.4	0.2	18.0	0.4	Tr	Tr	0.08	0.02	0.3	1.2	0.36	11	0.3	0.06	0.54
榴莲	37	64.5	150	632	2.6	3.3	28.3	1.7	2	20	0.20	0.13	1.19	2.8	2.28	4	0.3	0.16	3.26
柠檬	66	91.0	37	156	1.1	1.2	6.2	1.3	Tr	Tr	0.05	0.02	0.6	22	1.14	101	0.8	0.65	0.50
橄榄	80	83.1	57	240	0.8	0.2	15.1	4.0	22	130	0.01	0.01	0.7	3	—	49	0.2	0.25	0.35
无花果	100	81.3	65	272	1.5	0.4	16.0	3.0	5	30	0.03	0.02	0.1	2	1.82	67	0.1	1.42	0.67
桑葚	100	82.8	57	240	1.7	0.4	13.8	4.1	3	30	0.02	0.06	—	—	9.87	37	0.4	0.26	5.65

注：营养成分以每100g食部计。"—"表示未检测，理论上食物中应该存在一定量的该种成分，但未实际检出或因量微量，低于目前应用的检测方法的检出线或未检测。"Tr"表示未检出。

第五节 坚果、种子类

坚果又称壳果，这类食物食用部分多为坚硬果核内的种仁子叶或胚乳，营养价值很高。一般将坚果类食物分成两个亚类：一是树坚果，主要包括杏仁、腰果、榛子、松子、核桃、栗子、开心果等；二是种子，主要包括花生、葵花子、南瓜子、西瓜子等。

一、花生

花生，又名落花生、地果、唐人豆等。花生滋养补益，有助于延年益寿，所以民间又称"长生果"。

【营养价值】

① 花生含有大量的蛋白质和脂肪；不饱和脂肪酸的含量很高，大部分为亚油酸。

② 花生含有胆碱、维生素 A、B 族维生素、维生素 E、维生素 K、钙、磷、铁、硒及锌等 20 多种营养素。

③ 花生还含白藜芦醇，是一种具有抗癌作用的物质。

【食用功效】

① 花生果实中的脂肪油和蛋白质，对妇女产后乳汁不足者有滋补气血、养血通乳的作用。

② 花生果实中钙含量极高，可促进儿童骨骼发育，防止老年人骨骼退行性病变发生。

③ 花生可改善血液循环，延缓脑功能衰退，抑制血小板凝集，防止脑血栓形成，增强记忆。

④ 花生油中含有的亚油酸，可使人体内胆固醇分解为胆汁酸排出体外，避免胆固醇在体内沉积，可以防治高脂血症、动脉粥样硬化、冠心病。

⑤ 花生、花生油中的白藜芦醇是肿瘤的天然化学预防剂，可以防治肿瘤。

⑥ 花生中的维生素 K 有止血作用。花生红衣的止血作用比

花生更高出50倍，对多种出血性疾病都有良好的功效。但是，由于花生能增进血凝，促进血栓形成，故患血黏度高或有血栓的人不宜食用。

【性味、归经及功效】

花生性平，味甘；归脾、肺经；具有润肺、和胃、补脾的功效；适用于肺燥咳嗽、反胃不舒、脾虚、滑肠、出血等病症。

【提示】

① 花生含高蛋白和高脂肪，对胆囊有很大刺激，做过胆囊切除手术者或患有胆囊疾病者不适宜多吃。

② 痛风患者需要忌口，少吃花生。

③ 花生难消化，胃溃疡、慢性胃炎、慢性肠炎患者要慎食。

二、瓜子

瓜子品种主要有葵花子、西瓜子、南瓜子等。瓜子的蛋白质含量较高，不含胆固醇，含有丰富的铁、锌、钙、钾、镁等矿物质。瓜子还是维生素B_1和维生素E的良好来源。

（一）西瓜子

西瓜子，别称黑瓜子、寒瓜子等，为葫芦科植物西瓜的种子，可供食用或药用。

【营养价值】

西瓜子含脂肪油、蛋白质、维生素B_2、戊聚糖、淀粉、粗纤维、α-氨基-β-丙酸，又含α-半乳糖苷酶、β-半乳糖苷酶、蔗糖酶等，还含一种皂苷样成分，有降压作用，并能缓解急性膀胱炎之症状。

【食用功效】

① 西瓜子可以清肺经，具有祛痰止咳的功效，对咳嗽痰多和咯血等症均有良好的辅助效果。

② 西瓜子中含量丰富的油脂，有健脾开胃的效果。另外，没有食欲或便秘时食用西瓜子可以润肠通便。

③ 西瓜子中富含不饱和脂肪酸，而不饱和脂肪酸有利于降低血压，防治动脉粥样硬化。所以西瓜子是适合高血压患者食用

的小吃。

【性味、归经及功效】

西瓜子性平,味甘;归心、胃、膀胱经;具有清肺化痰的功效;适用于咳嗽痰多、咯血等病症。

【提示】

① 西瓜子壳较硬,嗑得太多容易形成"瓜子牙",对牙齿不利。而且长时间不停地嗑瓜子会伤津液,导致口干舌燥,甚至引起口腔黏膜损伤、溃疡等,特别是咸瓜子不宜吃得太多。

② 瓜子类的食品也尽量不要给婴幼儿食用,以免掉进气管,引起窒息发生危险。

(二) 葵花子

葵花子,又叫葵瓜子,是向日葵的果实,可供食用和油用。

【营养价值】

① 葵花子种仁的蛋白质含量可与大豆、瘦肉、鸡蛋、牛奶相比;各类糖的含量为12%。

② 葵花子脂肪的含量优于动物脂肪和植物类油脂,因为其含有的不饱和脂肪酸以亚油酸为主,占55%。葵花子种仁含油率为50%~55%,已成为仅次于大豆位居第二的油料作物。

③ 葵花子中钾、钙、磷、铁、镁的含量也十分丰富,尤其是钾的含量较高,每100g含钾量达920mg;还含有维生素A、维生素B_1、维生素B_2、维生素E和膳食纤维。

【食用功效】

① 葵花子中丰富的钾元素对保护心脏功能、预防高血压非常有益;葵花子中所含植物固醇和磷脂,能够抑制人体内胆固醇的合成,防止动脉粥样硬化。

② 葵花子中的铁可预防贫血的发生。

③ 葵花子能安定情绪,可治疗抑郁症、神经衰弱、失眠症及各种心因性疾病,还能增强人的记忆力。

④ 葵花子对癌症也有一定的预防功效,尤其是葵花子能降低结肠癌的发病率。

⑤ 葵花子富含锌,每天嚼食几粒葵花子可使皮肤光洁,延

缓皱纹的形成。

⑥ 葵花子富含维生素 E 及精氨酸,对维护性功能和精子的质量有益,而且可以提高人体免疫功能。同时维生素 E 能够防止细胞遭受自由基的损伤,具有柔嫩、美白肌肤的作用。

【性味、归经及功效】

葵花子性平,味甘;归大肠经;具有补虚损、降血脂、抗癌的功效;适用于神经衰弱、失眠、高血压、动脉粥样硬化、高脂血症、癌症、蛲虫病等病症。

【提示】

① 不建议食用过多的葵花子,吃多了会出现上火的症状。

② 尽量食用原味葵花子。咸味的葵花子因为加入了太多调味料,吃太多的话会加重肝肾负担。

③ 肥胖症患者不建议过多食用。

(三) 南瓜子

南瓜子,即白瓜子,葫芦科南瓜属植物南瓜的种子,生吃、熟吃都可以。

【营养价值】

南瓜子富含蛋白质、脂肪酸,还含有维生素 E、泛酸等多种维生素和钴、锌等矿物质。

【食用功效】

① 南瓜子有很好的杀灭体内寄生虫(如蛲虫、钩虫、绦虫等)的作用,对血吸虫幼虫也具有很好的杀灭作用,且没有毒性和任何副作用。

② 南瓜子富含脂肪酸,可使前列腺保持良好功能;所含的活性成分可消除前列腺炎初期的肿胀,同时还有预防前列腺癌的作用;适宜男性经常食用,每天吃 50g 即可。

③ 南瓜子含有丰富的泛酸,可以缓解静息型心绞痛,并有降压的作用。

【性味、归经及功效】

南瓜子性平,味甘;归胃、大肠经;具有驱虫、消肿的功效；适用于脾虚营养不良、消瘦乏力、脾虚水肿、产后缺乳、百日咳、咳嗽咽干、绦虫病、蛔虫病、血吸虫病等病症。

【提示】

一次不要食用太多南瓜子。

三、松子

松子，又称"开口松子"，是松树的种子。

【营养价值】

松子营养价值很高，含有丰富的蛋白质、脂肪，钙、磷、锰等矿物质以及维生素 E 等。松子中的脂肪成分主要为亚油酸、亚麻油酸等不饱和脂肪酸，有软化血管和防治动脉粥样硬化的作用。

【食用功效】

① 松子有很好的软化血管、延缓衰老的作用；还有防止因胆固醇增高而引起心血管疾病的作用。

② 松子中含磷较为丰富，对大脑和神经有很好的补益作用，是学生和脑力劳动者的健脑佳品，对阿尔茨海默病也有很好的预防作用。

③ 经常食用松子可以润肠通便、强身健体，提高机体抗病能力。

④ 松子对老年慢性支气管炎、支气管哮喘、便秘、风湿性关节炎、神经衰弱和头晕眼花患者，均有一定的辅助治疗作用。

【性味、归经及功效】

松子性温，味甘；归肝、肺、大肠经；具有滋阴养液、补益气血、润燥滑肠的作用；适用于老年体质虚弱、大便干结、腰痛、眩晕、慢性支气管炎、久咳无痰、心脑血管病等病症。

【提示】

松子不宜食用过多，且存放时间过长的松子不宜食用。

四、核桃

核桃，又称胡桃、羌桃等。与扁桃、腰果、榛子并称为世界著名的"四大干果"。

【营养价值】

① 核桃仁含有丰富的蛋白质、脂肪。脂肪中的主要成分是亚油酸甘油酯。

② 核桃含有人体必需的钙、锌、磷、铁等多种矿物质，以及胡萝卜素、维生素 E、维生素 B_2 等多种维生素。

③ 另有一种山核桃，又叫野核桃，其营养与核桃基本相同。

【食用功效】

① 核桃食用后不但不会使胆固醇升高，还能减少肠道对胆固醇的吸收，因此可作为高血压、动脉粥样硬化患者的滋补品。

② 核桃中的油脂可供给大脑基质的需要，其所含的微量元素锌和锰是脑垂体的重要成分，故常食用核桃有益于大脑的营养补充，是健脑益智的佳品。

③ 核桃还有防止细胞老化、延缓衰老的作用。

【性味、归经及功效】

核桃性平，味甘；归肺、肾、大肠经；具有补肾固精强腰、温肺定喘、润肠通便的功效；适用于肾虚喘嗽、腰痛脚弱、阳痿遗精、小便频数、石淋、大便燥结等病症。

【提示】

核桃含有较多脂肪，所以不宜一次吃得太多。

五、杏仁

杏仁，分为甜杏仁及苦杏仁两种。中国南方产的杏仁属于甜杏仁（又名南杏仁），味道微甜、细腻，多用于食用，还可作为原料加入蛋糕、曲奇和菜肴中；北方产的杏仁则属于苦杏仁（又名北杏仁），带苦味，多作药用。

【营养价值】

① 杏仁富含蛋白质、脂肪、糖类、B 族维生素、维生素 C、维生素 E、维生素 P 以及钙、磷、铁等营养成分。

② 杏仁含有丰富的油脂，单不饱和脂肪酸含量较高。

③ 杏仁中不仅蛋白质含量高，且含有大量的膳食纤维。
④ 杏仁还含有丰富的黄酮类和多酚类成分。
⑤ 杏仁含丰富的维生素 B_{17}，维生素 B_{17} 是极有效的抗癌物质。

【食用功效】

① 杏仁被称为"抗癌之果"。杏仁含有丰富的维生素 B_{17}，因此可以抗氧化，防止自由基侵袭细胞，具有预防肿瘤的作用。此外，苦杏仁中含有一种生物活性物质——苦杏仁苷，有抑制癌细胞生长的作用，可以改善癌症患者的症状，延长患者生存期。

② 杏仁丰富的维生素 C 和多酚类成分，不但能够降低胆固醇水平，还能显著降低心脏病和很多慢性病的发病危险。

③ 甜杏仁能促进皮肤微循环，使皮肤红润光泽，具有美容的功效。同时，杏仁富含维生素 E，也具有美容的功效。

④ 甜杏仁具有润肺、止咳、滑肠等功效，对干咳无痰、肺虚久咳等症有一定的缓解作用；苦杏仁具有润肺、平喘的功效，对于因伤风感冒引起的多痰、咳嗽、气喘等症状疗效显著。

【性味、归经及功效】

甜杏仁性平，味甘、辛；归肺、大肠经；具有宣肺止咳、降气平喘、润肠通便、杀虫解毒的功效；适用于咳嗽、喘促、喉痹咽痛、肠燥便秘、虫毒疮疡等病症。

苦杏仁性微温，味苦，有小毒；归肺、大肠经；具有止咳平喘、润肠通便、抗炎、镇痛、抗肿瘤、降血糖、降血脂、美容的功效；适用于咳嗽气喘、肠燥便秘、癌症等病症。

【提示】

杏仁虽有许多的药用、食用价值，但不可以大量食用，特别是未经加工煮熟的杏仁。杏仁中有毒成分主要是氢氰酸，甜杏仁的氢氰酸含量约为苦杏仁的 1/3。杏仁在食用前必须在水中浸泡多次，并加热煮沸，以消除其中的有毒物质。

六、榛子

榛子，又称山板栗、尖栗、槌子等。它果形似栗子，果仁肥白而圆，油脂含量很高，吃起来特别香。

【营养价值】

榛子营养丰富，果仁中除含有蛋白质、脂肪、糖类外，胡萝卜素、维生素 B_1、维生素 B_2、维生素 E 含量亦丰富，钙、磷、铁含量也较高。

【食用功效】

① 由于榛子富含油脂，使其所含的脂溶性维生素更易被人体吸收，对体弱、病后虚弱、易饥饿的人都有很好的补养作用。

② 榛子的维生素 E 含量高，能有效地延缓衰老、防治血管硬化、润泽肌肤。

③ 榛子中含有抗癌化学成分紫杉酚，它是红豆杉醇中的活性成分，这种药可以治疗卵巢癌和乳腺癌以及其他一些癌症，可延长患者的生存期。

【性味、归经及功效】

榛子性平，味甘；归脾、胃经；具有调中、开胃、滋养气血、明目的功效；适用于不欲饮食、体倦乏力、形体消瘦、肢体疲软、病后体虚、视物不明等病症。

【提示】

① 腹泻患者不宜食用，大量油脂有润肠效果，会让腹泻变得更加严重。

② 在给孩子吃榛子时，要尽量切小块食用，以免卡住喉咙。

七、栗子

栗子素有"干果之王"的美誉，在国外它还被称为"人参果"。根据外形分类大致为两种，一种为锥栗，主要产于福建以北山区；另一种为板栗，扁平个大，主要产于中国北部多省。

【营养价值】

① 栗子淀粉含量很高，产生的能量较高。栗子的碳水化合物可多达 62%～70%。

② 栗子当中的蛋白质含量为 4%～5%，虽然不如花生、核桃多，但是也比煮熟后的米饭要高。

③ 栗子还含有丰富的不饱和脂肪酸和维生素、矿物质。鲜

栗子所含的维生素C比含维生素C丰富的西红柿要多,更是苹果的近十倍;鲜栗子所含的矿物质也很全面,如钾、镁、铁、锌、锰等,尤其是含钾突出,比富含钾的苹果还高4倍。

【食用功效】

① 栗子能防治高血压病、冠心病、动脉粥样硬化等疾病,是抗衰老、延年益寿的滋补佳品。

② 栗子含有维生素B_2,常吃栗子对治疗日久难愈的小儿口舌生疮和成人口腔溃疡有益。

③ 栗子含有丰富的维生素C,能够维持牙齿、骨骼、血管、肌肉的正常功能,可以预防和治疗骨质疏松、腰腿酸软、筋骨疼痛、乏力等。

④ 栗子有"肾之果"的美名,可治疗由一般肾虚引起的腰腿无力,因此栗子对老年肾亏、小便频数有益,尤其适合老年人经常食用,但因为板栗所含的糖分比较高,故一次不宜食用太多,尤其是糖尿病患者。

【性味、归经及功效】

栗子性温,味甘;归脾、肾、胃经;具有养胃健脾、补肾强筋、活血止血的功效;适用于脾胃虚弱、反胃、泄泻、体虚腰酸腿软、吐血、衄血、便血、金疮、折伤肿痛、瘰疬肿毒等病症。

【提示】

① 一次性不宜食入过多栗子,否则可能会引起腹胀、消化不良、上火等症状。

② 糖尿病患者不宜大量食用栗子,减肥人群也应慎食。

八、白果

白果,又名银杏,是银杏的种仁。个如杏核大小,色洁白如玉。白果主要分为药用白果和食用白果两种,药用白果略带涩味,食用白果口感清爽。

【营养价值】

白果果仁除含有淀粉、蛋白质、脂肪、糖类之外,还含有维生素E、维生素B_2、钙、磷、铁、钾、镁等营养成分,以及银杏酸、黄酮苷、白果酚、苦内脂、五碳多糖等成分。

【食用功效】

① 白果具有通畅血管、改善大脑功能、延缓老年人大脑衰老、增强记忆力、治疗阿尔茨海默病和脑供血不足等功效。

② 白果可以保护肝脏、减少心律失常、防止过敏反应中致命性的支气管收缩，还可以应用于哮喘、移植排异、心肌梗死、脑卒中和透析患者。

③ 经常食用白果，可以滋阴养颜抗衰老，扩张微血管，促进血液循环，使人肌肤红润，精神焕发，延年益寿。

④ 白果对高血压、高脂血症、冠心病、动脉粥样硬化、脑功能减退等疾病具有特殊的预防和治疗效果。

【性味、归经及功效】

白果性平，味甘、略苦涩，有毒；归肺、肾经；具有敛肺定喘、止带浊、缩尿的功效；适用于喘咳痰多、赤白带下、小便白浊、小便频数、遗尿等病症。

【提示】

儿童生吃 7～15 枚，即可引起中毒，炒熟后毒性降低，但一次食入量也不能过多。

九、莲子

莲子，又称莲实、莲米、莲肉等，为睡莲科植物莲的干燥成熟种子。我国大部分地区均有出产，而以江西广昌、福建建宁出产的莲子品质最佳。

【营养价值】

莲子含有丰富的蛋白质、脂肪和碳水化合物；钙、磷和钾的含量也非常丰富。

【食用功效】

① 莲子是老少皆宜的滋补品，对于久病、产后或老年体虚者，更是常用营养佳品。

② 莲子有养心安神的功效。中老年人特别是脑力劳动者经常食用，可以健脑，增强记忆力，助睡眠，提高工作效率，并能预防阿尔茨海默病的发生。

③ 莲子心味道极苦，其所含的生物碱却有显著的强心作用，能扩张外周血管，降低血压。莲子所含非结晶形生物碱 N-9 也有降血压作用。莲心碱则有较强抗钙及抗心律失常的作用；莲子碱还有平抑性欲的作用，对于青年人梦多、遗精频繁或滑精者，服食莲子有良好的止遗涩精作用。

④ 莲子心还有很好的去心火的功效，可治疗口舌生疮。

【性味、归经及功效】

莲子性平，味甘、涩；归心、脾、肾经；具有补脾止泻、益肾涩清、养心安神的功效；适用于夜寐多梦、失眠健忘、心烦口渴、腰痛脚弱、耳目不聪、遗精、淋浊、久痢、虚泻、崩漏带下、癌症、胃虚不欲等病症。

莲子心又叫莲心，性寒，味苦，归心、肾经；具有清心安神、交通心肾、涩精止血的功效；适用于热入心包、神昏谵语、心肾不交、失眠遗精、血热吐血等病症。

【提示】

体质虚寒者不宜食用莲子心。

十、芝麻

芝麻有黑白两种，食用以白芝麻为好，补益药用则以黑芝麻为佳。日常生活中，人们吃的多是芝麻制品，如芝麻酱和香油。

【营养价值】

① 芝麻的油脂含量较高，以油酸、亚油酸、棕榈酸、甘油酯为主。

② 芝麻的氨基酸种类与瘦肉相似。

③ 芝麻还含有芝麻素、麻油酚、卵磷脂、蔗糖、多缩戊糖及钙、磷、铁等物质和 B 族维生素、维生素 D、维生素 E 等。芝麻含钙量比蔬菜和豆类都高得多。

【食用功效】

① 芝麻具有强大的抗氧化、抑制胆固醇形成的能力，对于防止器官老化、动脉粥样硬化、心肌梗死以及皮肤粗糙和皱纹出现等有明显效果。

② 芝麻含钙量高，对骨骼、牙齿的发育都大有益处。

③ 芝麻含铁量高，经常食用不仅对调整偏食、厌食有积极的作用，还能治疗和预防缺铁性贫血。

④ 黑芝麻还对脱发有一定疗效。

【性味、归经及功效】

芝麻性平，味甘；归肝、肺、肾经；具有滋补肝肾、生津润肠、润肤护发、明目的功效；适用于肾阴不足所致的眩晕、眼花、视物不清、腰酸腿软、耳鸣耳聋、发枯发落、头发早白、产妇缺乳、糖尿病、痔等病症。

【提示】

① 食用芝麻要适量，过量食用会使人体内分泌失调，损害人体健康。

② 脾胃虚寒、长期腹泻者不适宜食用芝麻。

十一、腰果

腰果是一种肾形坚果，又名鸡腰果、介寿果等。

【营养价值】

① 腰果含有较高的能量，主要来源是脂肪，其次是碳水化合物和蛋白质。腰果中脂肪多为不饱和脂肪酸，油酸占总脂肪酸的 67.4%，亚油酸占 19.8%。

② 腰果还含有维生素 A、维生素 B_1、维生素 B_2 等多种维生素和锰、铬、镁、硒等矿物质。

【食用功效】

① 腰果有补充体力、消除疲劳的效果，适合易疲倦的人食用。

② 腰果有很好的软化血管的作用，能保护脑血管和防治心血管疾病。腰果是高脂血症、冠心病患者的食疗佳果。

③ 经常食用腰果还可以起到润肠通便、润肤美容、延缓衰老、提高机体抗病能力以及增进性欲等作用。

④ 腰果还具有催乳的功效，有益于产后泌乳。

⑤ 腰果中含有大量的蛋白酶抑制剂，能控制癌症病情。

【性味、归经及功效】

腰果性平，味甘；归脾、肾经；具有护肤美容、软化血管、消除疲劳、抗癌的功效；适用于心脏病、动脉粥样硬化、心肌梗死、高脂血症、脑卒中、癌症、皮肤干燥、产后缺乳、疲劳等病症。

【提示】

① 腰果含油脂丰富，肝胆疾病、肠炎、腹泻患者和痰多患者不适宜食用。

② 肥胖的人不宜食用过多。

十二、开心果

开心果，又名无名子、阿月浑子等。开心果以能使人开心、解除烦闷的功效而得名。

【营养价值】

① 开心果果仁含有丰富的油脂、维生素 E 等成分。

② 开心果还富含烟酸、泛酸、钙、锌、铜等营养成分。

【食用功效】

① 经常食用开心果能强身健体，提高免疫力，抗衰老，并具有护肤美容的功效。

② 开心果中含有丰富的油脂，有利于维持大脑的生理功能；还有润肠通便的作用，有助于机体排毒。

③ 开心果还可以补充钙、锌、铜等矿物质，能促进骨骼健康，预防骨质疏松。

【性味、归经及功效】

开心果性温，味甘；归肝、胃经；具有润肠通便、疏肝理气、明目、温肾暖脾、调中益气的功效；适用于神经衰弱、贫血、营养不良、肾虚腰冷、阳痿、脾虚冷痢等病症。

【提示】

开心果含有很高的能量，并且含有较多的脂肪，凡是肥胖、血脂高的人都应少吃。

坚果、种子类食物成分表见表 1-11。

表 1-11 坚果、种子类食物成分表

食物名称	食部/g	水分/g	能量/kcal	能量/kJ	蛋白质/g	脂肪/g	碳水化合物/g	不溶性纤维/g	总维生素A/μgRE	胡萝卜素/μg	维生素B$_1$/mg	维生素B$_2$/mg	烟酸/mg	维生素C/mg	总维生素E/mg	钙/mg	铁/mg	锌/mg	硒/μg
花生(炒)	71	4.1	601	2516	21.7	48	23.8	6.3	10	60	0.13	0.12	18.9	Tr	14.97	284	6.9	2.82	7.10
西瓜子(炒)	43	4.3	582	2434	32.7	44.8	14.2	4.5	—	—	0.04	0.08	3.4	Tr	1.23	28	8.2	6.76	23.44
葵花子(炒)	52	2.0	625	2616	22.6	52.8	17.3	4.8	5	30	0.43	0.26	4.8	Tr	26.46	72	6.1	5.91	2.00
南瓜子(炒)	68	4.1	582	2436	36.0	46.1	7.9	4.1	—	—	0.08	0.16	3.3	—	27.28	37	6.5	7.12	27.03
松子(炒)	31	3.6	644	2693	14.1	58.5	21.4	12.4	5	30	Tr	0.11	3.8	Tr	25.20	161	5.2	5.49	0.62
核桃(干)	43	5.2	646	2704	14.9	58.8	19.1	9.5	5	30	0.15	0.14	0.9	1	43.21	56	2.7	2.17	4.62
山核桃(熟)	30	2.2	612	2559	7.9	50.8	34.6	7.8	—	—	0.02	0.09	1.0	Tr	14.08	133	5.4	12.59	Tr
杏仁	100	5.6	578	2419	22.5	45.4	23.9	8.0	—	—	0.08	0.56	—	26	18.53	97	2.2	4.30	15.65

第一章 各类食物营养价值及功效　171

续表

食物名称	食部/g	水分/g	能量/kcal	能量/kJ	蛋白质/g	脂肪/g	碳水化合物/g	不溶性纤维/g	总维生素A/μgRE	胡萝卜素/μg	维生素B$_1$/mg	维生素B$_2$/mg	烟酸/mg	维生素C/mg	总维生素E/mg	钙/mg	铁/mg	锌/mg	硒/μg
榛子(炒)	21	2.3	611	2555	30.5	50.3	13.1	8.2	12	70	0.21	0.22	9.8	Tr	25.20	815	5.1	3.75	2.4
栗子(熟)	78	46.6	214	897	4.2	1.5	46.0	1.2	40	240	0.19	0.13	1.2	36	—	15	1.7	—	—
白果(干)	67	9.9	355	1485	13.2	1.3	72.6	—	—	—	Tr	0.10	Tr	Tr	24.70	54	0.2	0.69	14.50
莲子(干)	100	9.5	350	1463	17.2	2.0	67.2	3.0	—	—	0.16	0.08	4.2	5	2.71	97	3.6	2.78	3.36
芝麻(白)	100	5.3	536	2244	18.4	39.6	31.5	9.8	—	—	0.36	0.26	3.8	—	38.28	620	14.14	14.21	4.06
芝麻(黑)	100	5.7	559	2340	19.1	46.1	24.0	14.0	—	—	0.66	0.25	5.9	—	50.40	780	22.7	6.13	4.70
腰果	100	2.4	559	2338	17.3	36.7	41.6	3.6	8	49	0.27	0.13	1.3	Tr	3.17	26	4.8	4.30	34.00
开心果(熟)	82	0.8	631	2610	20.6	53.0	21.9	8.2	—	—	0.45	0.10	1.10	—	19.36	108	4.4	3.11	6.50

注：营养成分以每100g食部计。"—"表示未检测，理论上食物中应该存在一定量的该种成分，但未实际检测出或微量，低于目前应用的检测方法的检出线或未检出。"Tr"表示未检出。

第六节 畜肉类及其制品

畜肉蛋白质含量为10%~20%,其中肌浆中蛋白质占20%~30%,肌原纤维中蛋白质占40%~60%,间质蛋白占10%~20%。畜肉蛋白质中所含人体必需氨基酸充足,在种类和比例上接近人体需要,利于消化吸收,是优质蛋白质。但间质蛋白主要是胶原蛋白和弹性蛋白,其中色氨酸、酪氨酸、甲硫氨酸含量少,蛋白质利用率低。畜肉中含有能溶于水的含氮浸出物,使肉汤具有鲜味。脂肪在一般畜肉中的含量为10%~36%,而在肥肉中高达90%,其在动物体内的分布,随肥瘦程度、部位有很大差异。畜肉类脂肪以饱和脂肪为主,熔点较高,其主要成分为三酰甘油,也含少量卵磷脂、胆固醇和游离脂肪酸。胆固醇含量在猪肥肉中为109mg/100g,在猪瘦肉中为81mg/100g,猪内脏中约为200mg/100g,猪脑中最高,约为2571mg/100g。畜肉的碳水化合物主要以糖原形式存在于肝脏和肌肉中。畜肉的矿物质含量为0.8%~1.2%,含铁、磷较高,铁以血红素形式存在,不受食物其他因素影响,生物利用率高,是膳食铁的良好来源。畜肉中B族维生素含量丰富,内脏(如肝脏)中富含维生素A以及维生素B_2。畜肉属于红肉,含有一种恶臭乙醛,过多摄入不利健康。

一、猪肉

猪肉又名豚肉——猪科动物家猪的肉。

【营养价值】

① 猪肉能为人体提供优质蛋白质,但在所有畜肉中,猪肉的蛋白质含量最低,脂肪含量最高。猪瘦肉含蛋白质较高,每100g可含高达20.3g的蛋白质。

② 猪肉可提供血红蛋白(有机铁)和促进铁吸收的半胱氨酸,能改善缺铁性贫血。

③ 猪肉含有B族维生素及钙、磷等成分,还含有脂肪和胆固醇。

【食用功效】

① 猪肉是日常生活的主要副食品，经常食用可以使身体感到更有力气。

② 猪肉具有补虚强身、滋阴润燥、丰肌泽肤的作用。凡病后体弱、产后血虚、面黄羸瘦者，皆可用之作营养滋补之品。

【性味、归经及功效】

猪肉性平，味甘、咸；归脾、肾、胃经；具有补肾养血、滋阴润燥的功效；适用于阴虚、头晕、贫血、老年人燥咳无痰、大便干结、营养不良等病症。

【提示】

猪肉不宜多食，特别是含肥肉多的。猪肉的烹调方式以炖煮为宜，不宜烧烤、油煎。

二、猪肝

猪肝是猪体内储存养料和解毒的重要器官，含有丰富的营养物质，具有营养保健功能，是最理想的补血佳品之一。

【营养价值】

① 猪肝中铁质丰富，其含量是猪肉的十多倍。

② 猪肝中维生素 A 的含量远远超过奶、蛋、肉、鱼等食物，还含有维生素 B_2、烟酸等。

③ 猪肝中还含有维生素 C 和微量元素硒，能增强人体的免疫力。

【食用功效】

① 猪肝富含铁，食用猪肝可调节和改善造血系统的生理功能，适合贫血患者食用。

② 猪肝富含维生素 A，能保护眼睛，维持正常视力，防止眼睛干涩、疲劳；还能维持肌肤健康。电脑前工作的人尤为适合食用。

③ 猪肝含多种有抗氧化活性的营养素，如维生素 C、维生素 A 和硒等，能增强人体的免疫力，有抗氧化、防衰老的作用，并能抑制肿瘤细胞的产生。

【性味、归经及功效】

猪肝性温,味甘、苦;归肝经;具有补肝、明目、养血的功效;适用于血虚萎黄、夜盲、目赤、水肿、脚气、癌症、贫血等病症。

【提示】

猪肝中胆固醇含量较高,高胆固醇血症、高血压和冠心病患者应少食。

三、猪皮

猪皮是一种蛋白质含量很高的肉制品原料。以猪皮为原料加工成的皮花肉、皮冻、火腿等肉制品,韧性好,色、香、味、口感俱佳。

【营养价值】

猪皮所含蛋白质的主要成分是胶原蛋白,约占85%,其次为弹性蛋白。

【食用功效】

① 猪皮中含有大量的胶原蛋白,能有效地改善机体生理功能和皮肤组织细胞的储水功能,使细胞得到滋润,保持湿润状态,防止皮肤过早产生褶皱,延缓皮肤的衰老过程;而且对人的筋腱、骨骼、毛发都有重要的生理保健作用。

② 猪皮适宜血枯、月经不调的女性食用。

【性味、归经及功效】

猪皮性凉,味甘、咸;归胃经;具有滋阴补虚、养血益气的功效;适用于心烦、鼻衄、齿衄、大便出血、痔出血、贫血、紫癜、月经过多、崩漏等病症。

【提示】

猪皮胆固醇含量为100mg/100g,肝病、动脉粥样硬化、高血压患者应少食为好。

四、猪心

猪心为猪的心脏,是补益食品。

【营养价值】

猪心含有蛋白质、脂肪、钙、磷、铁、维生素 B_1、维生素 B_2、维生素 C 以及烟酸等，这对加强心肌营养、增强心肌收缩力有很大的作用。

【食用功效】

猪心虽不能完全改善心脏器质性病变，但可以增强心肌营养，常用于心神异常之病变，配合镇惊化痰之药，效果更明显。

【性味、归经及功效】

猪心性平，味甘、咸；归心经；具有养血安神、补血等功效；适用于心脏病、惊悸、怔忡、自汗、不眠等病症。

【提示】

猪心胆固醇含量偏高，高胆固醇血症患者应忌食。

五、猪肚

猪肚为猪科动物猪的胃。

【营养价值】

猪肚中含有大量的钙、钾、钠、镁、铁等元素和维生素 A、维生素 E、蛋白质、脂肪等营养成分。

【食用功效】

① 猪肚可供给能量，促进新陈代谢，提高身体免疫力。
② 猪肚可促进生长发育及身体组织器官功能的修复。

【性味、归经及功效】

猪肚性微温，味甘；归脾、胃经；具有补虚损、健脾胃的功效；适用于虚劳羸弱、泄泻、下利、消渴、小便频数、小儿疳积等病症。

【提示】

高胆固醇血症、高血压和冠心病患者应少食或不食。

六、猪舌

猪舌，又名口条、招财等。猪舌肉质坚实，无骨，无筋膜、韧带，熟后无纤维质感。

【营养价值】

猪舌含有丰富的蛋白质、维生素 A、烟酸、铁、硒等营养素。

【食用功效】

① 猪舌可供给能量，使人精力充沛。

② 猪舌可促进生长发育及身体组织器官功能的修复。

【性味、归经及功效】

猪舌性平，味甘、咸；归脾、胃经；具有滋阴润燥的功效；适用于病后体弱、产后血虚、面黄羸瘦等病症。

【提示】

猪舌含较高的胆固醇，高胆固醇血症、高血压和冠心病患者应少食或不食。

七、猪大肠

猪大肠是用于输送和消化食物的，有很强的韧性，并不像猪肚那样厚，含有适量的脂肪。猪大肠也叫肥肠，是一种常见的猪内脏副食品。

【营养价值】

猪大肠中含有较多的脂肪，胆固醇也较高；含有一定量的蛋白质，并含有钙、铁、镁以及维生素 A、维生素 D 等。

【食用功效】

猪大肠可供给大量能量，补充体力。

【性味、归经及功效】

猪大肠性微寒，味甘；归大肠经；具有清热、祛风、止血的功效；适用于肠风便血、血痢、痔漏、脱肛等病症。

【提示】

猪大肠烹调前，必须彻底清洗干净。腹泻患者应慎食。

八、猪蹄

猪蹄，又叫猪脚、猪手，是指猪的脚部（蹄）和小腿，在我国又叫元蹄。

【营养价值】

猪蹄中含有较多的蛋白质、脂肪，并含有钙、磷、镁、铁以及维生素 A、维生素 D、维生素 E、维生素 K 等有益成分，其中以胶原蛋白含量最为突出。

【食用功效】

① 猪蹄能防治皮肤干瘪起皱、增强皮肤弹性和韧性，对延缓衰老和促进儿童生长发育都具有特殊意义。人们把猪蹄称为"美容食品"。

② 猪蹄对于经常性的四肢疲乏、腿部抽筋、麻木、消化道出血、失血性休克、缺血性脑卒中患者有一定辅助疗效，适用于大手术后及重病恢复期间的老年人食用。

③ 猪蹄可减缓中老年妇女骨质疏松的速度。

④ 猪蹄有壮腰补膝和通乳之功，可用于肾虚所致的腰膝酸软和产妇产后缺少乳汁之症。若作为通乳食疗应少放食盐、不放味精。

【性味、归经及功效】

猪蹄性平，味甘、咸；归脾、肾、胃经；具有补虚弱、填肾精、健腰膝、美容的功效；适用于血虚、术后、产后缺乳、年老体弱、骨质疏松等。

【提示】

① 晚餐太晚时或临睡前不宜吃猪蹄，以免增加血黏度。

② 猪蹄脂肪含量并不是很高，但胆固醇含量较高。肝病、动脉粥样硬化及高血压患者应少食或不食。

九、猪血

猪血，又名液体肉、血豆腐、血花等。以色正新鲜、无夹杂猪毛和杂质、质地柔软、非病猪之血为优。

【营养价值】

猪血富含蛋白质、维生素 B_2、维生素 E、维生素 K、钴、铁、磷、钙、烟酸等营养成分。其中铁的含量较为丰富。

【食用功效】

① 猪血中的血浆蛋白被人体内的胃酸分解后，产生一种解毒、清肠分解物，能够与侵入人体内的粉尘、有害金属微粒发生

化合反应，促进毒素排出体外。长期接触有毒有害粉尘的人，特别是每日驾驶车辆的司机，应多吃猪血。

② 猪血富含铁，对贫血而面色苍白者有改善作用，是排毒养颜的理想食物。

③ 猪血中含有的钴是防止人体内恶性肿瘤生长的重要微量元素，这在其他食物中是难以获得的。

④ 猪血含有维生素 K，能促使血液凝固，因此有止血作用。

【性味、归经及功效】

猪血性平，味咸；归心、肝经；具有解毒清肠、补血美容、理血祛瘀、止血、利大肠的功效；适用于干血痨、血虚头风、肠道寄生虫病等病症及粉尘污染人群。

【提示】

疑有上消化道出血者，应忌食猪血，以免干扰诊断。

十、火腿

火腿，是腌制或熏制的猪腿，经盐渍、烟熏、发酵和干燥而制成。火腿又名火肉、兰熏等。

【营养价值】

① 火腿内含丰富的蛋白质和适量的脂肪。

② 火腿含有维生素 A 和铁、钠、钾、铜等矿物质。

【食用功效】

① 火腿制作经冬历夏，经过发酵分解，各种营养成分更易被人体所吸收，具有养胃生津、益肾、固骨髓、健足力等作用，适宜气血不足、脾虚久泻、胃口不开、体质虚弱、虚劳怔忡、腰脚无力者食用。

② 江南一带常以火腿煨汤作为产妇或病后开胃增食的食品。

【性味、归经及功效】

火腿肉性温，味甘、咸；归脾、胃经；具有健脾开胃、生津益血、滋肾填精、增食欲、固骨髓、健足力和愈创口的功效；适用于虚劳怔忡、脾虚少食、久泻久痢、腰腿酸软等病症。

【提示】

① 火腿肉是坚硬的干制品，要炖烂很不容易。在炖之前在

火腿上涂些白糖，然后再放入锅中，就比较容易炖烂，且味道更为鲜美；用火腿煮汤时也可以加少量米酒，能让火腿更鲜香，且能降低咸度。

② 火腿不能当主菜，只是调味料而已，所以千万不要切大块当肉吃。

十一、牛肉

牛肉是肉类食品之一。我国的人均牛肉消费量仅次于猪肉。

【营养价值】

① 牛肉蛋白质含量高、脂肪含量低。牛肉蛋白质的氨基酸组成比猪肉更接近人体需要，营养价值更高。牛肉中脂肪含量虽低，却富含亚油酸。

② 牛肉中的肉毒碱和肌氨酸含量比任何其他食物都高，它对增长肌肉、增强力量特别有效。

③ 牛肉还富含维生素 B_6、维生素 B_{12}、铁、锌、镁等营养物质。

【食用功效】

① 牛肉能提高机体抗病能力，促进蛋白质的新陈代谢和合成，对生长发育及手术后、病后调养的人在补充失血和修复组织等方面特别适宜。

② 牛肉对运动员增长肌肉、增强肌肉力量，起着非常重要的作用；还可提高运动员耐缺氧能力，适应高强度训练。

③ 牛肉富含铁质，对治疗贫血有很好的疗效。

④ 牛肉的肌肉纤维较粗糙不易消化，故对于老年人、幼儿及消化力弱的人，宜烧熟煮烂后食用。

【性味、归经及功效】

牛肉性平，味甘；归脾、胃经；具有补脾胃、益气血、强筋骨、化痰息风、止渴止涎的功效；适用于久病体虚、营养不良、贫血、面黄目眩、筋骨酸软等病症。

【提示】

一般人群均可食用。

十二、牛舌

牛舌是牛的舌头，外有一层老皮。欧洲人吃牛舌，熏、腌、烩、炖皆宜，甚至罐装出售；韩国人热衷烧烤牛舌；河南人喜食大葱扒牛舌；广东人则喜食卤牛舌，卤牛舌甘醇浓厚，美味芳香。

【营养价值】

牛舌蛋白质含量高，还含有较丰富的维生素 B_2、烟酸、维生素 E、铁、硒等营养物质。

【食用功效】

① 牛舌可供给能量，有提高免疫力、补气健身的作用。

② 牛舌可促进生长发育及身体组织器官功能的修复。

【性味、归经及功效】

牛舌性平，味甘；归脾、胃经；具有补脾胃、益气血、强筋骨、消水肿等功效；适用于病后体虚、脾胃虚弱、气血不足等。

【提示】

牛舌胆固醇含量为 92mg/100g，高胆固醇血症、高血压和冠心病患者应少食。

十三、牛肝

牛肝，牛科动物黄牛或水牛的肝。

【营养价值】

① 牛肝中维生素 A 的含量远远超过奶、蛋、肉、鱼等食物。

② 经常食用牛肝还能补充维生素 B_2、维生素 C 和铁、硒等元素。

【食用功效】

① 牛肝中铁质丰富，是补血食品中最常用的食物之一。

② 牛肝富含维生素 A，能保护眼睛，维持正常视力，防止眼睛干涩、疲劳，还能维持肌肤健康。

③ 牛肝能增强人体免疫力，有抗氧化、防衰老的作用，并能抑制肿瘤细胞的产生。

【性味、归经及功效】

牛肝性平，味甘；归肝经；具有养血、补肝、明目的功效；

适用于血虚萎黄、产后贫血、肺结核、夜盲等病症。

【提示】

牛肝中胆固醇含量较高，高胆固醇血症、高血压和冠心病患者应少食。

十四、牛肚

牛肚，即牛的胃。牛为反刍动物，共有四个胃，前三个胃为牛食管的变异，即瘤胃、网胃（又称蜂巢胃、麻肚）、瓣胃（又称重瓣胃、百叶胃、毛肚），最后一个为真胃（又称皱胃）。瘤胃内壁肉柱，行业俗称"肚领、肚梁、肚仁"。贲门括约肌，肉厚而韧俗称"肚尖""肚头"。应用瘤胃可把牛浆膜撕掉，保留黏膜，生切片涮吃。网胃应用与瘤胃相同，瓣胃与皱胃大多切丝用。牛肚中运用最广的为肚领和百叶。

【营养价值】

牛肚含有丰富的蛋白质和少量的脂肪，还富含钙、磷、铁、维生素 B_1、维生素 B_2、烟酸等营养物质。

【食用功效】

① 常吃牛肚可以使人精力充沛、强壮，能调节人体内的平衡，还可以促进新陈代谢，提高免疫力。

② 常吃牛肚可以维护人体正常的消化功能，延缓皮肤衰老，改善精神状况，消除疲劳，还能提高记忆力等。

【性味、归经及功效】

牛肚性平，味甘；归脾、胃经；具有补虚、益脾胃的功效；适用于病后体虚、脾胃虚弱、消化不良、气血不足、风眩等病症。

【提示】

牛肚质地较韧，常无法彻底嚼烂，难以吞咽，因此牙齿发育不全的小孩及老年人不适宜吃牛肚。

十五、牛肺

牛肺是指牛科动物黄牛或水牛的肺。

【营养价值】

牛肺富含蛋白质、脂肪、钙、铁、磷、铜、维生素 A 和 B

族维生素等营养物质。

【食用功效】

① 牛肺可供给能量，促进生长发育及身体组织器官功能的修复，适宜于生长发育停滞的儿童。

② 牛肺可提高免疫力，还适合骨质疏松症的人群。

③ 牛肺可补充铁元素，有利于生长，适宜于缺铁性贫血患者、孕妇、儿童及哺乳期妇女。

【性味、归经及功效】

牛肺性平，味甘；归肺经；具有益肺、止咳平喘、补血益气的功效；适用于消瘦、免疫力低、贫血等病症。

【提示】

牛肺中脂肪含量较低，但胆固醇含量较高，建议高脂血症、高血压等人群慎食。

十六、牛蹄筋

牛蹄筋，就是附在牛蹄骨上的韧带。牦牛的牛蹄筋最好，黄牛次之，再次是水牛；壮年牛最好，小牛和老牛次之；好斗者最好，体重者最好，无病者最好。

【营养价值】

牛蹄筋含有丰富的蛋白聚糖和胶原蛋白，脂肪含量远比肥肉低，并且胆固醇含量较低。

【食用功效】

① 牛蹄筋能增强细胞生理代谢，使皮肤更富有弹性和韧性，延缓皮肤的衰老，对于抗皱、美肤是比较有效果的。

② 牛蹄筋有强筋壮骨之功效，对腰膝酸软、身体瘦弱者有很好的食疗作用。有助于青少年生长发育和减缓中老年妇女骨质疏松的速度。

【性味、归经及功效】

牛蹄筋性温，味甘；归脾、肾经；具有益气补虚、温中暖中的功效；适用于虚劳羸瘦、腰膝酸软、产后虚冷、腹痛寒疝、中虚反胃等病症。

【提示】

牛蹄筋较硬，老年人、小孩以及牙齿不好、消化能力弱的人，不宜多吃。

十七、羊肉

羊肉，有山羊肉、绵羊肉、野羊肉之分。古时称羊肉为羖肉、羝肉、羯肉等。

【营养价值】

① 羊肉较猪肉的蛋白质含量多，肉质要细嫩。

② 羊羔肉富含锌和B族维生素，其中烟酸、维生素 B_2 和维生素 B_{12} 的含量尤其丰富；镁、钾和磷的含量也较高，并且易于吸收。铁、锌、硒的含量颇为丰富。羊的年龄越老，羊肉就越油腻，其能量就越高。

【食用功效】

① 寒冬吃羊肉可益气补虚，促进血液循环，增强御寒能力。

② 羊肉有补肾壮阳的作用，适合男性食用。

【性味、归经及功效】

羊肉性温，味甘；归脾、肾经；具有益气补虚、温中暖下、补肾壮阳、生肌的功效；适用于胃寒反胃呕吐、气管炎咳嗽、身体虚弱、阳气不足、四肢不温、畏寒无力、腰酸阳痿、产后缺乳等病症。

【提示】

① 羊肉属大热之品，凡有发热、牙痛、口舌生疮等上火症状者都不宜食用。患有肝病、高血压、急性肠炎或其他感染性疾病者，以及处于发热期的人都不宜食用。

② 夏秋季节气候热燥，不宜吃羊肉。

十八、羊肝

羊肝为牛科动物山羊或绵羊的肝。

【营养价值】

羊肝比猪肝更加细嫩，营养也更加丰富。尤其是维生素 A

含量很高，还富含铁、维生素 B_2 等。

【食用功效】

① 羊肝对眼睛有很好的保养作用，适宜患有夜盲症（雀目）、眼干燥症、青盲翳障、小儿疳眼、目暗昏花，或热病后弱视之人食用。

② 羊肝富含铁元素，适宜血虚、面色萎黄、产后贫血、肺结核及小儿衰弱者食用。

【性味、归经及功效】

羊肝性凉，味甘、苦；归肝经；具有益血、补肝、明目、清虚热的功效；适用于血虚萎黄羸瘦、肝虚目暗昏花、夜盲、贫血、肺虚咳嗽、小便不利等病症。

【提示】

羊肝胆固醇含量较高，高胆固醇血症、高血压和冠心病患者应少食。

十九、羊肺

羊肺为牛科动物山羊或绵羊的肺。

【营养价值】

① 羊肺含有丰富的蛋白质、铁、硒等营养素，有补益肺气、利尿行水的作用。

② 羊肺可用于提取肝素，羊肺肝素分子量较小，抗凝效果较好。

【食用功效】

① 羊肺一般人都可食用，特别适宜咳嗽、尿频等患者食用。

② 羊肺肝素有较强的降胆固醇和抗炎作用，肝素的主要药理作用有抗凝血、抗血栓、调血脂、抗动脉粥样硬化和抗炎等。

【性味、归经及功效】

羊肺性平，味甘；归肺经；具有补肺气、通调水道的功效；适用于肺痿咳嗽、消渴、小便不利或频数等病症。

【提示】

高胆固醇血症、高血压和冠心病患者应少食。

二十、驴肉

民间有"天上龙肉，地上驴肉"的谚语，以此来形容驴肉之味美。

【营养价值】

① 驴肉蛋白质含量比牛肉、猪肉高，而脂肪含量比牛肉、猪肉低，是典型的高蛋白质、低脂肪食物。驴肉中氨基酸构成十分全面，8种人体必需氨酸和10种非必需氨基酸的含量都十分丰富。

② 驴肉的不饱和脂肪酸含量，尤其是生物价值特高的亚油酸、α-亚麻酸的含量都远高于猪肉、牛肉。

③ 驴肉还含有动物胶、骨胶原和钙、硫等成分。

【食用功效】

驴肉有补气血、益脏腑等功效，能为体弱、气虚乏力、食欲不振、病后调养的人提供良好的营养补充。

【性味、归经及功效】

驴肉性平，味甘、酸；归心、肝经；具有补益气血、息风安神、滋肾养肝的功效；适用于气血亏虚、短气乏力、倦怠羸瘦、食欲不振、心悸眠差、阴血不足、风眩肢挛、不寐多梦等病症。

【提示】

一般人都能吃驴肉，但是不要一次性吃太多，否则容易加重胃肠道负担。平素脾胃虚寒，有慢性肠炎、腹泻者忌食驴肉。

二十一、驴皮

驴皮是马科动物驴的皮，营养丰富，中国人经常用于熬制驴皮明胶，俗称阿胶，又叫驴皮胶。驴皮的功效与作用就体现在阿胶上，驴皮的功效与作用与阿胶也类似。

【营养价值】

驴皮胶是滋阴补血的良药，含有多种蛋白质、氨基酸、钙等，能改善血钙平衡，促进红细胞的生成。驴皮胶含有丰富的胶原蛋白，有补血滋阴的效果。

【食用功效】

① 长期小剂量食用驴皮胶，可以增强体质，提高机体的抗

病能力。

② 驴皮胶可以滋阴养血，能用于血虚萎黄、眩晕、心悸、肌痿无力、心烦不眠等症。

③ 驴皮胶还可以润滑关节，增加抗风湿的能力，避免骨质疏松，改善运动功能。

【性味、归经及功效】

驴皮胶性平，味甘；归肝、肺、肾经；具有滋阴补血、安胎、止血、润肠的功效；适用于血虚萎黄、眩晕、心悸、出血证、阴虚证、燥证等。

【提示】

食用驴皮胶容易上火。湿气重、有瘀血、易上火者不适合服用驴皮胶。

二十二、狗肉

狗肉，又叫"香肉"或"地羊"，有"至尊肾宝"美誉，口感细嫩，肉质密，饱满。

【营养价值】

① 狗肉蛋白质含量高，而且蛋白质质量极佳，尤以球蛋白比例大，对增强机体抗病力、细胞活力及器官功能有明显作用。

② 狗肉还含丰富的脂肪、维生素 A、烟酸、铁、钙等营养物质。

【食用功效】

① 食用狗肉可增强体魄，提高消化能力，促进血液循环，改善性功能。狗肉还可用于老年人的虚弱症，如四肢厥冷、精神不振等。冬天常吃，可增强老年人抗寒能力。

② 狗肉有温肾助阳、壮力气、补血脉的功效。

【性味、归经及功效】

狗肉性温，味甘、咸；归脾、肾、胃经；具有温补脾胃、补肾助阳、壮力气、补血脉的功效；适用于腰膝冷痛、小便清长、小便频数、水肿、耳聋、阳痿、脘腹胀满、腹部冷痛等病症。

【提示】

① 狗肉属热性食物，一次不宜吃多。凡咳嗽、感冒、发热、

腹泻和阴虚火旺者不宜多用。

② 对于患有狂犬病以及其他疾病而死亡的狗的肉,要绝对禁食。

二十三、兔肉

兔肉包括家兔肉和野兔肉两种,家兔肉又称为菜兔肉。在日本,兔肉被称为"美容肉",受到年轻女子的青睐,常作为美容食品食用。

【营养价值】

① 兔肉属高蛋白质、低脂肪、低胆固醇的肉类。

② 兔肉质地细嫩,味道鲜美,营养丰富,具有很高的消化率(可达85%),食后极易被消化吸收。

【食用功效】

① 兔肉富含大脑和其他器官发育不可缺少的卵磷脂,有健脑益智的功效。

② 经常食用兔肉可保护血管壁,阻止血栓形成,对高血压、冠心病、糖尿病患者有益处,并可增强体质,健美肌肉。兔肉还能维持皮肤细胞活性,保持皮肤弹性。

③ 兔肉中所含的脂肪和胆固醇低于所有其他肉类,而且脂肪又多为不饱和脂肪酸,常吃兔肉,可强身健体,但不会增肥,是肥胖患者理想的肉食。

④ 常食兔肉可防止有害物质沉积,促进儿童健康成长,助老年人延年益寿。

【性味、归经及功效】

兔肉性凉,味甘;归肝、脾、人肠经;具有补中益气、凉血解毒、清热止渴等功效;适用于热气湿痹、热毒、高血压、冠心病、糖尿病等病症。

【提示】

① 兔肉性凉,宜在夏季食用。

② 孕妇及经期女性、有明显阳虚症状的女子、脾胃虚寒者不宜食用。

畜肉类及其制品食物成分表见表1-12。

表 1-12 畜肉类及其制品食物成分表

食物名称	食部/g	水分/g	能量/kcal	能量/kJ	蛋白质/g	脂肪/g	碳水化合物/g	胆固醇/mg	总维生素 A/μgRE	维生素 B_1/mg	维生素 B_2/mg	烟酸/mg	维生素 C/mg	总维生素 E/mg	钙/mg	铁/mg	锌/mg	硒/μg
猪肉(肥瘦)	100	46.8	395	1653	13.2	37.0	2.4	80	18	0.22	0.16	3.5	—	0.35	6	1.6	2.06	11.97
猪肝	99	70.7	129	540	19.3	3.5	5.0	288	4972	0.21	2.08	15.0	20	0.86	6	22.6	5.78	19.21
猪皮	100	46.9	363	1506	27.4	28.1	0.0	100	3	0.03	0.14	0.63	Tr	Tr	13	1.7	0.67	4.68
猪心	97	76.0	119	498	16.6	5.3	1.1	151	13	0.19	0.48	6.8	4	0.74	12	4.3	1.90	14.94
猪肚	96	78.2	110	460	15.2	5.1	0.7	165	3	0.07	0.16	3.7	—	0.32	11	2.4	1.92	12.76
猪舌	94	63.7	233	975	15.7	18.1	1.7	158	15	0.13	0.30	4.6	—	0.73	13	2.8	2.12	11.74
猪大肠	100	73.6	196	820	6.9	18.7	0	137	7	0.06	0.11	1.9	—	0.50	10	1.0	0.98	16.96
猪蹄	60	58.2	260	1088	22.6	18.8	0	192	3	0.05	0.10	1.5	—	0.01	33	1.1	1.14	5.85
猪血	100	85.8	55	230	12.2	0.3	0.9	51	—	0.03	0.04	0.3	—	0.20	4	8.7	0.28	7.94
火腿	100	47.9	330	1381	16.0	27.4	4.9	120	46	0.28	0.09	4.8	—	0.18	9	2.1	2.26	13.00
牛肉(肥瘦)	99	72.8	125	523	19.9	4.2	2.0	84	7	0.04	0.14	5.6	—	0.65	23	3.3	4.73	6.45
牛舌	100	66.7	196	820	17.0	13.3	2.0	92	8	0.10	0.16	3.6	—	0.55	6	3.1	3.39	13.84

第一章 各类食物营养价值及功效 189

续表

食物名称	食部/g	能量/kcal	能量/kJ	蛋白质/g	脂肪/g	碳水化合物/g	胆固醇/mg	总维生素A/μgRE	维生素 B₁/mg	维生素 B₂/mg	烟酸/mg	维生素 C/mg	总维生素E/mg	钙/mg	铁/mg	锌/mg	硒/μg
牛肝	100	68.7	139	582	19.8	3.9	6.2	297	20220	0.16	1.30	11.9	9	0.13	4	6.6	5.01	11.99
牛肚	100	83.4	72	301	14.5	1.6	0	104	2	0.03	0.13	2.5	—	0.51	40	1.8	2.31	9.07
牛肺	100	78.6	95	397	16.5	2.5	1.5	306	12	0.04	0.21	3.4	13	0.34	8	11.7	2.67	13.61
牛蹄筋	100	62.0	151	632	34.1	0.5	2.6	—	Tr	0.07	0.13	0.7	—	—	5	3.2	0.81	1.70
羊肉(肥瘦)	90	65.7	203	349	19.0	14.1	0	92	22	0.05	0.14	4.5	—	0.26	6	2.3	3.22	32.20
羊肝	100	69.7	134	561	17.9	3.6	7.4	349	20972	0.21	1.75	22.1	—	29.93	8	7.5	3.45	17.63
羊肺	100	77.7	96	402	16.2	2.4	2.5	319	Tr	0.05	0.14	1.1	—	1.43	12	7.8	1.81	9.33
驴肉(瘦)	100	73.8	116	485	21.5	3.2	0.4	74	72	0.03	0.16	2.5	—	2.76	2	4.3	4.26	6.10
狗肉	80	76.0	116	485	16.8	4.6	1.8	62	12	0.34	0.20	3.5	—	1.40	52	2.9	3.18	14.75
兔肉	100	76.2	102	427	19.7	2.2	0.9	59	26	0.11	0.10	5.8	—	0.42	12	2.0	1.30	10.93

注：营养成分以每100g食部计。"—"表示未检测，理论上食物中应该存在一定量的该种成分，但未实际检测。"Tr"表示未检出或微量，低于目前应用的检测方法的检出线或未检出。

第七节 禽肉类及其制品

禽肉的营养价值与畜肉相似,不同之处在于其脂肪含量少、熔点低(20~40℃),含有20%的亚油酸,易于消化吸收。禽肉蛋白质含量约为20%,其氨基酸组成接近人体需要,含氮浸出物较多。

一、鸡肉

鸡肉指鸡身上的肉,鸡的肉质细嫩,滋味鲜美,并富有营养,有滋补养身的作用。

【营养价值】

① 鸡肉蛋白质的含量较高,种类多,而且消化率高,很容易被人体吸收利用。鸡肉是高蛋白、低脂肪的食物。

② 鸡肉含有丰富的钙、铁、铜等元素及维生素 A、B 族维生素、维生素 E 等。

③ 鸡肉含有对人体生长发育有重要作用的磷脂类。鸡肉是中国人膳食结构中脂肪和磷脂的重要来源之一。

④ 鸡腿肉脂肪的含量较多,也是整鸡中铁元素含量最多的一部分。

【食用功效】

① 鸡肉有增强体力、强壮身体的作用,特别适合幼儿、青少年、老年人、患者、体弱者食用。

② 鸡肉可作为美容食物,以乌鸡为佳。乌鸡入肾经,具有温中益气、补肾填精、养血乌发、滋润肌肤的作用。

【性味、归经及功效】

鸡肉性平、温,味甘;归脾、胃经;具有益五脏、补虚损、健脾胃、强筋骨、添精髓的功效;适用于营养不良、畏寒怕冷、头晕心悸、乏力疲劳、月经不调、产后乳少、贫血、中虚食少、消渴、水肿、小便频数、遗精、耳聋耳鸣等病症。

【提示】

① 鸡肉富含嘌呤，故痛风患者不宜多食，特别是不能喝鸡汤。

② 我国人往往推崇喝鸡汤，但是鸡肉的营养价值要高于鸡汤。

二、鸡肝

鸡肝，为雉科动物家鸡的肝脏，其色紫红，质细嫩。

【营养价值】

鸡肝含有丰富的蛋白质、钙、磷、铁、锌、维生素 A、B 族维生素。

【食用功效】

① 鸡肝可补充丰富的铁元素，对贫血有很好的疗效。

② 鸡肝能保护眼睛，维持正常视力，防止眼睛干涩、疲劳；能维持肌肤健康，增强人体免疫力，抗氧化，防衰老，并能抑制肿瘤细胞的产生。

【性味、归经及功效】

鸡肝性微温，味甘、苦，无毒；归肝、肾经；具有补肝益肾、安胎、止血补血的作用；适用于肝虚目暗、小儿疳积、妇人胎漏、治夜盲等病症。

【提示】

鸡肝不宜食用过多，以免摄入太多的胆固醇。特别是高胆固醇血症、肝病、高血压和冠心病患者应少食。

三、鸡翅

鸡翅，鸡的翅膀，又名鸡翼、大转弯等。鸡翅肉少，皮富胶质，又分鸡膀、膀尖两种。鸡膀，连接鸡体至鸡翅的第一关节处，肉质较多；膀尖，鸡翅第一关节处至膀尖，骨多肉少。

【营养价值】

鸡翅含有丰富的脂类和蛋白质等营养成分，特别是胶原蛋白和弹性蛋白含量丰富。

【食用功效】

① 鸡翅含有多量的胶原蛋白及弹性蛋白等,对于血管、皮肤及内脏颇具保健效果。

② 鸡翅所含优质蛋白,有提高免疫力、促进生长发育等功效。

【性味、归经及功效】

鸡翅性平、温,味甘;归脾、胃经;具有温中益气、补精添髓、强腰健胃的功效;适用于虚劳瘦弱、中虚食少等病症。

【提示】

一般人群均可食用,但是不可食用过多。

四、鸡爪

鸡爪是鸡的脚爪,又名鸡掌、凤爪、凤足等。

【营养价值】

鸡爪多皮、筋,胶质大,含较多的蛋白质和胶原蛋白。

【食用功效】

① 鸡爪有美容护肤的作用,常吃有利于保持肌肤弹性及光泽。

② 鸡爪有益于内分泌失调导致的痛经、月经不调、乳腺疾病、肥胖症等病症。

【性味、归经及功效】

鸡爪性平,味甘;归脾、胃经;具有健脾益气、舒筋强骨的功效;适用于虚劳瘦弱、中虚食少等病症。

【提示】

一般人群均可食用,但是不可食用过多。

五、鸭肉

鸭肉是一种美味佳肴,适于滋补,是各种美味名菜的主要原料。

【营养价值】

① 鸭肉的营养价值很高,可食部分鸭肉中的蛋白质含量为

16%～25%。鸭肉蛋白质主要是肌浆蛋白和肌凝蛋白，还有间质蛋白，其中含有胶原蛋白和弹性蛋白，此外还有少量的明胶，其余为非蛋白氮。

② 肉食含氮浸出物越多，味道越鲜美。鸭肉中含氮浸出物比畜肉多，所以鸭肉味美。老鸭肉的含氮浸出物较幼鸭肉多，因此，老鸭的汤比幼鸭鲜美。

③ 鸭肉中的脂肪含量适中，比鸡肉高，比猪肉低，并较均匀地分布于全身组织中。脂肪酸主要是不饱和脂肪酸和低碳饱和脂肪酸，因此，熔点低，约为35℃，易于消化。

④ 鸭肉是含B族维生素和维生素E比较多的肉类。100g可食鸭肉中含有B族水溶性维生素约10mg。

⑤ 鸭肉还含有0.8%～1.5%的无机物。

【食用功效】

① 鸭肉蛋白质含量丰富，常食可增强体质，提高免疫力。

② 鸭肉特别是老鸭肉，可用于血晕头痛、阴虚失眠、肺热咳嗽、肾炎水肿、小便不利、低热等病症。

③ 常食鸭肉还可抗衰老，起到美容护肤的作用。

【性味、归经及功效】

鸭肉性寒，味甘；归肺、胃、肾经；具有滋补、养胃、补肾、除痨、消水肿、止热痢、止咳化痰等功效；适用于体质虚弱、食欲不振、发热、大便干燥、水肿等病症。

【提示】

鸭肉性寒，腹痛、腹泻、腰痛、外感风寒者不宜食用鸭肉，以免加重病情。

六、鸭肝

鸭肝为鸭科动物家鸭的肝脏。

【营养价值】

鸭肝富含铁、维生素B_2、维生素A等营养物质；鸭肝中还具有一般肉类食品不含的维生素C和较丰富的微量元素硒等。

【食用功效】

鸭肝特别适合贫血和常在电脑前工作的人食用。

【性味、归经及功效】

鸭肝性温，味甘、苦；归肝经；具有补肝、明目、养血的功效；适用于血虚萎黄、夜盲、水肿、脚气等病症。

【提示】

鸭肝是鸭子的解毒器官，有害物质在肝脏内降解并存留在鸭肝中，所以尽量少吃。另外，高胆固醇血症、肝病、高血压和冠心病患者应少食。

七、鸭掌

鸭掌为鸭科动物家鸭的脚掌。

【营养价值】

① 鸭掌含较多的蛋白质，低糖，低脂肪。

② 鸭掌含有丰富的胶原蛋白。

【食用功效】

① 鸭掌筋多，皮厚，无肉，有嚼劲，特别适合骨营养不良者食用，还有美容护肤的作用。

② 鸭掌有益于内分泌失调导致的痛经、月经不调、乳腺疾病、肥胖症等症。

【性味、归经及功效】

鸭掌性平，微寒，味甘、咸；归胃经；具有温中益气、填精补髓、活血调经的功效；适用于身体虚弱者。

【提示】

一般脾胃虚寒的人群不宜过多食用鸭掌，以免加重病情。

八、鸭肫

鸭肫又叫鸭胗，即鸭胃、鸭的肌胃，形状扁圆，肉质紧密，紧韧耐嚼，滋味悠长，无油腻感，是老少皆喜爱的佳肴珍品。

【营养价值】

鸭肫含有碳水化合物、蛋白质、脂肪、烟酸、维生素 E 和钙、镁、铁、钾、磷、钠、硒等矿物质。

【食用功效】

① 鸭肫铁元素含量较丰富，贫血病患者尤其适合食用，女性可以适当多食用一些。

② 食用鸭肫可促进消化，增强脾胃功能，上腹饱胀、消化不良者可多吃鸭肫。

【性味、归经及功效】

鸭肫性平，味甘、咸；归胃经；具有健胃的功效；适用于胃肠功能不佳者。

【提示】

一般人群均可食用，但是不可食用过多。

九、鸭血

鸭血为家鸭的血液。一般来说，鸭血比起猪血颜色要暗，弹性较好，而且有一股较浓的腥臭味。

【营养价值】

鸭血中含有丰富的蛋白质及多种人体不能合成的氨基酸，还含有铁等矿物质和多种维生素，这些都是人体造血过程中不可缺少的物质。

【食用功效】

鸭血适合贫血患者、老年人、妇女和从事粉尘、纺织、环卫、采掘等工作的人食用。

【性味、归经及功效】

鸭血性寒，味咸；归肝、脾经；具有补血、解毒的功效；适用于失血血虚、小儿白痢等病症。

【提示】

体质虚寒的人群不宜过多食用鸭血。

十、鹅肉

鹅肉为鸭科动物鹅的肉。鹅是食草动物，鹅肉是理想的高蛋白、低脂肪、低胆固醇的营养健康食物。

【营养价值】

① 鹅肉含有人体生长发育所必需的各种氨基酸，其组成接近人体所需氨基酸的比例，所以鹅肉是优质蛋白质。

② 鹅肉脂肪含量较低，而且品质好，不饱和脂肪酸的含量高，特别是α-亚麻酸含量均超过其他肉类，对人体健康有利。

③ 鹅肉还含钙、铁、钾、烟酸等十多种矿物质和维生素。

【食用功效】

① 吃鹅肉可为老年糖尿病患者补充营养，又可控制病情发展。

② 鹅肉还可治疗和预防咳嗽等病症，尤其对治疗感冒、急慢性气管炎、慢性肾炎、老年水肿、肺气肿、哮喘有良效，特别适合在冬季进补。

③ 鹅血中还含有一种抗癌因子，能增强人体体液免疫。

【性味、归经及功效】

鹅肉性平，味甘；归脾、肺经；具有益气补虚、和胃止渴、止咳化痰、解铅毒等功效；适用于身体虚弱、气血不足、营养不良等病症。

【提示】

一般人群均可食用，但是不可食用过多。

十一、鹅肝

鹅肝为鸭科动物鹅的肝脏。欧洲人将鹅肝与鱼子酱、松露并列为"世界三大珍馐"。

【营养价值】

① 鹅肝含有丰富的碳水化合物、蛋白质、胆固醇和铁、锌、铜、钾、磷、钠等矿物质。

② 鹅肥肝含脂肪40%～60%，不饱和脂肪酸占65%～68%，而另外的1/3是饱和脂肪酸。每100g鹅肥肝中含4.5～7g的卵磷脂，是正常鹅肝的3倍。

③ 鹅肥肝还富含"谷氨酸"，故加热时有一股特别诱人的香味。

【食用功效】

① 鹅肝是动物肝脏的一种，有着动物肝脏典型的营养成分，如维生素A、铁元素。因此，鹅肝具有补血，维持正常视力，防止眼睛干涩、疲劳，维持皮肤健康的作用。

② 鹅肝还能补充维生素B_2和微量元素锌，可增强机体免疫力，抗氧化，防衰老，并能抑制肿瘤细胞的产生。

【性味、归经及功效】

鹅肝性温，味甘、苦；归肝经；具有补肝、明目、养血的功效；适用于血虚萎黄、夜盲、目赤、水肿、脚气等病症。

【提示】

鹅肝属于高胆固醇食物，食用会增加血胆固醇含量。高胆固醇血症、高血压和冠心病患者应少食。

十二、鸽肉

鸽子，又名白凤，肉味鲜美，营养丰富。鸽肉的营养价值极高，既是名贵的美味佳肴，又是高级滋补佳品。

【营养价值】

① 鸽肉的蛋白质含量高，鸽肉消化率也高，而脂肪含量较低。

② 鸽肉含钙、铁、铜等矿物质及维生素A、B族维生素、维生素E等营养成分。

③ 乳鸽肉含有较多的支链氨基酸和精氨酸。

④ 乳鸽的骨内含有丰富的软骨素。

【食用功效】

① 鸽肉营养丰富、易于消化，是成人、孕妇、儿童及体虚病弱者的理想营养食物。

② 乳鸽肉含较多支链氨基酸和精氨酸，可促进体内蛋白质的合成，术后患者可多食用乳鸽，以改善血液循环、加速创面愈合。

③ 乳鸽的骨内含有丰富的软骨素，可与鹿茸中的软骨素相媲美，经常食用，可改善皮肤细胞活力、增强皮肤弹性、改善血

液循环、使面色红润等。

④ 鸽肉对脱发、白发等也有很好的疗效。

【性味、归经及功效】

鸽肉性平,味甘、咸;归肝、肾经;具有滋阴壮阳、养血补气、清热解毒的功效;适用于高血压、高脂血症、冠心病、动脉粥样硬化、头发早白、毛发稀疏、贫血、神经衰弱、男子不育、精子活力差、习惯性流产等病症。

【提示】

食鸽以清蒸或煲汤最好,这样能使营养成分保存最为完好。

十三、鹌鹑肉

鹌鹑,简称鹑,是一种头小、尾巴短、不善飞的赤褐色小鸟。

【营养价值】

鹌鹑肉味道鲜美,营养丰富,是典型的高蛋白、低脂肪、低胆固醇食物。

【食用功效】

① 鹌鹑肉脂肪含量低,特别适合中老年人以及高血压、肥胖症患者食用。

② 鹌鹑肉可辅助治疗水肿、贫血、肝硬化等多种疾病。

③ 鹌鹑肉富含优质蛋白,适宜于营养不良、免疫力低下者食用。

【性味、归经及功效】

鹌鹑肉性平,味甘;归心、肝、脾、肺、肾、大肠经;具有补益五脏、益气养血的功效;适用于体虚乏力、贫血、肾炎水肿、泻痢、结核病、胃病、神经衰弱、支气管炎、皮肤过敏等病症。

【提示】

一般人群均可食用。

禽肉类及其制品食物成分表见表1-13。

表 1-13 禽肉类及其制品食物成分表

食物名称	食部/g	水分/g	能量/kcal	能量/kJ	蛋白质/g	脂肪/g	碳水化合物/g	胆固醇/mg	总维生素A/μgRE	维生素B₁/mg	维生素B₂/mg	烟酸/mg	维生素C/mg	总维生素E/mg	钙/mg	铁/mg	锌/mg	硒/μg
鸡肉	66	69.0	167	699	19.3	9.4	1.3	106	48	0.05	0.09	5.6	—	0.67	9	1.4	1.09	11.75
鸡肝	100	74.4	121	506	16.6	4.8	2.8	356	10414	0.33	1.10	11.9	—	1.88	7	12.0	2.40	38.55
鸡翅	69	65.4	194	812	17.4	11.8	4.6	113	68	0.01	0.11	5.3	—	0.25	8	1.3	1.12	10.98
鸡爪	60	56.4	254	1063	23.9	16.4	2.7	103	37	0.01	0.13	2.4	—	0.32	36	1.4	0.90	9.95
鸭肉	68	63.9	240	1004	15.5	19.7	0.2	94	52	0.08	0.22	4.2	—	0.27	6	2.2	1.33	12.25
鸭肝	100	76.3	128	536	14.5	7.5	0.5	341	1040	0.26	1.05	6.9	18	1.41	18	23.1	3.08	57.27
鸭掌	59	64.7	150	628	26.9	1.9	6.2	36	11	Tr	0.17	1.1	—	—	24	1.3	0.54	5.42
鸭胗	93	77.8	92	385	17.9	1.3	2.1	153	6	0.04	0.15	4.4	—	0.21	12	4.3	2.77	15.95
鸭血（白鸭）	100	72.6	108	452	13.6	0.4	12.4	95	—	0.06	0.06	—	—	0.34	5	30.5	0.50	—
鹅肉	63	61.4	251	1050	17.9	19.9	0	74	42	0.07	0.23	4.9	—	0.22	4	3.8	1.36	17.68
鹅肝	100	70.7	129	540	15.2	3.4	9.3	285	6100	0.27	0.25	—	—	0.29	2	7.8	3.56	—
鸽肉	42	66.6	201	841	16.5	14.2	1.7	99	53	0.06	0.20	6.9	—	0.99	30	3.8	0.82	11.08
鹌鹑肉	58	75.1	110	460	20.2	3.1	0.2	157	40	0.04	0.32	6.3	—	0.44	48	2.3	1.19	11.67

注：营养成分以每100g食部计。"—"表示未检测，理论上食物中应该存在一定量的该种成分，但未实际检测。"Tr"表示未检出或微量，低于目前应用的检测方法的检出线或未检出。

第八节　水产类及其制品

水产品种类繁多，常见的主要有鱼类、虾蟹类等，其中以鱼类最为常见。鱼的种类很多，主要的食用淡水鱼包括鲤鱼、草鱼、鲫鱼等，海水鱼包括黄鱼、带鱼等。鱼类蛋白质含量一般为15%～25%，易于消化吸收，氨基酸组成中，色氨酸含量偏低。鱼类脂肪含量一般为1%～3%，主要分布在皮下和内脏周围。鱼类脂肪多由不饱和脂肪酸组成，且含有丰富的二十碳五烯酸（EPA）和二十二碳六烯酸（DHA）。鱼类还是矿物质、维生素的良好来源。

一、鱼类及其制品

（一）青鱼

青鱼，又称鲭、乌鲭、青鲩、溜子等，是长江中、下游和沿江湖泊里的重要渔业资源和各湖泊、池塘中的主要养殖对象，为我国淡水养殖的"四大家鱼"之一。四大家鱼有：青鱼、草鱼、鲢鱼、鳙鱼。

【营养价值】

青鱼是一种高蛋白、低脂肪的食物。在氨基酸组成中，富含谷氨酸、天冬氨酸等呈鲜味成分，还有钙、铁、硒、锌等矿物质。青鱼脂肪含量虽低，但含有一定量的 EPA 与 DHA。

【食用功效】

① 青鱼含有丰富的核酸、硒、锌等，具有延缓衰老、保护心血管的作用，特别适宜中老年人及"三高"患者食用。

② 青鱼有抗癌作用，还能增强大脑功能，促进生长发育。

【性味、归经及功效】

青鱼性平，味甘；归脾、胃经；具有益气补虚、健脾养胃、化湿祛风、利水、和中的功效；适用于少食、乏力、脚气湿痹、烦闷、疟疾、血淋、妊娠水肿等病症。

【提示】

青鱼胆有毒，过量吞食青鱼胆会发生中毒反应。轻者恶心、呕吐、腹痛、腹泻；重者腹泻后昏迷、尿少、无尿、视物模糊、巩膜黄染，继之骚动、抽搐、牙关紧闭、四肢强直、口吐白沫、两眼球上翻、呼吸深快。如若治疗不及时，会导致死亡。

（二）草鱼

草鱼，又称鲩、鲩鱼、油鲩、草鲩、白鲩、草根（东北）、厚子鱼（鲁南）、海鲩（南方）、混子、黑青鱼等。

【营养价值】

草鱼含有丰富的不饱和脂肪酸、优质蛋白质、维生素和硒、镁等矿物质。

【食用功效】

① 草鱼含有丰富的不饱和脂肪酸，对血液循环有利，是心血管病患者的良好食物。

② 草鱼对于身体瘦弱、食欲不振的人来说，有开胃、滋补的作用。

③ 草鱼含有丰富的维生素 E，经常食用有抗衰老、养颜的功效，而且还有防癌抗癌的作用。

【性味、归经及功效】

草鱼性温，味甘；归肝、胃经；具有暖胃和中、平降肝阳、祛风除痹、明目的功效；适用于体虚胃弱、营养不良、肝阳上亢、高血压、头痛等病症。

【提示】

少用烧烤、油煎等烹调方式。

（三）鲢鱼

鲢鱼，又叫白鲢、水鲢、跳鲢、鲢子等，是著名的四大家鱼之一。鲢鱼是人工饲养的大型淡水鱼，生长快、疾病少、产量高，多与草鱼、鲤鱼混养。

【营养价值】

鲢鱼能提供丰富的蛋白质、不饱和脂肪酸、维生素 B_2、维生素 E、钙、磷、铁等营养物质。鲢鱼还能提供一定量的胶原蛋白。

【食用功效】

① 鲢鱼对心血管系统有保护作用，有预防动脉粥样硬化及冠心病的作用。

② 鲢鱼含胶原蛋白，有美容的作用，对皮肤粗糙、脱屑、头发干脆易脱落等均有疗效，是女性滋养肌肤的理想食物。

③ 鲢鱼为温中补气、暖胃的养生食物，适用于脾胃虚寒、便溏者，也可用于脾胃气虚所致的乳少等病症。

【性味、归经及功效】

鲢鱼性温，味甘；归脾、胃经；具有健脾补气、温中暖胃、散热、泽肌肤的功效；适用于脾胃虚弱、食欲减退、瘦弱乏力、腹泻、皮肤干燥等病症。

【提示】

脾胃蕴热者不宜过多食用鲢鱼。感冒发热、口腔溃疡、大便秘结、瘙痒性皮肤病、荨麻疹、癣病患者都应慎食鲢鱼。

（四）鲈鱼

鲈鱼，又称花鲈、寨花、鲈板、四肋鱼等，俗称鲈鲛。

【营养价值】

① 鲈鱼富含蛋白质、维生素 A、B 族维生素、钙、镁、锌、硒等营养素。

② 鲈鱼血中含有较多的铜元素，铜可维持人体神经系统的正常功能，并参与数种物质代谢。

【食用功效】

① 鲈鱼能够益肾安胎、健脾补气，可治胎动不安、生产少乳等症。孕妇吃鲈鱼既容易消化，又能防治水肿、贫血头晕等症状。

② 鲈鱼血含有的铜能保护心脏，维持神经系统的正常功能。

【性味、归经及功效】

鲈鱼性平，味甘；归肝、脾、肾经；具有健脾、补气、益肾、安胎的功效；适用于贫血头晕、妊娠水肿、胎动不安等病症。

【提示】

鲈鱼烹调方式多为清蒸，以保持其营养价值。

（五）鲫鱼

鲫鱼，俗称鲫瓜子、月鲫仔、土鲫、细头、鲋鱼、寒鲋等。鲫鱼分布广泛，全国各地水域常年均有生产，以 2～4 月份和 8～12 月份的鲫鱼最为肥美，为我国重要食用鱼类之一。

【营养价值】

① 鲫鱼味道鲜美，肉质细嫩，含有丰富的优质蛋白质，易被人体吸收，还含有多种维生素和矿物质。

② 鲫鱼含糖较多，所以吃起来有点甜味。

【食用功效】

① 经常食用鲫鱼，可以补充营养，增强免疫力。鲫鱼是肝肾疾病、心脑血管疾病患者良好的蛋白质来源。

② 鲫鱼有通乳的作用。

【性味、归经及功效】

鲫鱼性平，味甘；归脾、胃、大肠经；具有健脾开胃、益气利水、通乳除湿的功效；适用于脾胃虚弱、食欲不振、肾炎水肿、产妇缺乳、痔等病症。

【提示】

鲫鱼肉嫩，但细小的刺特别多，儿童、老年人慎用。

（六）鲤鱼

鲤鱼，别名鲤拐子、鲤子、毛子等。

【营养价值】

鲤鱼含有丰富的优质蛋白质，极易被人体吸收，利用率高达 98%。鲤鱼肉还含有丰富的叶酸、维生素 A、维生素 D、维生素 B_2 等多种维生素。

【食用功效】

① 鲤鱼有滋补健胃、利水消肿、通乳、清热解毒的功效。

对各种水肿、腹胀、少尿、黄疸、乳汁不通皆有功效。红豆炖鲤鱼，最适用于营养不良引起的水肿，也可用于肾病性水肿的辅助治疗。

② 鲤鱼的脂肪多为不饱和脂肪酸，能很好地降低胆固醇，可以防治动脉粥样硬化、冠心病。

【性味、归经及功效】

鲤鱼性平，味甘；归脾、胃、大肠经；具有健脾开胃、益气利水、通乳除湿的功效；适用于脾胃虚弱、食欲不振、肾炎水肿、产妇缺乳、痔、糖尿病等病症。

【提示】

鲤鱼腥味很重，处理鲤鱼时应去除腥筋。在鲤鱼的两侧离头部 3cm 处各割一刀，靠尾部分 3cm 处也割一刀，然后从头部把筋抽出即可。

（七）鳜鱼

鳜鱼，又名桂鱼、鲈桂、桂花鱼、季花鱼、石桂鱼等。

【营养价值】

鳜鱼含有蛋白质、脂肪、少量维生素及钙、钾、镁、硒等营养素。蛋白质含量高且质优，脂肪含量低，而且富含抗氧化成分。

【食用功效】

① 鳜鱼肉质细嫩，骨刺极少，极易消化，特别适合儿童、老年人及体弱、消化功能不佳的人食用。

② 鳜鱼肉能量不高，而且富含抗氧化成分，有美容护肤、保持健美身材的作用，对想美容又怕肥胖的女性是极佳的选择。

【性味、归经及功效】

鳜鱼性平，味甘；归脾、胃经；具有补气血、益脾胃的功效；适用于体质衰弱、虚劳羸瘦、脾胃气虚、饮食不香、营养不良等病症。

【提示】

一般人群均可食用，但是对鳜鱼过敏者、痛风患者应忌食。

(八) 鳊鱼

鳊鱼为三角鲂、团头鲂（武昌鱼）的统称，主要分布于我国长江中、下游附属中型湖泊，肉质嫩滑，味道鲜美，是我国主要淡水养殖鱼类之一。

【营养价值】

鳊鱼肉鲜美，质鲜嫩而含脂量高。内脏含脂量更大，但以不饱和脂肪酸为主。每100g鳊鱼含蛋白质18.3mg，脂肪6.3g，能量135kcal，钙89mg，磷188mg，铁0.7mg。

【食用功效】

① 鳊鱼的蛋白质含量比猪肉高，且属于优质蛋白，人体吸收率高。常食用可以提高人体免疫力，增强体质。

② 鳊鱼中脂肪含量低，其中的脂肪酸被证实有降糖、护心和防癌的作用。

③ 鳊鱼中的维生素D、钙、磷能有效地预防骨质疏松症。

④ 鳊鱼可抗衰老、养颜，有利于血液循环，开胃，滋补。

【性味、归经及功效】

鳊鱼性温，味甘；具有补虚、益脾、养血、祛风、健胃的功效；适用于贫血、低血糖、高血压和动脉血管硬化等病症。

【提示】

一般人群均可食用，但是对鳊鱼过敏者、痛风患者应忌食。

(九) 鳙鱼

鳙鱼，又叫化鲢、胖头鱼、包头鱼、大头鱼、黑鲢等，外形似鲢鱼，是淡水鱼的一种。

【营养价值】

鳙鱼属于高蛋白、低脂肪的鱼类，每100g鳙鱼中含蛋白质15.3g，脂肪2.2g。另外，鳙鱼还含有维生素B_2、维生素E、钙、磷、铁等营养物质。

【食用功效】

① 鳙鱼对心血管系统有保护作用。

② 鳙鱼富含磷脂及改善记忆力的垂体后叶素，有益智、助记忆、延缓衰老的作用。

【性味、归经及功效】

鳙鱼性温，味甘；归胃经；具有疏肝解郁、健脾利肺、补虚弱、祛风寒的功效；适用于咳嗽、水肿、肝炎、眩晕、肾炎、身体虚弱等病症。

【提示】

① 鳙鱼头在烹饪前应将鱼鳃挖除并彻底清洗干净。

② 鳙鱼不宜食用过多，否则容易引发疮疥。此外，患有瘙痒性皮肤病、内热、荨麻疹、癣病等病症者不宜食用。

（十）黑鱼

黑鱼，别名鳢鱼、乌鱼、鲖鱼、活头等，小鱼以水生昆虫和小虾及其他小鱼为食。待长到8cm以上则捕食其他鱼类，故为淡水养殖业的害鱼之一。

【营养价值】

每100g黑鱼肉中含蛋白质18.5g，脂肪1.2g，还含有人体必需的钙、锌、硒、铁及多种维生素。

【食用功效】

① 黑鱼适用于身体虚弱、低蛋白血症、脾胃气虚、营养不良、贫血、术后之人食用。民间常视黑鱼为珍贵补品，还可用以催乳、补血。

② 黑鱼能增强机体抗病能力，促进儿童生长发育，延缓衰老。

【性味、归经及功效】

黑鱼性寒，味甘；具有补脾利水、通气消胀、益阴壮阳、养血补虚、养心补肾、益精髓、祛风等功效；适用于水肿、脚气、月经不调、崩漏带下、腰酸腿软、痔、癣疥、耳痛、沙眼等病症。

【提示】

食用黑鱼通常没有明确的禁忌。

（十一）鱼鳔

鱼鳔，就是俗称的鱼泡，新鲜优质鱼鳔的干制品是一种传统的海味食品，以富有黏性的物质而著称，所以，人们亦称之为鱼胶、花胶。

【营养价值】

鱼鳔含有丰富的生物小分子胶原蛋白，是人体合成蛋白质的原料，且易于吸收和利用。此外，鱼鳔还含有极丰富的维生素、矿物质等营养成分。

【食用功效】

① 鱼鳔是女士养颜护肤、美容保健的佳品。

② 鱼鳔有促进生长发育、增强抗病能力的功效，能起到延缓衰老和抵御癌症的作用。

③ 鱼鳔具有补肾虚、健腰膝、养阴益精的作用，适合体质虚弱、真阴亏损、精神过劳者进补。

【性味、归经及功效】

鳔胶性平，味甘、咸，无毒；归肾经；具有补肾益精、滋养筋脉、止血、散瘀、消肿的功效；适用于肾虚滑精、产后风痉、破伤风、吐血、血崩、创伤出血、痔等病症。

【提示】

鱼鳔的腥味比较重，需要选择重口味的烹饪方式。消化不好的人不要过多食用鱼鳔。

（十二）鱼子

鱼子，是鱼卵腌制或干制品的统称。鱼子有很高的营养价值，而且味道鲜美。

【营养价值】

① 鱼子是一种营养丰富的食物，含有大量的蛋白质，以卵清蛋白、球蛋白、卵类黏蛋白和鱼卵磷蛋白为主。同时，鱼子也富含胆固醇。

② 鱼子中磷酸盐的含量达到了 46% 以上，是人脑及骨髓的

良好滋补品。

③ 鱼子中还富含钙、磷、铁、维生素 A、维生素 D 等。

【食用功效】

① 鱼子含有很多有益于大脑发育的物质,对儿童生长发育极为重要,有促进生长发育、增强体质、健脑益智的作用。从营养的角度来说,儿童吃些鱼子是无妨的。

② 常吃鱼子还可以起到乌发的作用。

【性味、归经及功效】

因鱼的种类不同而不同。

【提示】

① 鱼子含有丰富的嘌呤,高尿酸、痛风患者避免食用。

② 鱼子当中含有非常丰富的脂肪和胆固醇,高脂血症患者应该避免食用。

③ 脂肪肝、超重、肥胖人群应避免食用。

④ 鱼子很难消化,过量食用无益于吸收。特别是老年人,应尽可能少吃,因鱼子富含胆固醇。

⑤ 需要注意的是,有些鱼子有毒,如河豚鱼子有剧毒,千万不能食用。鲶鱼鱼子也有毒,误食会导致呕吐、腹痛、腹泻、呼吸困难,情况严重的会造成瘫痪。

⑥ 鱼头部和鱼子的农药残留量高于鱼肉的 5~10 倍,所以购买鱼子要选健康无污染的。

(十三) 鲳鱼

鲳鱼即平鱼,学名鲳,是一种身体扁平的鱼,因其刺少、肉嫩,故很受人们喜爱。

【营养价值】

① 鲳鱼富含优质蛋白质,并且富含人体必需的氨基酸,且消化吸收率极高。

② 鲳鱼脂肪含量较高,且多为不饱和脂肪酸。

③ 鲳鱼含丰富的矿物质,尤以钙、磷、钾、镁和硒的含量较高。

【食用功效】

① 鲳鱼含有丰富的不饱和脂肪酸,有降低胆固醇的功效,可防治高胆固醇血症。

② 鲳鱼含有丰富的硒和镁,对冠状动脉粥样硬化等心血管疾病有预防作用,并能延缓机体衰老,预防癌症的发生。

【性味、归经及功效】

鲳鱼性平,味甘;归胃经;具有补气益血、健胃、补充精力、强筋健骨的功效;适用于消化不良、贫血、筋骨酸痛、四肢麻木、心悸失眠、神疲乏力、阳痿早泄等症状。

【提示】

鲳鱼的鱼子有毒,不能食用,食用后可导致腹泻。

(十四) 鲮鱼

鲮鱼,俗称土鲮、鲮公、雪鲮等。鲮鱼是一种生活在气候温暖地带的鱼类,主要分布在华南地区。

【营养价值】

鲮鱼刺细小且多,肉嫩,略有土腥味,含丰富的蛋白质、维生素 E、钙、镁、硒等营养素。

【食用功效】

① 鲮鱼有滑利肌肉、通利小便的功效,可用于治膀胱结热、黄疸。

② 中医认为鲮鱼还有健筋骨、活血行气、逐水利湿、益气血的功效。

【性味、归经及功效】

鲮鱼性平,味甘;归肝、脾、肾、胃经;具有益气血、健筋骨、补中开胃、通利小便的功效;适用于小便不利、热淋、膀胱结热、脾胃虚弱等病症。

【提示】

一般人群均可食用。但是用鲮鱼做成的罐头等制品不适合"三高"患者食用,因为鲮鱼罐头在制成罐头后,油脂、食盐和味精等含量过多。

(十五) 黄鱼

黄鱼有大小黄鱼之分,又名黄花鱼、石首鱼等。大黄鱼又称大鲜、大黄花、桂花黄鱼。小黄鱼又称小鲜、小黄花、小黄花鱼。大小黄鱼和带鱼一起被称为我国"三大海产"。

【营养价值】

黄鱼含有丰富的蛋白质,硒、钙等矿物质和维生素等营养成分。

【食用功效】

① 中医认为,黄鱼有健脾开胃、安神止痢、益气填精之功效。对体质虚弱者和中老年人来说,食用黄鱼会收到很好的食疗效果。

② 黄鱼含有丰富的微量元素硒,能清除人体代谢产生的自由基,可延缓衰老,并对各种癌症有防治功效。

【性味、归经及功效】

黄鱼性平,味甘、咸;归肝、肾经;具有和胃止血、益肾补虚、健脾开胃、安神的功效;适用于失眠、头晕、贫血、食欲不振、营养不良等病症。

【提示】

哮喘患者和过敏体质的人群应慎食。

(十六) 带鱼

带鱼,又叫刀鱼、裙带、肥带、油带、牙带鱼等。

【营养价值】

① 带鱼肉肥刺少,味道鲜美。每 100g 带鱼含蛋白质 17.7g、脂肪 4.9g,还含有铁、钙、锌、镁以及维生素等多种营养成分。

② 带鱼脂肪中以不饱和脂肪酸为主,且碳链较长,DHA 和 EPA 含量高于淡水鱼。

③ 带鱼的银鳞并不是鳞,而是一层由特殊脂肪形成的表皮,称为"银脂",是营养价值较高且无腥无味的优质脂肪。该脂肪中含有 3 种对人体极为有益的物质:不饱和脂肪酸、卵磷脂、6-硫代鸟嘌呤。

【食用功效】

① 带鱼的脂肪含量高于一般鱼类,且多为不饱和脂肪酸,

另外带鱼含有丰富的镁元素等，具有降低胆固醇、预防高血压、预防心肌梗死的作用。

② 带鱼全身的鳞和银白色油脂层中还含有一种抗癌成分 6-硫代鸟嘌呤，对辅助治疗白血病、胃癌、淋巴肿瘤等有益。带鱼鳞是制造抗肿瘤药物的原料。

③ 常吃带鱼还有养肝补血、泽肤养发、健美、延缓大脑萎缩、预防阿尔茨海默病的功效。

【性味、归经及功效】

带鱼性温，味甘、咸；归肝、脾经；具有补脾、益气、暖胃、养肝、泽肤、补气的功效；适用于久病体虚、血虚头晕、气短乏力、食少羸瘦、营养不良等病症。

【提示】

哮喘患者和过敏体质的人群应慎食。

（十七）三文鱼

三文鱼也叫撒蒙鱼或萨门鱼，是西餐中较常用的鱼类原料之一。在不同国家的消费市场三文鱼涵盖不同的种类，挪威三文鱼主要为大西洋鲑，芬兰三文鱼主要是养殖的大规格红肉虹鳟，美国的三文鱼主要是阿拉斯加鲑鱼。

【营养价值】

① 三文鱼含有丰富的蛋白质，且蛋白质所含氨基酸种类齐全、比例合理，属优质蛋白质。

② 三文鱼脂肪含量较低，以不饱和脂肪酸为主。

③ 三文鱼还含有一种叫作虾青素的物质，是一种强力抗氧化剂。

【食用功效】

① 三文鱼中含有丰富的不饱和脂肪酸，能有效降低血脂和血胆固醇，防治心血管疾病。有研究表明，每周进食两餐三文鱼，就能将因心脏病而死亡的概率降低 1/3。

② 三文鱼所含的 ω-3 脂肪酸是脑、视网膜及神经系统所必不可少的物质，有增强脑功能、防止阿尔茨海默病和预防视力减退的功效。

③ 三文鱼含有的虾青素能有效地预防诸如糖尿病等慢性疾病的发生、发展,并有延缓衰老、抗皱祛斑的功效。

【性味、归经及功效】

三文鱼性温,味甘;归胃经;具有补虚劳、健脾胃、暖胃和中的功效;适用于消瘦、水肿、消化不良等病症。

【提示】

多数人食用三文鱼会选择生食刺身的方式,此种烹调方法必须做到清洁和有效除菌,因为三文鱼可能存在寄生虫或者被海水污染等问题。

(十八) 鳕鱼

鳕鱼,是主要食用鱼类之一。北欧人将它称为餐桌上的"营养师"。鳕鱼是全世界年捕捞量最大的鱼类之一,具有重要的经济价值。

【营养价值】

① 鳕鱼肉中的蛋白质比三文鱼、鲳鱼、带鱼都高,而所含脂肪要比三文鱼、鲳鱼、带鱼低很多。

② 鳕鱼肝可用于提取鱼肝油,含油量20%～40%,除了富含普通鱼油所有的DHA、DPA外,还含有人体所必需的维生素A、维生素D和其他多种维生素。

③ 鳕鱼还含丰富的钙、镁、硒等营养元素。

【食用功效】

① 鳕鱼肉中含有丰富的镁元素,对心血管系统有很好的保护作用,有利于预防高血压、心肌梗死等疾病。

② 鳕鱼肝油对结核分枝杆菌有抑制作用,还可以清除感染性伤口中的细菌。鳕鱼肝油制成的药膏能迅速液化坏疽组织。

③ 鳕鱼胰腺含有大量的胰岛素,可以从1kg胰腺中提取12000IU胰岛素,有较好的降血糖作用,用于治疗糖尿病。

【性味、归经及功效】

鳕鱼性平,味甘;归肝、肾、脾经;具有活血止痛、通便的功效;适用于跌打骨折、外伤出血、便秘等病症。

【提示】

哮喘患者和过敏体质的人群应慎食。

（十九）银鱼

银鱼，又称银条鱼、面条鱼等，白色稍透明，长不过 3cm 左右，通体无鳞。银鱼作为一种整体性食物应用（即内脏、头、翅均不去掉，整体食用），其养生益寿的功能为国际营养学界所认可。

【营养价值】

银鱼中蛋白质含量丰富，氨基酸含量也相当丰富，具有高蛋白、低脂肪的特点。

【食用功效】

① 银鱼不去鳍、骨，属"整体性食物"，营养完全，利于增强人体免疫功能。

② 银鱼尤适宜体质虚弱、营养不足、消化不良、脾胃虚弱、肺虚咳嗽、虚劳等病症者食用。

③ 银鱼属一种高蛋白、低脂肪食物，适宜高脂血症患者食用。

【性味、归经及功效】

银鱼性平，味甘；归脾、胃经；具有补肾增阳、祛瘀活血、益脾润肺、利水的功效；适用于治脾胃虚弱、肺虚咳嗽、虚劳等病症。

【提示】

银鱼基本没有大鱼刺，适宜小孩子食用。

（二十）鲨鱼

鲨鱼，是可以食用的海洋鱼类之一，现在国内市场上出售的多是专供食用的养殖鲨。鲨鱼是餐桌上不多见的水产，但鱼翅、鱼唇却早已闻名遐迩。鱼翅是与燕窝、熊掌等齐名的珍贵食物。鱼翅因其难得而身价不菲，但它并非特别有营养，或许与其他饮食相比较，它更是奢华和财富的象征。

【营养价值】

① 鱼翅含有丰富的胶原蛋白、软骨黏蛋白、软骨硬蛋白等，还含有降血脂、抗动脉粥样硬化及抗凝成分。

② 干品鱼翅含蛋白质高达 83.5%，但由于缺少色氨酸，属不完全蛋白质，消化吸收较差。一般与禽畜肉和虾蟹等搭配食用，既赋予鲜美之味，又弥补缺少色氨酸之缺憾。

③ 鲨鱼肝是提取鱼肝油的主要来源。

【食用功效】

① 鱼翅有利于滋养、柔嫩皮肤黏膜，是很好的美容食物。

② 鱼翅有降血脂、抗动脉粥样硬化及抗凝的作用，可预防动脉粥样硬化、冠心病。

③ 科学家发现在所有动物中，鲨鱼是唯一不会生癌的动物。而多项研究也发现鲨鱼制品也确实有一定的抑制癌细胞的作用。除了癌症以外，对于许多炎性及自体免疫性疾病伴随有血管异常增生的情况，如风湿性关节炎、干癣、红斑狼疮等皆有明显的改善效果。

④ 鱼肝油能增强体质，助长发育，健脑益智，帮助钙、磷吸收，增强对传染病的抵抗力，还能预防眼干燥症、夜盲症和佝偻病，用于婴幼儿及儿童成长期补充维生素 A、维生素 D 及 DHA，也适用于孕妇、乳母补充维生素 A、维生素 D 及 DHA。

【性味、归经及功效】

鲨鱼性平，味甘、咸；归脾、肺经；具有补虚、健脾、利水、祛瘀消肿的功效；适用于久病体虚、脾虚水肿、创口久不愈合、痔等病症。

【提示】

① 干鱼翅的发制工序极为复杂，而且耗时较长，不适合在家庭中自行泡发。

② 不能大剂量或长期过量服用鱼肝油，否则会引起中毒。

(二十一) 黄辣丁

黄辣丁一般指黄颡鱼。黄颡鱼，俗称黄骨鱼，也叫黄辣丁或者黄腊丁、黄丫头等。

【营养价值】

黄辣丁每100g含有71.6g的水分和124kcal的能量,蛋白质含量是17.8g,脂肪含量是2.7g,碳水化合物的含量是7.1g,并不含有膳食纤维。黄辣丁含有钙、铁、锌、硒等多种矿物质。

【食用功效】

① 黄辣丁是一种高蛋白食物,具有增强免疫力的作用,非常适合体弱多病的人群。

② 黄辣丁可促进青少年智力发育,改善老年人智力衰退。

③ 黄辣丁含多种微量元素,具有利小便、消水肿、祛风、醒酒的作用。

【性味、归经及功效】

黄辣丁性平,味甘;归脾、胃经;具有益脾胃、利尿消肿、醒酒的功效;适用于肝硬化腹水、肾炎水肿、脚气水肿以及营养不良性水肿等病症。

【提示】

一般人群均可食用。黄辣丁的刺很硬,食用时不可过急过快。

(二十二) 泥鳅

泥鳅,又名鳅鱼,被称为"水中之参",生活在湖池,是营养价值很高的一种鱼,它和其他的鱼不相同,无论外表、体形、生活习性都不同,是一种特殊的鳅类。

【营养价值】

泥鳅味道鲜美,营养丰富,蛋白质含量丰富,脂肪含量较少,但含有较高的不饱和脂肪酸,能降脂、降压。

【食用功效】

① 泥鳅含脂肪较少,还含一种类似EPA的不饱和脂肪酸,有利于人体抗血管衰老,有益于老年人及心血管病患者。

② 经常食用泥鳅,能增强机体抵抗力、延缓衰老。

③ 泥鳅身上的滑黏液,临床应用中称其为"泥鳅滑液",具有特殊的药用价值,可用来治疗小便不通、疮疖痈肿等症。

【性味、归经及功效】

泥鳅性平，味甘；归肝、脾经；具有补中益气、除湿退黄、益肾助阳、疗痔的功效；适用于身体虚弱、脾胃虚寒、营养不良、阳痿、痔、皮肤疥癣瘙痒等病症。

【提示】

泥鳅头很小，很难去鳃，可能会附着较多的细菌、寄生虫等，所以烹调时应彻底煮熟。

（二十三）黄鳝

黄鳝，又称鳝鱼、蛇鱼等，是一种鱼，身体像蛇，但没有鳞，肤色有青、黄两种，是最普遍的淡水食用鱼类之一。

【营养价值】

① 黄鳝含有丰富的蛋白质、维生素 A 及多种矿物质。

② 黄鳝脂肪含量较低，但黄鳝脂肪中含有极为丰富的卵磷脂，同时，黄鳝还含有较丰富的 DHA 和 EPA。

③ 黄鳝含有一种的特有物质"鳝鱼素"，有清热解毒、凉血止痛、祛风消肿、润肠止血等功效。

【食用功效】

① 黄鳝中含有丰富的 DHA、EPA 和卵磷脂，有补脑健身的功效。

② 黄鳝因含"鳝鱼素"，有一定的降低血糖和调节血糖的作用，对糖尿病有较好的治疗作用，加之所含脂肪极少，因而是糖尿病患者的理想食物。

③ 黄鳝含丰富的维生素 A，能改善视力，促进新陈代谢。

【性味、归经及功效】

黄鳝性温，味甘；归肝、脾、肾经；具有补中益气、养血固脱、温阳益脾、强精的作用；适用于身体虚弱、气血不足、营养不良、子宫脱垂、糖尿病、心脑血管病、痔出血、肾虚腰痛、四肢无力、风湿痹痛等病症。

【提示】

黄鳝的血液有毒，误食会对人的口腔、消化道黏膜产生刺激作用，严重的会损害人的神经系统，使人四肢麻木、呼吸和循环功能衰竭而死亡。黄鳝血清有毒，但毒素不耐热，能被胃液和加热所破坏，一般煮熟食用不会发生中毒。

(二十四) 甲鱼

甲鱼，学名鳖，又称水鱼、团鱼、鼋鱼等，是人们喜爱的滋补水产佳肴。它其实不属于鱼类，因其名而暂将其放在此节。

【营养价值】

① 甲鱼富含蛋白质、维生素 A、维生素 B_1、维生素 B_2、烟酸、碳水化合物、脂肪等多种营养成分。

② 甲鱼还富含动物胶、角蛋白等营养成分。

③ 甲鱼的脂肪以不饱和脂肪酸为主，占 75.43%。

【食用功效】

① 甲鱼能够增强身体的抗病能力及调节人体的内分泌，有提高母乳质量、增强婴儿免疫力等功效。

② 甲鱼肉及其提取物能有效地预防和抑制肝癌、胃癌、急性淋巴细胞白血病，并用于防治因放疗、化疗引起的虚弱、贫血、白细胞减少等症。

③ 甲鱼亦有较好的净血作用，常食者可降低血胆固醇，因而对高血压、冠心病患者有益。

【性味、归经及功效】

甲鱼性平，味甘；归肝、脾经；具有养阴凉血、清热散结、补肾益肾的功效；适用于身虚体弱、肝脾肿大、贫血、肺结核等病症。

【提示】

① 应选择新鲜的甲鱼，切忌食用过期或变质的甲鱼，否则对身体有较大危害。

② 甲鱼的腹板称为"龟甲"，是名贵的中药，有滋阴降火之功效，可用于治疗头晕、目眩、虚热、盗汗等。龟甲胶是大分子胶原蛋白，含有皮肤所需要的各种氨基酸，有养颜护肤、美容健身之效。

鱼类及其制品食物成分表见表 1-14。

表1-14 鱼类及其制品食物成分表

食物名称	食部/g	水分/g	能量/kcal	能量/kJ	蛋白质/g	脂肪/g	碳水化合物/mg	胆固醇/mg	总维生素A/μgRE	维生素B$_1$/mg	维生素B$_2$/mg	烟酸/mg	维生素C/mg	总维生素E/mg	钙/mg	铁/mg	锌/mg	硒/μg
青鱼	63	73.9	118	494	20.1	4.2	0	108	42	0.03	0.07	2.9	—	0.81	31	0.9	0.96	37.69
草鱼	58	77.3	113	473	16.6	5.2	0	86	11	0.04	0.11	2.8	—	2.03	38	0.8	0.87	6.66
鲢鱼	61	77.4	104	435	17.8	3.6	0	99	20	0.03	0.07	2.5	—	1.23	53	1.4	1.17	15.68
鲈鱼	58	76.5	105	439	18.6	3.4	0	86	19	0.03	0.17	3.1	—	0.75	138	2.0	2.83	33.06
鲫鱼	54	75.4	108	452	17.1	2.7	3.8	130	17	0.04	0.09	2.5	—	0.68	79	1.3	1.94	14.31
鲤鱼	54	67.7	109	456	17.6	4.1	0.5	84	25	0.03	0.09	2.7	—	1.27	50	1.0	2.08	15.38
鳜鱼	61	74.5	117	490	19.9	4.2	0	124	12	0.02	0.07	5.9	—	0.87	63	1.0	1.07	26.50
鲴鱼	59	73.1	135	565	18.3	6.3	1.2	94	28	0.02	0.07	1.7	—	0.52	89	0.7	0.89	11.59
鳙鱼	61	76.5	100	418	15.3	2.2	4.7	112	34	0.02	0.11	2.8	—	2.65	82	0.8	0.76	19.47
黑鱼	57	78.7	85	356	18.5	1.2	0	91	26	0.02	0.14	2.5	—	0.97	152	0.7	0.80	24.57
鲖鱼	70	72.8	140	586	18.5	7.3	0	77	24	0.04	0.07	2.1	—	1.26	46	1.1	0.80	27.21
鲅鱼（罐头）	100	27.0	399	1669	30.7	26.9	8.5	162	—	0.04	0.09	2.3	—	5.56	598	6.1	2.20	8.69

第一章 各类食物营养价值及功效

续表

食物名称	食部/g	水分/g	能量/kcal	能量/kJ	蛋白质/g	脂肪/g	碳水化合物/mg	胆固醇/mg	总维生素A/μgRE	维生素B_1/mg	维生素B_2/mg	烟酸/mg	维生素C/mg	总维生素E/mg	钙/mg	铁/mg	锌/mg	硒/μg
黄鱼(大黄花鱼)	66	77.7	97	406	17.7	2.5	0.8	86	10	0.03	0.10	1.9	—	1.13	53	0.7	0.58	42.57
黄鱼(小黄花鱼)	63	77.9	99	414	17.9	3.0	0.1	74	Tr	0.04	0.04	2.3	—	1.19	78	0.9	0.94	55.20
带鱼	76	73.3	127	531	17.7	4.9	3.1	76	29	0.02	0.06	2.8	—	0.82	28	1.2	0.70	36.57
三文鱼	72	74.1	139	582	17.2	7.8	0	68	45	0.07	0.18	4.4	—	0.78	13	0.3	1.11	29.47
鳕鱼	45	77.4	88	368	20.4	0.5	0.5	114	14	0.04	0.13	2.7	—	—	42	0.5	0.86	24.80
银鱼	100	76.2	105	439	17.2	4.0	0	361	—	0.03	0.05	0.2	—	1.86	46	0.9	0.16	9.54
鲨鱼	56	73.3	118	494	22.2	3.2	0	70	21	0.01	0.05	3.1	—	0.58	41	0.9	0.73	57.02
黄辣丁	52	71.6	124	523	17.8	2.7	7.1	Tr	0	0.01	0.06	3.7	Tr	1.48	59	6.4	1.48	16.09
泥鳅	60	76.6	96	402	17.9	2.0	1.7	136	14	0.10	0.33	6.2	—	0.79	299	2.9	2.76	35.30
黄鳝	67	78.0	89	372	18.0	1.4	1.2	126	50	0.06	0.98	3.7	—	1.34	42	2.5	1.97	34.56

注：营养成分以每100g食部计。"—"表示未检测，理论上食物中应该存在一定量的该种成分，但未实际检测。"Tr"表示未检出或微量，低于目前应用的检测方法的检出线或未检出。

二、虾、蟹、软体动物类及其制品

(一) 河蚌

河蚌又名河歪、河蛤蜊、鸟贝等。

【营养价值】

① 河蚌含丰富的蛋白质、钙、铁、锌、维生素 A，还含有较多的维生素 B_2 和其他营养物质。

② 蚌壳可提制珍珠层粉和珍珠核，珍珠层粉有人体所需要的 15 种氨基酸，与珍珠的成分和作用大致相同。

【食用功效】

① 河蚌肉对人体有良好的保健功效，有滋阴平肝、明目、防眼疾等作用。

② 蚌壳制成的珍珠层粉和珍珠核，具有清热解毒、明目益阴、镇惊安神、消炎生肌、止咳化痰、止痢消积等功效。

【性味、归经及功效】

河蚌肉性寒，味甘、咸；归肝、肾经；具有清热、滋阴、明目、解毒的功效；适用于烦热、消渴、血崩、带下、痔瘘、目赤、湿疹、高血压、高脂血症、胆石症、泌尿系统结石、尿路感染、癌症等病症。

【提示】

蚌肉性寒，适宜炎夏季节烦热口渴时食用。脾胃虚寒、腹泻便溏者忌食。

(二) 田螺

田螺泛指田螺科的软体动物，对水质要求较高，产量少，可在夏、秋季节捕取。淡水中常见有中华圆田螺等。螺蛳，是方形环棱螺的俗称，为田螺科动物方形环棱螺或其他同属动物的全体，是田螺的一个品种。

【营养价值】

田螺肉含有丰富的蛋白质、B 族维生素、铁和钙等营养物质，脂肪含量却很低。

【食用功效】

① 田螺对目赤、黄疸、脚气、痔等疾病有食疗作用。

② 食用田螺对狐臭有一定疗效。

③ 食用田螺有利于女性保持身材，也有一定的护肤美容的作用。

【性味、归经及功效】

田螺性寒，味甘、咸；归肝、脾、胃、大肠经；具有清热、解暑、利尿、止渴、醒酒、明目的功效；适用于水肿、黄疸、痔、尿路感染、醉酒、肥胖症、糖尿病、癌症、干燥综合征、高脂血症、冠心病、动脉粥样硬化、脂肪肝等病症。

【提示】

田螺可能会有寄生虫等污染物，建议在食用前将田螺彻底清洗干净，并煮熟后再食用，以免出现寄生虫或细菌感染。

（三）河蟹

河蟹，也叫螃蟹、毛蟹。河蟹学名中华绒螯蟹，属名贵淡水产品，味道鲜美，营养丰富，具有很高的经济价值。

【营养价值】

① 河蟹含有丰富的蛋白质、多种维生素和微量元素。蟹壳除含丰富的钙外，还含有蟹红素、蟹黄素等。

② 蟹黄中含有丰富的蛋白质、磷脂和其他营养物质，营养丰富，但是同时含有较高含量的油脂和胆固醇。

【食用功效】

① 蟹肉蛋白质含量丰富，具有补虚并增强免疫力的作用，非常适合体弱多病的人群。

② 河蟹有抗结核作用，吃蟹对结核病的康复大有益处。

【性味、归经及功效】

河蟹性寒，味咸；归肝、胃经；具有清热解毒、补骨填髓、养筋接骨、活血的功效；适用于瘀血、黄疸、腰腿酸痛、风湿性关节炎等病症。

【提示】

① 千万不要吃死蟹，食用后可能会发生组胺中毒。组胺为一种有毒的物质，随着蟹死亡时间的延长，蟹体内积累的组胺越来越多，即使经过高温加热，也不易被破坏。

② 患有高血压、冠心病、动脉粥样硬化者，尽量少吃蟹黄，以免血胆固醇升高。

③ 河蟹性寒，脾胃虚寒者应尽量少吃，以免引起腹痛、腹泻。吃时可蘸姜末醋汁，以去其寒气。

（四）海蟹

海蟹，一般指三疣梭子蟹，俗名梭子蟹、枪蟹、海螃蟹、海蟹、水蟹等。海蟹在冬季洄游季节个体最为健壮，一般重250g左右，最大可达500g。

【营养价值】

海蟹肉质细嫩，富含蛋白质、维生素及多种矿物质。

【食用功效】

① 海蟹的营养价值很丰富，含有大量的蛋白质以及钙质，能够增强人体免疫力，同时还可以预防骨质疏松。

② 中医认为海螃蟹能起到滋补肝肾的作用，对于肝肾不足的腰膝酸软、记忆力下降、目涩等都有很好的调理作用。

【性味、归经及功效】

海蟹性寒，味咸；归肝、胃经；具有清热解毒、补骨添髓、养筋活血的功效；适用于瘀血、黄疸、腰腿酸痛、风湿性关节炎等病症。

【提示】

① 雌海蟹红膏满盖，口味极佳。

② 鲜食以蒸食为主，还可盐渍加工枪蟹制成蟹酱，蟹黄经晒干即成为"蟹黄饼"，均是海产品中之上品。

③ 海蟹含嘌呤较多，高尿酸、痛风患者慎食。

(五) 蛏子

蛏子，学名缢蛏，属软体动物系。贝壳脆而薄，呈长扁方形，自壳顶腹缘，有一道斜行的凹沟，故名缢蛏。蛏肉味道鲜美，是比较普通的海产品。

【营养价值】

蛏肉含丰富蛋白质、钙、铁、锌、硒、碘、维生素 A 等营养素。

【食用功效】

① 蛏子具有补虚的功能，特别适合产后虚损、烦热口渴、湿热水肿、痢疾、醉酒等人群食用。

② 蛏子富含碘和硒，是甲状腺功能亢进症患者、孕妇、老年人良好的保健食物。

③ 蛏子含有锌和锰，有益于脑的营养补充，有健脑益智的作用。

④ 蛏子还对因放疗、化疗引起的口干烦热等症有一定的疗效。

【性味、归经及功效】

蛏子性寒，味甘、咸；归心、肝、肾经；具有补阴、清热、除烦、解酒的功效；适用于产后虚损、烦热口渴、湿热水肿、痢疾、醉酒等病症。

【提示】

对蛏子过敏者慎食。

(六) 淡菜

淡菜是贻贝科动物的贝肉，是贻贝煮熟去壳晒干而成，因煮制时没有加盐，故称淡菜。淡菜在中国北方俗称海虹，是驰名中外的海产品之一。淡菜的经济价值很高，也有一定的药食价值。

【营养价值】

① 淡菜味道极鲜，营养丰富，蛋白质含量高，其中含有 8

种人体必需的氨基酸。

② 淡菜还含有丰富的钙、磷、铁、锌、硒和维生素 E、烟酸等。

【食用功效】

① 由于淡菜所含的营养成分很丰富，其营养价值高于一般的贝类和鱼、虾、肉等，对促进新陈代谢、保证大脑和身体活动的营养供给具有积极的作用，所以淡菜被称为"海中鸡蛋"。

② 淡菜有抑制胆固醇在肝脏合成和加速排泄胆固醇的独特作用，从而使体内胆固醇水平下降。

③ 淡菜还具有补肝益肾、调经活血的功效。

【性味、归经及功效】

淡菜性温，味甘、咸；归肝、肾经；具有补虚、补肝益肾、益精血、去烦热、除丹毒等功效；适用于虚劳羸瘦、眩晕、盗汗、阳痿、腰痛、吐血、崩漏、带下等病症。

【提示】

① 淡菜以身干、色鲜、肉肥者为佳。淡菜可浓缩金属铬、铅等有害物质，所以被污染的淡菜不能食用。

② 淡菜特别适合中老年人，亦适宜体质虚弱、气血不足、营养不良者及高血压、动脉粥样硬化患者食用。

（七）乌贼

乌贼，本名乌鲗，又称花枝、墨斗鱼或墨鱼，是软体动物门头足纲乌贼目的动物。乌贼遇到强敌时会以"喷墨"作为逃生的方法并伺机离开，因而有墨鱼等名称。乌贼全身是宝，不但味感鲜脆爽口，具有较高的营养价值，而且富有药用价值。

【营养价值】

① 乌贼味道极其鲜美，含有丰富的蛋白质、硒、钙、磷、铁及多种维生素等营养成分，是一种高蛋白、低脂肪的滋补食物。

② 乌贼壳含碳酸钙、壳角质、黏液质及少量氯化钠、磷酸钙、镁盐等。乌贼的墨汁含有一种糖胺聚糖，实验证实对小鼠有一定的抑癌作用。

【食用功效】

① 乌贼富含钙、磷、铁元素,利于骨骼发育和造血,能有效治疗贫血。

② 乌贼除富含蛋白质和人体所需的氨基酸外,还含有大量的牛磺酸,可抑制血液中的胆固醇含量,缓解疲劳,恢复视力,改善肝脏功能。

③ 乌贼肉中含的多肽有抗病毒、抗射线作用。

④ 乌贼是女性塑造体型和保养肌肤的理想保健食物。

【性味、归经及功效】

乌贼肉性平、味咸;归肝、肾经;具有养血滋阴、益胃通气、祛瘀止痛、催乳、益肾、止带、安胎利产的功效;适用于妇女经血不调、水肿、湿痹、痔等病症。

乌贼脊骨,中药名为海螵蛸,亦可入药。海螵蛸性温,味咸、涩;具有收敛止血、涩精止带、制酸止痛、收湿敛疮等功效;适用于胃酸过多、胃及十二指肠溃疡、小儿软骨症等病症。

【提示】

患有湿疹、荨麻疹、痛风、肾脏病等疾病者及易过敏的人慎食。

(八) 鱿鱼

鱿鱼,又称句公、柔鱼或枪乌贼,是软体动物门头足纲十腕总目枪形目的动物。乌贼和鱿鱼都属于软体动物,但它们又有明显的区别:乌贼正中有一块硕大的乌贼骨;鱿鱼背脊上只有一条形如胶质的软骨。乌贼干肉厚体短,鱿鱼干体长肉厚呈紫粉色。

【营养价值】

① 鱿鱼的营养价值非常高,其富含蛋白质、钙、锌、铁、硒、磷、牛磺酸等多种人体所需的营养成分。鱿鱼的脂肪含量极低。

② 鱿鱼干是由新鲜的海生鱿鱼干制而成的,口感鲜嫩,营养丰富,被誉为海味珍品。鱿鱼干的可食部分达 95%,鱿鱼干

还含有碳水化合物、钙、磷、铁等营养成分。

【食用功效】

① 鱿鱼富含钙、磷、铁,利于骨骼发育和造血,能有效治疗贫血。

② 鱿鱼除富含蛋白质和人体所需的氨基酸外,还含有大量的牛磺酸,可控制血液中的胆固醇含量。

③ 鱿鱼具有高蛋白、低脂肪、低能量的优点,还含有丰富的 DHA、EPA 等高度不饱和脂肪酸,可预防血管硬化、胆结石的形成,同时还能补充脑力、预防阿尔茨海默病等。

④ 鱿鱼所含多肽和硒有抗病毒、抗辐射作用。

【性味、归经及功效】

鱿鱼性平,味咸;归肝、肾经;具有滋阴养胃、补虚润肤的功效;适用于缺铁性贫血、骨质疏松症等病症。

【提示】

鱿鱼须煮熟透后再食,因为鲜鱿鱼中有一种多肽成分,若未煮透就食用,会导致肠运动失调。

(九) 章鱼

章鱼,又称八爪鱼、坐蛸、石吸、望潮等,属于软体动物门头足纲八腕目的动物。章鱼有 8 个腕足,腕足上有许多吸盘。

【营养价值】

① 章鱼属于高蛋白、低脂肪的食材,每 100g 的章鱼,含有蛋白质高达 18.9g,并不逊色于猪肉和鱼肉,且含有人体全部的必需氨基酸,属于真正的优质蛋白。

② 章鱼的脂肪含量极低,每 100g 中只有 0.4g 脂肪,而同等重量的猪瘦肉的脂肪含量为 6.2g,同为水产品的草鱼,每 100g 鱼肉脂肪含量为 5.2g。

③ 章鱼还含有丰富钙、磷、铁、锌、硒以及维生素 E、B 族维生素等营养成分。

④ 章鱼富含牛磺酸,牛磺酸是一种具有特殊保健作用的非蛋白质氨基酸。

【食用功效】

① 章鱼富含牛磺酸，含量比一般的肉类高很多，具有抗疲劳、降血压及软化血管的作用。另外，有研究表明牛磺酸可以促进婴幼儿脑组织发育和提高视觉功能，对成年人来说可以抗氧化、延缓衰老。

② 章鱼有增强男性性功能的作用，因为章鱼的精氨酸含量较高，而精氨酸是精子形成的必要成分。

【性味、归经及功效】

章鱼性平，味甘、咸；归肝、脾、肾经；具有补血益气、收敛生肌的功效；适用于产后虚弱、高血压、动脉粥样硬化、脑血栓形成、痈疽肿毒等病症。

【提示】

患有湿疹、荨麻疹、痛风、肾脏病等疾病者及易过敏的人慎食。

（十）生蚝

生蚝，又称牡蛎，别名蛎黄、海蛎子等，属牡蛎科（真牡蛎）或燕蛤科（珍珠牡蛎）双壳类软体动物，分布于温带和热带各大洋沿岸水域。

【营养价值】

① 生蚝肉肥爽滑，味道鲜美，营养丰富，含有丰富的蛋白质、18种氨基酸、硒、钙、磷、铁等营养成分，素有"海底牛奶"之美称。

② 生蚝含碘量远远高于牛奶和蛋黄，含锌量也非常高。

③ 生蚝含肝糖原、B族维生素、牛磺酸等营养成分。生蚝含有的维生素 B_{12}，是一般食物所缺少的，维生素 B_{12} 中的钴元素是预防恶性贫血所不可缺少的物质。

④ 生蚝中还含有海洋生物特有的多种活性物质及氨基酸。

【食用功效】

① 生蚝所含的碳酸钙有收敛、制酸、止痛等作用，有利于胃和十二指肠溃疡的愈合。生蚝又是补钙的很好食物。

② 生蚝有调节大脑皮质的功能，生食有镇静、解热的效力，熟食则涩而带燥，有收敛固涩的作用。

③ 生蚝肉具有降血压、预防动脉粥样硬化和滋阴养血、强身健体等功能。常食还有润肤、养颜、养容功能。

④ 生蚝对促进胎儿的生长发育、矫治孕妇贫血和对孕妇的体力恢复均有好处。

⑤ 生蚝的提取物有明显的抑制血小板聚集的作用，有利于胰岛素的分泌和利用，又能使恶性肿瘤细胞对放射线敏感性增强，并对其生长有抑制作用。

⑥ 生蚝的酸性提取物对脊髓灰质炎病毒具有很好的抑制作用。

【性味、归经及功效】

生蚝性微寒，味咸、涩；归肝、心、肾经；具有平肝潜阳、镇惊安神、软坚散结、收敛固涩、解毒镇痛的功效；适用于眩晕耳鸣、手足震颤、心悸失眠、烦躁不安、惊痫癫狂、乳房结块、自汗盗汗、遗精尿频、崩漏带下、吞酸胃痛、湿疹、疮疡等病症。

【提示】

① 生蚝一定要保证新鲜，不要吃死的生蚝。

② 患有湿疹、荨麻疹、痛风、肾脏病等疾病者及易过敏的人慎食。

（十一）海蜇

海蜇，俗称为水母、石镜、樗、蒲鱼、水母鲜等。海蜇属钵水母纲，是生活在海中的一种腔肠软体动物。体形呈半球状，可食用，上面呈伞状，白色，借以伸缩运动，称为海蜇皮；下有8条口腕，其下有丝状物，呈灰红色，叫海蜇头。

【营养价值】

① 海蜇的营养极为丰富，含有丰富的蛋白质、钙、磷、铁、碘和维生素 B_1、维生素 B_2、维生素 B_6 等营养成分。海蜇是一种低脂肪、低能量的营养食物。其脂肪含量极低，每100g海蜇含脂肪 0.1～0.5g。

② 海蜇含丰富的胶原蛋白与其他活性物质。

【食用功效】

① 海蜇含有人体需要的多种营养成分，尤其含有碘，是一种重要的营养食物。

② 海蜇有保护心脑血管的作用。因其含有类似于乙酰胆碱的物质，能扩张血管，降低血压；所含的甘露多糖胶质又对防治动脉粥样硬化有一定的功效。

③ 海蜇具有阻止伤口扩散和促进上皮形成、消痰散气、润肠消积等功能，对气管炎、哮喘、胃溃疡、风湿性关节炎等疾病有益，并有防治肿瘤的作用。

【性味、归经及功效】

海蜇性平，味咸；归肝、肾经；具有清热化痰、消积化滞、润肠通便的功效；适用于急慢性支气管炎、咳嗽哮喘、痰多黏稠、高血压、便秘、烦热口渴、癌症等病症。

【提示】

① 患有湿疹、荨麻疹、痛风、肾脏病等疾病者及易过敏的人慎食。

② 从事理发、纺织、粮食加工等与尘埃接触较多的工作人员常吃海蜇，可以去尘积、清肠胃，保障身体健康。

（十二）海参

海参，属棘皮动物门，是海洋软体动物。可供食用的品种有梅花参、刺参、乌参、光参、瓜参、玉足参等20多种，营养价值非常高。海参不仅是珍贵的食物，也是名贵的药材。海参的药理活性十分广泛，对威胁人类健康的主要病症均有益。

【营养价值】

① 海参含有较丰富的蛋白质，较少的脂肪和胆固醇。蛋白质中含有8种人体自身不能合成的必需氨基酸，其中精氨酸、赖氨酸含量最为丰富。

② 海参含有丰富的矿物质，尤其是钙、钒、钠、硒、镁含量较高。海参所含的微量元素钒居各种食物之首，可以参与血液

中铁的输送，增强造血功能。

③ 海参含有多种特殊的活性营养物质，如海参酸性糖胺聚糖、海参皂苷（海参素、海参毒素）、海参脂质、海参胶蛋白、硫酸软骨素、牛磺酸等。

【食用功效】

① 海参为一种典型的高蛋白、低脂肪、低胆固醇的食物，又因肉质细嫩，易于消化，所以非常适合老年人与儿童以及体质虚弱者食用。

② 海参号称"精氨酸大富翁"。精氨酸是构成男性精细胞的主要成分，又是合成人体胶原蛋白的主要原料，可促进机体细胞的再生和机体受损后的修复，预防皮肤老化，延年益寿，消除疲劳。

③ 海参能大大提高人体免疫力，抵抗各种疾病的侵袭。海参对恶性肿瘤的生长、转移具有抑制作用。

④ 海参有强大的修复再生作用，可快速使伤口愈合、修复多年受损的胃肠、修复免疫系统、修复胰岛、恢复造血功能等。

⑤ 海参特有的活性物质海参素，对多种真菌有显著的抑制作用；刺参素 A 和刺参素 B 可用于治疗真菌和白癣菌感染，具有显著的抗炎、成骨作用，尤其对肝炎、结核病、糖尿病、心血管病有显著的治疗作用。

⑥ 海参含丰富的钒元素，可以参与血液中铁的输送，增强造血功能；对肺结核咯血、再生障碍性贫血、胃溃疡等均有良效。

【性味、归经及功效】

海参性温，味甘、咸；归心、脾、肺、肾经；具有滋阴补肾、壮阳益精、养心润燥、补血的功效；适用于癌症、高血压、冠心病、肝炎、肾炎、糖尿病、营养不良、血友病等病症。

【提示】

海参的烹调加工方式以清水烹煮、凉拌等简单方式为好，可以最大限度保存鲜海参的营养物质。

(十三) 蛤蜊

蛤蜊，软体动物，壳卵圆形，有花蛤、文蛤、西施舌等诸多品种。其肉质鲜美无比，被称为"天下第一鲜""百味之冠"。

【营养价值】

① 蛤蜊富含蛋白质，还含有铁、钙、磷、碘、维生素、氨基酸和牛磺酸等多种成分，是一种低能量、高蛋白、味道鲜美、物美价廉的海产品。

② 蛤蜊肉以及贝类软体动物中，含一种具有降低血清胆固醇作用的δ7-胆固醇和24-亚甲基胆固醇，它们的功效比常用的降胆固醇的药物谷固醇更强。

③ 文蛤中含有一种叫蛤素的物质，有抑制肿瘤生长的作用。

【食用功效】

① 蛤蜊可以帮助胆汁合成，有助于胆固醇代谢，有降低血清胆固醇的作用。

② 蛤蜊的维生素B_{12}含量很丰富，特别适合胃肠部手术后的患者食用。

③ 蛤蜊还能维持神经细胞膜的电位平衡，能抗痉挛、抑制焦虑。

④ 蛤蜊属于低脂肉类，对于想控制体重的人，蛤蜊是很不错的选择。

【性味、归经及功效】

蛤蜊性寒，味咸；归胃经；具有滋阴、化痰、软坚、利水、化痰的作用；适宜高胆固醇血症、高脂血症、甲状腺肿大、支气管炎、胃病等病症。

【提示】

蛤蜊一定要完全烧熟煮透，以免引起消化不良而出现呕吐、腹痛或腹泻。

(十四) 鲍鱼

鲍鱼是一种原始的海洋贝类。鲜鲍经过去壳、盐渍一段时间，然后煮熟，除去内脏，晒干成干品。"鲍、参、翅、肚"，都是中国传统的名贵食材，而鲍鱼列在海参、鱼翅、鱼肚之首。

【营养价值】

① 鲍鱼肉质鲜美，营养丰富，具有高蛋白、低脂肪、低能量的特点。鲍鱼含有丰富的蛋白质，其中含有 20 种氨基酸。

② 鲍鱼富含球蛋白，还含有一种被称为"鲍素"的成分，能够破坏癌细胞必需的代谢物质。

③ 鲍鱼含有较多的钙、铁、碘等矿物质，还含有丰富的维生素。

【食用功效】

① 鲍鱼能够提高免疫力，破坏癌细胞代谢过程，能提高抑瘤率，却不损害机体的正常细胞，有保护机体免疫系统的作用。

② 鲍鱼可调节肾上腺分泌，具有双向调节血压的作用。

③ 鲍鱼有保护皮肤、视力以及增强免疫力、促进生长发育的作用。

④ 鲍鱼有调经、润燥、利肠之效，可治月经不调、大便秘结等疾患。

【性味、归经及功效】

鲍鱼性平，味甘、咸；归肝经；具有养血、柔肝、滋阴、清热、益精、明目的功效；适用于癌症、高血压、高脂血症、甲状腺功能亢进症、久病体虚、阴精亏损、更年期综合征、夜尿频、气虚哮喘、血压不稳等病症。

【提示】

患有湿疹、荨麻疹、痛风、肾脏病等疾病者及易过敏的人慎食。

（十五）基围虾

刀额新对虾俗称泥虾、麻虾、虎虾等，商业上称基围虾。基围虾属浅海海水虾，壳薄、肉嫩、味美，是餐桌上的佳肴，属节肢动物门甲壳纲十足目对虾科。

【营养价值】

① 基围虾富含蛋白质。虾仁含有甘氨酸，这种氨基酸的含

量越高,虾仁的甜味就越高。

② 基围虾和鱼肉、禽肉相比,脂肪含量少,并且几乎不含作为能量来源的动物糖原。虾仁中的胆固醇含量较高,同时含有丰富的能降低血清胆固醇的牛磺酸。

③ 基围虾中含有丰富的铁、碘、锌等多种矿物质,就连虾壳都有大量的钙质和甲壳素。基围虾还含有丰富的B族维生素、氨茶碱等成分。

④ 基围虾含虾青素,就是表面红颜色的成分,颜色越深说明虾青素含量越高。虾青素,又名虾黄质、龙虾壳色素,是一种类胡萝卜素。

【食用功效】

① 基围虾营养丰富,且其肉质松软,易消化,能消除疲劳、增强体力。基围虾是高蛋白、低脂肪食物,特别适合儿童及老年人食用。

② 基围虾含有牛磺酸,能降低胆固醇,保护心血管系统,防止动脉粥样硬化。基围虾中含有丰富的镁,镁对心脏活动具有重要的调节作用。

③ 基围虾能预防缺铁性贫血,也有预防及改善中老年人骨质疏松、增强免疫力的作用。

④ 基围虾还具有补肾作用,也有助于产后妇女分泌乳汁。

⑤ 虾青素能有效清除细胞内的氧自由基,具有美容护肤、抗衰老、缓解疲劳的作用,已广泛应用在化妆品、食品添加剂以及药品中。虾青素还有助于消除因时差反应而产生的"时差综合征"。

【性味、归经及功效】

基围虾性温,味甘;归脾、肾经;具有补肾壮阳、补气健胃、通乳抗毒、养血固精、化瘀、强身延寿的功效;适用于肾虚阳痿、遗精早泄、乳汁不通、筋骨疼痛、手足抽搐、全身瘙痒、皮肤溃疡、身体虚弱、神经衰弱等病症。

【提示】

患有湿疹、荨麻疹、痛风、肾脏病等疾病者及易过敏的人慎食。

(十六)虾仁

虾仁,选用海产白虾、红虾、青虾的活虾为原料,用清水洗净虾体,去掉虾头、虾尾和虾壳,剥壳后的纯虾肉即为虾仁。也有将虾经加盐蒸煮、干燥、晾晒、脱壳等工序制成的虾仁,也称海米或虾米。以白虾米为上品,色味俱佳,味道鲜美。

【营养价值】

① 虾仁的营养价值很高,含有丰富的蛋白质,是优质蛋白质的重要来源。

② 虾仁的脂肪含量少;含有丰富的牛磺酸,能降低血清胆固醇。

③ 虾仁含有丰富的钙、磷、铁、碘等矿物质及维生素A、B族维生素、氨茶碱等。

【食用功效】

① 虾仁肉质松软,易消化,对身体虚弱以及病后需要调养的人是极好的食物。

② 虾仁的通乳作用较强,并且富含磷、钙,对小儿、孕妇尤有补益功效。

③ 虾仁能很好地保护心血管系统,减少血液中胆固醇含量,防止动脉粥样硬化,还能扩张冠状动脉,有利于预防高血压及心肌梗死。

【性味、归经及功效】

虾仁性温,味甘;归脾、肾经;具有补肾壮阳、健脾和胃的功效;适用于久病体虚、短气乏力、面黄肌瘦、胃寒疼痛、肾虚下寒、阳痿不起、遗精早泄等病症。

【提示】

患有湿疹、荨麻疹、痛风、肾脏病等疾病者及易过敏的人慎食。

(十七)虾皮

虾皮是主要由毛虾加工制成。毛虾是我国海产虾类中产量最大的虾类资源,常见的有中国毛虾和日本毛虾。两者极为相似。

毛虾个体小，一般只有3cm。

【营养价值】

① 虾皮的营养价值很高，以蛋白质含量来说，每100g虾皮含蛋白质30.7g，远远高于大黄鱼、对虾、带鱼、鲳鱼等水产品及牛肉、猪肉、鸡肉等肉制品中蛋白质的含量。

② 虾皮所含的矿物质种类丰富，且含量多。除了富含碘元素外，铁、钙、磷的含量也很丰富，每100g虾皮钙和磷的含量分别为991mg和582mg。所以，虾皮素有"钙库"之称。

③ 虾皮还含有一种重要的营养物质——虾青素，虾青素是一种强抗氧化剂。

【食用功效】

① 虾皮是缺钙者补钙的较佳食物，老年人常食虾皮，可预防因缺钙所致的骨质疏松症。

② 虾皮中含有丰富的镁元素，镁对心脏活动具有重要的调节作用，能很好地保护心血管系统，可减少血液中的胆固醇含量，对于预防动脉粥样硬化、高血压及心肌梗死有一定的作用。

③ 虾皮还有镇定作用，常用来治疗神经衰弱、自主神经功能紊乱等病症。

④ 虾青素具有美容护肤、抗衰老、缓解疲劳的作用，已广泛应用在化妆品、食品添加剂以及药品中。

【性味、归经及功效】

虾皮性温，味甘、咸；归脾、肾经；具有补肾壮阳、理气开胃的功效；适用于肾虚阳痿、腰酸膝软、腰脚无力、筋骨疼痛、中风等病症。

【提示】

宿疾者、正值上火之时不宜食虾；患变应性鼻炎（过敏性鼻炎）、支气管炎、反复发作性过敏性皮炎的老年人不宜吃虾；虾为动风发物，患有皮肤疥癣者忌食。

虾、蟹、软体动物类及其制品食物成分表见表1-15。

表 1-15　虾、蟹、软体动物类及其制品食物成分表

食物名称	食部/g	水分/g	能量/kcal	能量/kJ	蛋白质/g	脂肪/g	碳水化合物/g	胆固醇/mg	总维生素A/μgRE	维生素B_1/mg	维生素B_2/mg	烟酸/mg	维生素C/mg	总维生素E/mg	钙/mg	铁/mg	锌/mg	硒/μg
河蚌	43	85.3	54	226	10.9	0.8	0.7	103	243	0.01	0.18	0.7	—	1.36	248	26.6	6.23	20.24
田螺	26	82.0	60	251	11.0	0.2	3.6	154	Tr	0.02	0.19	2.2	—	0.75	1030	19.7	2.71	16.73
河蟹	42	75.8	103	431	17.5	2.6	2.3	267	389	0.06	0.28	1.7	—	6.09	126	2.9	3.68	56.72
海蟹	55	77.1	95	397	13.8	2.3	4.7	125	30	0.01	0.10	2.5	—	2.99	208	1.6	3.32	82.65
蚵子	57	88.4	40	167	7.3	0.3	2.1	131	59	0.02	0.12	1.2	—	0.59	134	33.6	2.01	55.14
淡菜(干)	100	15.6	355	1485	47.8	9.3	20.1	493	36	0.04	0.32	4.3	—	7.35	157	12.5	6.71	120.47
墨鱼(干)	82	24.8	287	1201	65.3	1.9	2.1	316	Tr	0.02	0.05	3.6	—	6.73	82	23.9	10.02	104.40
鱿鱼(水浸)	98	81.4	75	314	17.0	0.8	0	—	16	Tr	0.03	Tr	—	0.94	43	0.5	1.36	13.65
章鱼	78	65.4	135	565	18.9	0.4	14.0	—	Tr	0.04	0.06	5.4	—	1.34	21	0.6	0.68	27.30

续表

食物名称	食部/g	水分/g	能量/kcal	能量/kJ	蛋白质/g	脂肪/g	碳水化合物/g	胆固醇/mg	总维生素A/μgRE	维生素B$_1$/mg	维生素B$_2$/mg	烟酸/mg	维生素C/mg	总维生素E/mg	钙/mg	铁/mg	锌/mg	硒/μg
生蚝	100	87.1	57	238	10.9	1.5	0	94	—	0.04	0.13	1.5	—	0.13	35	5.0	71.20	41.40
海蜇皮	100	76.5	33	138	3.7	0.3	3.8	8	—	0.03	0.05	0.2	—	2.13	150	4.8	0.55	15.54
海参	100	77.1	78	326	16.5	0.2	2.5	51	Tr	0.03	0.04	0.1	—	3.14	285	13.2	0.63	63.93
蛤蜊	39	84.1	62	259	10.1	1.1	2.8	156	21	0.01	0.13	1.5	—	2.41	133	10.9	2.38	54.31
鲍鱼	65	77.5	84	351	12.6	0.8	6.6	242	24	0.01	0.16	0.2	—	2.20	266	22.6	175	21.38
基围虾	60	75.2	101	423	18.2	1.4	3.9	181	—	0.02	0.07	2.9	—	1.69	83	2.0	1.18	39.70
虾仁	100	37.4	198	828	43.7	2.6	0	525	21	0.01	0.12	5.0	—	1.46	555	11.0	3.82	75.40
虾皮	100	42.4	153	640	30.7	2.2	2.5	428	19	0.02	0.14	3.1	—	0.92	991	6.7	1.93	74.43

注：营养成分以每100g食部计。"—"表示未检测，理论上食物中应该存在一定量的该种成分，但未实际检测。"Tr"表示未检出或微量，低于目前应用的检测方法的检出线或未检出。

第九节 蛋类及其制品

常见的蛋类有鸡蛋、鸭蛋和鹌鹑蛋等,其中产量最大、食用最普遍、食品加工工业中使用最广泛的是鸡蛋。

一、鸡蛋

鸡蛋,又名鸡卵、鸡子,是母鸡所产的卵。其外有一层硬壳,内则有气室、卵白及卵黄部分。

【营养价值】

① 鸡蛋含有人体需要的多种营养物质。蛋清和蛋黄分别约占总可食部的 2/3 和 1/3。

② 蛋清中所含的主要是蛋白质,不但有人体所需要的必需氨基酸,且氨基酸组成与人体组成模式接近,生物学价值达 95 以上。全蛋蛋白质几乎能被人体完全吸收利用,是食物中最理想的优质蛋白质。蛋清也是维生素 B_2 的良好来源。

③ 蛋黄比蛋清含有更多的营养成分,钙、磷和铁等矿物质多集中于蛋黄中。蛋黄还含有较多的维生素 A、维生素 D、维生素 B_1 和维生素 B_2。鸡蛋所含脂肪主要集中在蛋黄里,也极易被人体消化吸收;蛋黄中还含有较多的胆固醇。

④ 蛋黄的铁含量较多,但因有卵黄高磷蛋白的干扰,其吸收率只有 3%。

【食用功效】

① 鸡蛋对增强神经系统的功能大有裨益,因此,鸡蛋是较好的健脑食物。

② 鸡蛋有强健体魄、抗衰老、美肤等作用。

【性味、归经及功效】

鸡蛋性平,味甘;归脾、肾、胃、大肠经;具有益精补气、润肺利咽、滋阴润燥、养血的功效；适用于体质虚弱、营养不良、贫血等病症。

【提示】

① 鸡蛋适于每天食用，是婴幼儿、孕产妇、患者的理想食物。每天食用以不超过 2 个为宜。冠心病患者以每天不超过 1 个为宜。对已有高胆固醇血症者，尤其是重度患者，应尽量少吃或不吃，或可采取吃蛋白而不吃蛋黄的方式。

② 鸡蛋宜熟食，一般烹调方法对鸡蛋的营养价值影响很小，仅 B 族维生素会损失一些。煮熟后的鸡蛋，蛋白质变得软且松散，容易消化吸收，利用率较高。

二、鸭蛋

鸭蛋，又名鸭子、鸭卵、太平、鸭春、青皮等，为鸭科动物家鸭的卵。

【营养价值】

鸭蛋的营养价值与鸡蛋相似。鸭蛋中蛋白质的含量与鸡蛋接近，各种矿物质的总量超过鸡蛋很多，特别是铁和钙在鸭蛋中更是丰富。鸭蛋含有较多的维生素 B_2，是补充 B 族维生素的理想食物之一。

【食用功效】

① 鸭蛋性偏凉，特别适宜阴虚火旺者食用。

② 鸭蛋亦有强健体魄、抗衰老、美肤等功效，最适宜作为食疗补品。

【性味、归经及功效】

鸭蛋性凉，味甘、咸；归脾、肺经；具有养阴清肺、补心止热、大补虚劳、润肺美肤的功效；适用于病后体虚、燥热咳嗽、咽干喉痛、高血压、腹泻、痢疾等病症。

【提示】

① 鸭蛋的脂肪含量高于蛋白质的含量，鸭蛋的胆固醇含量也较高，有心血管疾病、肝肾疾病的人应少吃。

② 不宜食用未完全煮熟的鸭蛋。鸭子容易患沙门菌病，鸭

子体内的病菌能够渗入到正在形成的鸭蛋内，若食用未完全煮熟的鸭蛋，很容易诱发疾病。鸭蛋在开水中至少煮 15min 才可食用。

三、鹅蛋

鹅蛋是家禽鹅生下的卵。鹅蛋呈椭圆形，个体很大，一般可达 80～100g，表面较光滑，呈白色。鹅蛋质地较粗糙，草腥味较重，食味不及鸡蛋、鸭蛋。

【营养价值】

鹅蛋的蛋白质含量低于鸡蛋，脂肪含量高于其他蛋类，鹅蛋中还含有多种维生素及矿物质。

【食用功效】

① 鹅蛋中的脂肪绝大部分集中在蛋黄内，含有较多的磷脂，其中约一半是卵磷脂，这些成分有利于大脑及神经组织的发育。

② 鹅蛋可补中益气，防御寒冷气候对人体的侵袭，故在寒冷的季节里可多食用一些。

【性味、归经及功效】

鹅蛋性温，味甘；归胆、胃经；具有补中益气、清脑益智的功效；适用于贫血、热毒疮疡等病症。

【提示】

鹅蛋必须烹饪后食用，不可生食。

四、鹌鹑蛋

鹌鹑蛋，又名鹑鸟蛋、鹌鹑卵。鹌鹑蛋被认为是"动物中的人参"，近圆形，个体很小，一般只有 10g 左右，表面有棕褐色斑点。

【营养价值】

① 鹌鹑蛋是一种很好的滋补品，其营养成分与鸡蛋很相似，但营养价值比鸡蛋高。

② 鹌鹑蛋还含有能降血压的芦丁等物质。
③ 一般 3 个鹌鹑蛋的营养含量相当于 1 个鸡蛋。

【食用功效】

① 鹌鹑蛋有较好的护肤、美肤作用。
② 鹌鹑蛋是高血压患者的理想滋补品,但是由于其胆固醇含量很高,高脂血症患者需慎用。

【性味、归经及功效】

鹌鹑蛋性平,味甘;归心、肝、肺、肾、胃经;具有补脾养血、强筋壮骨的功效;适用于心脾气血两虚、气阴亏虚、口干舌燥、食欲不振、咳血、大便秘结等病症。

【提示】

由于鹌鹑蛋不易保存,购买时应懂得如何选择新鲜的鹌鹑蛋。新鲜鹌鹑蛋的外壳颜色呈灰白色,分布着大小不一的褐色斑块,并且富有光泽感。仔细观察表面,上面有些细小的孔。如果斑块颜色不自然、蛋壳无光泽,或是表面没有细孔,说明鹌鹑蛋已经放置很久了。

五、咸蛋

咸蛋是一种风味特殊、食用方便的再制蛋。咸蛋主要包括腌制的咸鸡蛋和咸鸭蛋,也包括少量的咸鸽蛋、咸鹅蛋和咸鹌鹑蛋等,其中以咸鸭蛋最为常见。

【营养价值】

咸蛋由于经过一段时间的腌制,其营养素有显著的变化:脂肪含量稍减少,碳水化合物含量增加,矿物质保存较好,钙的含量大大提高。

【食用功效】

① 咸蛋营养丰富,对骨骼发育有益,并能预防贫血。
② 咸鸭蛋清肺火、降阴火功能比未腌制的鸭蛋更胜一筹,煮食可治愈泻痢。其中咸蛋黄油有明目养眼的功效,还可治小儿积食,外敷可治烫伤、湿疹。

【性味、归经及功效】

咸鸭蛋味甘,性凉;归心、肺、脾经;具有滋阴、清肺、丰肌美肤、除热的功效;适用于肺热咳嗽、咽喉痛、泻痢等病症。

【提示】

高血压、糖尿病、心血管病、肝肾疾病患者应少食。

六、松花蛋

松花蛋,又名皮蛋、变蛋、灰包蛋等,是用石灰等原料腌制后的蛋类食品,因蛋白中常有松针状的结晶或花纹而得名。松花蛋常以鸭蛋为原料,它是我国传统的风味蛋制品,口感鲜滑爽口,色、香、味均有独到之处。

【营养价值】

① 松花蛋较鸭蛋含更多的矿物质,脂肪和总能量却稍有下降。

② 松花蛋含氨基酸总量较高,易于消化,营养价值高,但维生素含量较少。

【食用功效】

① 松花蛋能刺激消化器官,增进食欲,促进营养的消化吸收。

② 松花蛋因属成碱性食物,故特别适合胃酸过多者食用。

【性味、归经及功效】

松花蛋性凉,味辛、涩、甘、咸;归胃经;具有滋养阴血、清热润肺的功效;适用于咽干口燥、面色萎黄、高血压、耳鸣、眩晕、视物昏花、肺燥咳嗽、齿痛、泻痢、水肿胀满、阴虚失眠等病症。

【提示】

① 暑热季节食用皮蛋比较合适。

② 寒湿下痢者以及心血管病、肝肾疾病患者应少食或不食。

蛋类及其制品食物成分表见表1-16。

表 1-16 蛋类及其制品食物成分表

食物名称	食部/g	水分/g	能量/kcal	能量/kJ	蛋白质/g	脂肪/g	碳水化合物/g	胆固醇/mg	总维生素A/μgRE	维生素B$_1$/mg	维生素B$_2$/mg	烟酸/mg	维生素C/mg	总维生素E/mg	钙/mg	铁/mg	锌/mg	硒/μg
鸡蛋	88	74.1	1.44	502	13.3	8.8	2.8	585	234	0.11	0.27	0.2	—	1.84	56	2.0	1.10	14.34
鸭蛋	87	70.3	180	753	12.6	13.0	3.1	565	361	0.17	0.35	0.2	—	4.98	62	2.9	1.67	15.68
鹅蛋	87	69.3	196	820	11.1	15.6	2.8	704	192	0.08	0.30	0.4	—	4.50	34	4.1	1.43	27.24
鹌鹑蛋	86	73.0	160	669	12.8	11.1	2.1	515	337	0.11	0.49	0.1	—	3.08	47	3.2	1.61	25.48
咸鸭蛋	88	61.3	190	795	12.7	12.7	6.3	647	134	0.16	0.33	0.1	—	6.25	118	3.6	1.74	24.04
松花蛋（鸭蛋）	90	68.4	171	715	14.2	10.7	4.5	608	215	0.06	0.18	0.1	—	3.05	63	3.3	1.48	25.24

注：营养成分以每 100g 食部计。"—"表示未检测，理论上食物中应该存在一定量的该种成分，但未实际检测。

第十节　奶类及其制品

奶类的营养成分齐全且组成比例适宜，容易被人体消化吸收，是儿童、体弱者、年老者和患者的较理想食物。人们日常饮用的奶类主要有牛奶、羊奶及马奶等，其中以牛奶饮用量最大。

一、牛奶

牛奶是最古老的天然饮料之一，被誉为"白色血液"。牛奶是由蛋白质、乳糖、脂肪、矿物质、维生素、水等组成的复合乳胶体。牛奶呈乳白色，味道温和，稍有甜味，具有特有的香味与滋味。

【营养价值】

① 牛奶中的蛋白质含量平均为3%，由79.6%的酪蛋白、11.5%的乳清蛋白和3.3%的乳球蛋白组成。其消化吸收率高(87%～89%)，生物学价值为85，必需氨基酸含量及构成与鸡蛋近似，属优质蛋白。牛奶中包括人体生长发育所需的全部氨基酸，是其他食物无法比拟的。

② 牛奶的脂肪含量约为3.2%，使奶具有独特的香味。乳脂是高度乳化的，呈较小的微粒分散于乳浆中，易被消化吸收。乳脂中油酸含量为30%，其中亚油酸和α-亚麻酸分别占5.3%和2.1%。

③ 牛奶中所含的碳水化合物为乳糖，其含量比人奶中的低。乳糖有调节胃酸、促进胃肠蠕动、有利于钙吸收和促进消化液分泌的作用；还可促进肠道乳酸菌的繁殖而抑制腐败菌的繁殖生长。

④ 牛奶中矿物质含量为0.6%～0.7%，富含钙、磷、钾。其中钙含量尤为丰富，另外，磷、钾、镁等多种矿物质的搭配也十分合理，容易消化吸收。牛奶中铁含量很低，如以牛奶喂养婴儿，应注意铁的补充。

⑤ 牛奶中所含维生素较多的为维生素A，但维生素B_1和维生素C很少，牛奶中维生素含量随季节有一定的变化。

⑥ 牛奶的相对密度为 1.028～1.032，其大小与奶中的固体物质有关。牛奶的各种成分除脂肪外，含量均较稳定，因此脂肪含量和相对密度可作为评定鲜奶质量的指标。

【食用功效】

① 牛奶中富含维生素 A、维生素 B_2 和蛋白质等，可以防止皮肤干燥、暗沉及色素沉着，使皮肤白皙、有光泽。

② 经常饮用牛奶可降低高血压的患病率，降低脑血管病的发生率。

③ 牛奶中的钙最容易被吸收，而且磷、钾、镁等多种矿物质搭配也十分合理，孕妇应多喝牛奶，绝经期前后的中年妇女常喝牛奶可减缓骨质流失。

④ 睡前饮用牛奶能帮助睡眠。

【性味、归经及功效】

牛奶性平，味甘；归心、肺、胃经；具有补血充液、填精、补虚损、益脾胃、长筋骨的功效；适用于体质虚弱、气血不足、营养不良、食管癌、糖尿病、高血压、冠心病、动脉粥样硬化、高脂血症、干燥综合征等病症。

【提示】

胃肠功能较弱的人不宜一次饮用大量牛奶，以免出现腹部不适。肾病患者也不宜一次饮用大量牛奶，以免加重肾脏负担。另外，最好不要空腹喝牛奶。

二、羊奶

羊奶为山羊或绵羊泌出的乳汁，在国际界被称为"奶中之王"。

【营养价值】

① 羊奶的脂肪颗粒体积为牛奶的 1/3，更利于人体吸收，婴儿对羊奶的消化率可达 94% 以上，并且长期饮用羊奶不会引起肥胖。

② 羊奶中的蛋白质、矿物质，尤其是钙、磷的含量都比较高；维生素 A 和 B 族维生素含量高于牛奶，对保护视力、恢复体能有好处。

【食用功效】

① 羊奶是肾病患者理想的食物之一，也是体虚者的天然补品。但是，急性肾炎和肾功能衰竭患者不适宜喝羊奶，以免加重肾脏负担。

② 羊奶适宜营养不良、虚劳羸弱、消渴反胃、肺结核咳嗽咯血之人饮用。

【性味、归经及功效】

羊奶味甘、性温；归胃、心、肾经；具有滋阴养胃、补益肾脏、润肠通便、解毒的功效；适用于虚劳羸瘦、消渴、反胃、呃逆、口疮、漆疮等病症。

【提示】

① 羊奶中叶酸含量比较少，婴幼儿长期只喝羊奶容易发生巨幼细胞贫血，所以羊奶宜与其他奶类制品同时选用。

② 慢性肠炎患者不宜喝羊奶，避免胀气。

③ 为避免影响伤口愈合，腹部手术患者1周内不宜喝羊奶。

三、酸奶

酸奶是以牛奶为原料，经过巴氏杀菌后再向牛奶中添加嗜酸乳酸菌等发酵剂，在30℃左右环境中培养，经4～6h发酵，再冷却、灌装的一种牛奶制品。

【营养价值】

酸奶中的乳糖在发酵过程中大部分被分解为乳酸；在发酵过程中，酸奶中的可溶性蛋白、氨基酸、游离脂肪酸、维生素C、维生素B_1和维生素B_2等的含量提高，且更易被人体所吸收。

【食用功效】

① 酸奶中的乳酸能提高食欲，促进消化。乳酸菌在肠道繁殖，能产生抗菌物质，可抑制腐败菌的繁殖，调节肠道菌群，防止腐败胺类对人体产生不利的影响。

② 酸奶含有能抑制体内合成胆固醇还原酶的活性物质，可降低心血管病的发病率。

③ 酸奶能刺激机体免疫系统，增强机体的免疫力，有效地

抵御癌症。

④ 制作酸奶时，维生素 C 含量增加；在妇女妊娠期间，酸奶除提供必要的能量外，还提供维生素和磷酸；在妇女更年期时，常喝酸奶可以防治由缺钙引起的骨质疏松症；在老年时期，每天饮用酸奶可矫正由偏食引起的营养缺乏。

⑤ 牛奶中的乳糖在酸奶中已被发酵成乳酸，适合有乳糖不耐症的人饮用。

【性味、归经及功效】

酸奶性平，味甘、酸；归心、肺、胃经；具有生津止渴、补虚开胃、润肠通便、降血脂的功效；适用于气血不足、营养不良、肠燥便秘、高胆固醇血症、动脉粥样硬化、冠心病、脂肪肝、癌症、皮肤干燥等病症。

【提示】

① 酸奶在饭后 2h 内饮用，效果最佳，而空腹不宜饮用。酸奶不能加热。酸奶中的某些菌种及所含的酸性物质对牙齿有一定的危害，容易导致龋齿，所以饮用后要及时用白开水漱口。

② 酸奶在制作过程中会添加蔗糖作为发酵促进剂，所以糖尿病患者不能多饮。

四、奶酪

奶酪是一种发酵的牛奶制品，其性质与常见的酸奶有相似之处，都是通过发酵制作的，也都含有可以保健的乳酸菌，但是奶酪的浓度比酸奶更高，近似固体食物，营养价值也因此更加丰富。

【营养价值】

① 奶酪含有丰富的蛋白质、钙、脂肪、磷和维生素等营养成分，是纯天然的食物。就工艺而言，奶酪是发酵的牛奶；就营养而言，奶酪是浓缩的牛奶。奶酪独特的发酵工艺使其营养成分更易被吸收。

② 奶制品是食物补钙的最佳选择，奶酪正是含钙最多的奶制品，而且这些钙很容易被人体吸收。

【食用功效】

① 奶酪含蛋白质、钙和磷等人体所需的营养物质，能增强人体抵抗疾病的能力，促进代谢，增强机体活力，保护眼睛健康，保持肌肤健美。

② 奶酪中的乳酸菌及其代谢产物对人体有一定的保健作用，有利于维持人体肠道内正常菌群的稳定和平衡，防治便秘和腹泻。

③ 含有奶酪的食物能大大增加牙齿表层的含钙量，从而抑制龋齿的发生。

【性味、归经及功效】

奶酪性平，味甘、酸；具有补肺、润肠、养阴、止渴的功效；适用于虚热烦渴、肠燥便艰、肌肤枯涩、瘾疹瘙痒等病症。

【提示】

① 奶酪蛋白质含量较高，细菌很容易繁殖，购买后要及时食用。

② 奶酪中的脂肪和能量都比较多，多吃容易发胖。

五、炼乳

炼乳是一种牛奶制品，是用鲜牛奶或羊奶经过消毒浓缩制成的饮料，它的特点是可贮存较长时间。市场上通常是将鲜乳经真空浓缩或其他方法除去大部分的水分，浓缩至原体积的25%～40%制成乳制品，再加入40%的蔗糖装罐制成甜炼乳。炼乳一般是用来做菜或者作佐餐的调味料。

炼乳加工时由于所用的原料和添加的辅料不同，可以分为加甜炼乳、淡炼乳、脱脂炼乳、半脱脂炼乳、花色炼乳、强化炼乳和调制炼乳等。

【营养价值】

炼乳中的碳水化合物含量比奶粉多，而其他成分，如蛋白质、脂肪、矿物质、维生素A等，皆比奶粉少。

【食用功效】

炼乳含有丰富的营养素，可为身体补充能量，具有维护视力及皮肤健康、补充钙质、强化骨骼的作用。

【性味、归经及功效】

因炼乳原料的不同而不同。

【提示】

炼乳并不是发酵制品,所以其营养成分不易被人体消化和吸收,老年人、儿童、消化能力弱者、糖尿病患者不宜食用。

六、奶粉

奶粉是以新鲜牛奶或羊奶为原料,用冷冻或加热的方法,除去乳中几乎全部的水分,干燥后添加适量的维生素、矿物质等加工而成的冲调食品。

【营养价值】

奶粉根据食用要求可分为全脂奶粉、脱脂奶粉、调制奶粉。

① 全脂奶粉是鲜奶消毒后,除去70%~80%的水分,采用喷雾干燥法,制成雾状微粒奶粉。奶粉溶解性好,生产中对蛋白质的性质、奶的色香味及其他营养成分影响很小。

② 脱脂奶粉生产工艺同全脂奶粉,但原料奶经过脱脂的过程,脂溶性维生素大量损失,此种奶粉主要适合于腹泻的婴儿及要求低脂膳食的患者。

③ 调制奶粉又称人乳化奶粉,是以牛奶为基础,按照人乳组成的模式和特点加以调制而成。其各种营养成分的含量、种类、比例接近母乳。由于牛奶中蛋白质含量较人乳高3倍,且酪蛋白与乳清蛋白的构成比与人乳蛋白正好相反,可利用乳清蛋白改变其构成比,然后补充乳糖的不足,以适当比例强化维生素A、维生素D、维生素B_1、维生素C、叶酸和微量元素等,调制成近似母乳的婴儿奶粉。

【食用功效】

① 奶粉中天然小分子钙的含量丰富且容易消化吸收,可有效补充老年人对钙的需求,保护牙齿和强健骨骼,预防老年人常见的骨质疏松症。

② 奶粉中含有大量的烟酸等助眠安神物质,睡前半小时喝一杯,具有一定的镇静安神作用,可有效解决失眠、睡眠质量差等问题。

表 1-17 奶类及其制品食物成分表

食物名称	食部/g	水分/g	能量/kcal	能量/kJ	蛋白质/g	脂肪/g	碳水化合物/g	胆固醇/mg	总维生素 A/μgRE	维生素 B_1/mg	维生素 B_2/mg	烟酸/mg	维生素 C/mg	总维生素 E/mg	钙/mg	铁/mg	锌/mg	硒/μg
牛奶	100	89.8	54	226	3.0	3.2	3.4	15	24	0.03	0.14	0.1	1	0.21	104	0.3	0.42	1.94
羊奶	100	88.9	59	247	1.5	3.5	5.4	31	84	0.04	0.12	2.1	—	0.19	82	0.5	0.29	1.75
酸奶	100	84.7	72	301	2.5	2.7	9.3	15	26	0.03	0.15	0.2	1	0.12	118	0.4	0.53	1.71
奶酪	100	43.5	328	1372	25.7	23.5	3.5	11	152	0.06	0.91	0.6	—	0.60	799	2.4	6.97	1.52
炼乳(甜)	100	26.2	332	1389	8.0	8.7	55.4	36	41	0.03	0.16	0.3	2	0.28	242	0.4	1.53	3.26
奶粉	100	2.3	478	2000	20.1	21.2	51.7	110	141	0.11	0.73	0.9	4	0.48	676	1.2	3.14	11.80

注：营养成分以每 100g 食部计。"—" 表示未检测，理论上食物中应该存在一定量的该种成分，但未实际检测。

第一章 各类食物营养价值及功效 251

③ 常食奶粉可增强机体免疫力。奶粉中富含表皮生长因子（EGF），可帮助呼吸道和消化道上皮黏膜细胞修复，提高人体对感染性疾病的抵抗能力。

【性味、归经及功效】

因奶粉原料的不同而不同。

【提示】

奶粉罐开封后，奶粉易受到细菌等的污染，营养成分会大量流失。开封后，应尽快食用。

奶类及其制品食物成分表见表1-17。

第十一节 其他常见食物

一、蚕蛹

蚕吐丝结茧后经过4天左右，就会变成蛹。蚕蛹可以食用，补充营养，是体弱者、病后之人、老年人及产妇的高级营养补品。

【营养价值】

蚕蛹含丰富的蛋白质和脂类。脂类主要由不饱和脂肪酸甘油酯组成，还有少量卵磷脂、固醇等。

【食用功效】

① 蚕蛹可有效提高人体内白细胞水平，从而提高免疫力、延缓衰老。

② 蚕蛹对机体糖、脂肪代谢能起到一定的调节作用，可降低胆固醇和改善肝功能。

③ 蚕蛹中含有一种广谱免疫物质，对癌症有特殊疗效。日本等国已经从蚕蛹中生产出了α-干扰素，临床用于抗癌治疗。

【性味、归经及功效】

蚕蛹性平，味甘；归脾、胃经；具有补肾壮阳、补虚劳、祛风湿的功效；适用于阳痿、遗精、小儿疳积、消瘦、消渴、肺结核、糖尿病、高血压、高脂血症、脂肪肝、胃下垂等病症。

【提示】

① 蚕蛹可能有寄生虫和细菌，食用前必须经过高温处理。

② 蚕蛹是一种常见过敏原，很容易引起严重过敏反应，甚至引起过敏性休克。

二、燕窝

燕窝，是雨燕科飞禽动物金丝燕为产卵孵育小金丝燕以唾液分泌物所筑的窝巢，多产于东南亚地区，如印度尼西亚、泰国、越南、老挝、缅甸、马来西亚等国。燕窝不是直接采摘下来就能吃的，需要经深加工后才可供人食用。

【营养价值】

① 燕窝主要成分有水溶性蛋白质、碳水化合物，比起银耳来，脂肪含量更少而蛋白质和氨基酸更加丰富。

② 燕窝还含有纤维、水分、磷、钾、钙、铁、钾等。

③ 燕窝中含有 3 种最为特别的营养物质，分别是唾液酸、表皮生长因子和集落细胞刺激因子。

【食用功效】

① 燕窝的关键有效成分唾液酸，在人类脑或中枢神经系统的发育过程中扮演着重要角色，常服可起到增强免疫力、记忆力及学习能力的功效。燕窝中的唾液酸还能让细菌不易附着在呼吸系统黏膜上，适宜慢性支气管炎等肺部疾病。

② 燕窝独特的蛋白质成分和所含有的表皮生长因子，可直接刺激细胞分裂、再生及组织重建，有助于人体组织的生长、发育及病后复原。

③ 燕窝中的有效物质对皮肤活细胞有修复作用，能够滋养真皮层，让皮肤嫩滑，还有提拉紧致的功用。

④ 燕窝可促进免疫功能，有延缓人体衰老、延年益寿的功效。

【性味、归经及功效】

燕窝性平，味甘；归肺、胃、肾经；具有润燥、益气、补中、养颜等功效；适用于营养不良、咳嗽、慢性支气管炎、盗汗、咯血、反胃、干呕、尿多、久痢等病症。

【提示】

燕窝作为天然滋补食品，男女老少都可食用，但不可以一次性食用过多。

三、鱼翅

鱼翅，就是鲨鱼鳍中的细丝状软骨，是用鲨鱼的鳍加工而成的一种海产珍品。

【营养价值】

鱼翅的主要营养成分是胶原蛋白。虽然鱼翅中胶原蛋白含量很高，但其氨基酸构成比例与人体蛋白质相比仍有一些差异，其所含的必需氨基酸仅占氨基酸总量的20.5%，且胶原蛋白缺少了色氨酸，属不完全蛋白质。

【食用功效】

鱼翅含有丰富的胶原蛋白。鱼翅汤有赋味增鲜、滋养、柔嫩皮肤的作用。

【性味、归经及功效】

鱼翅性平，味甘、咸；归脾、胃经；具有益气滋阴、开胃补虚、长腰力、行水的功效；适用于气血不足、营养不良、体质虚弱等病症。

【提示】

① 鱼翅烹制时应与肉类、鸡、鸭、虾等共烹，以达到蛋白质的互补。

② 鱼翅之所以和熊掌、燕窝等被誉为山珍海味，主要还是"物以稀为贵"引起的，从性价比来看，远远不成比例，没有那么大的价值。

其他常见食物成分表见表1-18。

表 1-18　其他常见食物成分表

食物名称	食部/g	水分/g	能量/kcal	能量/kJ	蛋白质/g	脂肪/g	碳水化合物/g	总维生素A/μgRE	胡萝卜素/μg	维生素B$_1$/mg	维生素B$_2$/mg	烟酸/mg	总维生素E/mg	钙/mg	铁/mg	锌/mg	硒/μg
燕窝	100	15.2	320	1360	57.9	0.2	21.7	—	—	Tr	Tr	—	—	681	1.3	0.54	—
鱼翅（干）	100	25.3	362	1538	88.4	0.9	0.0	—	—	Tr	0.01	—	—	557	8.7	1.89	—

注：营养成分以每 100g 食部计。"—"表示未检测，理论上食物中应该存在一定量的该种成分，但未实际检测。"Tr"表示未检出或微量，低于目前应用的检测方法的检出线或未检出。

第十二节 食用油脂

食用油脂也称为食用油,是指在制作食品过程中使用的动物或者植物油脂。常温下为液态。从油脂的来源讲,可分为动物油脂、植物油脂、乳脂。

油脂是由甘油和不同脂肪酸组成的。植物油含不饱和脂肪酸多,熔点低,常温下呈液态,消化吸收率高,此外还含有丰富的维生素E。动物油以饱和脂肪为主,熔点较高,常温下呈固态,消化吸收率不如植物油高,含有少量维生素A,所含有的维生素E不如植物油高。

一、菜籽油

菜籽油俗称菜油,是以十字花科植物芸薹(即油菜)的种子榨制所得的透明或半透明状的液体。菜籽油色泽金黄或棕黄。菜籽油是我国主要食用油之一,主产于长江流域及西南、西北等地区。

【营养价值】

① 优质菜籽油不饱和脂肪酸中的油酸含量仅次于橄榄油,含量在61%左右。此外,菜籽油所含有的对人体有益的亚油酸含量居各种植物油之冠。

② 人体对菜籽油的吸收率很高,因此它所含的亚油酸等不饱和脂肪酸和维生素E等营养成分能很好地被机体吸收。

③ 菜籽油中的胆固醇很少或几乎不含,所以控制胆固醇摄入量的人可以放心食用。

【食用功效】

① 菜籽油含丰富的单不饱和脂肪酸。单不饱和脂肪酸可以有效调节血脂,防止动脉粥样硬化,具有一定的软化血管、延缓衰老的功效。

② 由于榨油的原料是植物的种实,一般会含有一定的种子磷脂,对血管、神经、大脑的发育十分重要。

【性味、归经及功效】

菜籽油性温,味甘、辛;归脾、胃、大肠经;具有润燥、杀虫、行滞血、散火丹、消肿散结的功效;适用于金疮血痔、蛔虫性及食物性肠梗阻等病症。

【提示】

粗制菜籽油是一种芥酸含量特别高的油,芥酸是否会引起心肌脂肪沉积和使心脏受损目前尚有争议。但是,特优品种的油菜籽则不含这种物质,可放心食用。

二、芝麻油

芝麻油也叫麻油,俗称香油,是以芝麻为原料加工制取的食用植物油,属半干性油,是消费者喜爱的调味品。

【营养价值】

芝麻油主要营养成分脂肪酸与花生油相似,并且其中含有1%左右的芝麻酚以及芝麻素等天然抗氧化剂。芝麻油还含有丰富的维生素 E 和人体必需的铁、锌、铜等微量元素。

【食用功效】

① 芝麻油中含丰富的维生素 E,具有促进细胞分裂和延缓衰老的功能。

② 芝麻油中含有40%左右的亚油酸、棕榈酸等不饱和脂肪酸,容易被人体分解、吸收和利用,可促进胆固醇的代谢,并有助于消除动脉血管壁上的沉积物。

③ 芝麻油还有润肠通便的作用,对口腔溃疡、牙周炎、牙龈出血、声音嘶哑、咽喉发炎也有很好的改善作用。

④ 芝麻油中所含的卵磷脂有益寿延年、抗衰老的作用。

⑤ 芝麻油还是一种促凝血药,可用于辅助治疗血小板减少性紫癜。

⑥ 芝麻油有浓郁、显著的香味,能促进人们的食欲,有利于食物的消化吸收。

【性味、归经及功效】

芝麻油性平,味甘;归肝、肺、肾经;具有滋补肝肾、生津润肠、润肤护发、明目的功效；适用于肾阴不足所致的眩晕、眼花、视物不清、腰酸腿软、耳鸣耳聋、发枯发落、头发早白、产妇缺乳、糖尿病、痔等病症。

【提示】

对芝麻过敏的人群避免摄入芝麻油。严重腹泻的人群，也需要避免吃芝麻油，以免加重自身腹泻症状。

三、花生油

花生油是我国主要的食用植物油之一，为豆科植物花生的种子榨出的脂肪油，具有花生的香味。

【营养价值】

① 花生油成分中 80% 以上都是不饱和脂肪酸，包括人体所必需的亚油酸、α-亚麻酸、花生四烯酸等多种不饱和脂肪酸。

② 花生油含有 6%～7% 的长链脂肪酸，因此花生油在冬季或冰箱中一般呈固体或者半固体。

③ 花生油中还含有固醇、麦胚酚、磷脂、维生素 E、胆碱、白藜芦醇和 β-谷固醇等对人体有益的物质。

【食用功效】

① 花生油具有健脾润肺、解积食等功效。

② 花生油含有的白藜芦醇、单不饱和脂肪酸和 β-谷固醇可预防肿瘤，降低血小板聚集，防治动脉粥样硬化。

③ 花生油中的胆碱，可改善记忆力，延缓脑功能衰退。

④ 花生油熟食，有润肠逐虫之功效，可治疗蛔虫性肠梗阻。

【性味、归经及功效】

花生油性平，味甘；归脾、肺、大肠经；具有补脾润肺、润肠通便的功效；适用于润肠下虫。

【提示】

花生油的缺点是容易受到黄曲霉毒素的污染，黄曲霉毒素是一种很强的致癌物，所以必须保证炼制花生油的原料新鲜且没有发生霉变。

四、大豆油

大豆油取自大豆种子,是世界上产量最多的油脂。

【营养价值】

① 大豆油中含有大量的亚油酸、卵磷脂和不饱和脂肪酸,易于消化吸收。大豆油的单不饱和脂肪酸相对较低,约为 20%。

② 大豆油还含有维生素 E、维生素 D 等营养成分,这些物质对人体健康非常有益。

【食用功效】

① 大豆油中的卵磷脂可以增强脑细胞活性,帮助维持脑细胞的结构,减缓记忆力衰退。

② 大豆油中的不饱和脂肪酸可以降血脂、降低胆固醇,保持血液循环畅通。

③ 大豆油中含有的亚油酸具有重要的生理功能。幼儿缺乏亚油酸,会引起皮肤干燥,鳞屑增厚,发育生长迟缓;老年人缺乏亚油酸,会引起白内障及心脑血管病变。

【性味、归经及功效】

大豆油性温,味甘、辛;归脾、肺、大肠经;具有补虚、润肠的功效;适用于体虚、大便不利、燥咳、皮肤皲裂等病症。

【提示】

一般人均可以食用,但不可过量。

五、玉米胚芽油

玉米胚芽油是从玉米胚芽中提炼出的油,享有"健康油""放心油""长寿油"等美称。

【营养价值】

玉米胚芽油富含不饱和脂肪酸(如亚油酸和油酸),易被消化吸收。玉米胚芽油还富含维生素及钙、铁、锌等矿物质。

【食用功效】

① 玉米胚芽油具有降胆固醇、降血脂、软化血管等功效,

对心脑血管病患者可起到保健作用。

② 玉米胚芽油可防治眼干燥症、夜盲症、皮炎、支气管扩张等多种病症，并具有一定的抗癌作用。

③ 玉米胚芽油富含维生素，具有增强机体抵抗力、改善血液循环、帮助抵御寒冷、促进骨骼发育的作用。

【性味、归经及功效】

玉米胚芽油性凉，味甘；归脾、肺、大肠经；具有润肠通便的功效；适用于润肠下虫、皮肤皲裂等。

【提示】

一般人均可以食用，但不可过量。

六、葵花籽油

葵花籽油，颜色金黄，澄清透明，气味清香，是一种高级营养油。葵花籽油熔点较低，易于被人体吸收。

【营养价值】

① 葵花籽油90%是不饱和脂肪酸，其中亚油酸占66%左右，亚油酸、α-亚麻酸在体内可合成与脑营养有关的DHA，孕妇食用有利于胎儿脑发育。

② 葵花籽油含有维生素E、植物固醇、磷脂等多种对人类有益的物质。

③ 葵花籽油含有一定量的钾、磷、铁、镁等矿物质。

【食用功效】

① 葵花籽油可以促进人体细胞的再生和成长，保护皮肤健康，并能减少胆固醇在血液中的淤积，降低甘油三酯水平，降低血压。

② 葵花籽油含有丰富的必需脂肪酸和维生素，有软化血管，预防心脑血管疾病，延缓衰老，防止眼干燥症、夜盲症、皮肤干燥的作用。

【性味、归经及功效】

葵花籽油性平，味甘；归脾、肺、大肠经；具有平肝祛风、消滞气、清湿热、补虚、调味等功效；适用于体虚、皮肤皲裂、视物不清、高脂血症、糖尿病等病症。

【提示】

① 食用葵花籽油时避免将油温加热过高,以免产生有害物质,危害健康。

② 葵花籽油易被氧化而变质,所以储存过程中容易发生酸败,开封后应尽快食用,避免长久保存。

七、茶油

茶油即油茶籽油,又名山茶油、山茶籽油,是从山茶科山茶属植物普通油茶的成熟种子中提取的纯天然高级食用植物油,色泽金黄或浅黄,品质纯净,澄清透明,气味清香,味道纯正。

【营养价值】

① 茶油中单不饱和脂肪酸的含量高达79%,与橄榄油相当。

② 茶油富含角鲨烯、茶多酚、黄酮类物质等多种对人体有益的物质。

【食用功效】

① 经常食用茶油可以保护心血管,预防"三高"。

② 茶油含有角鲨烯与黄酮类物质,有抗癌、抗炎作用。

③ 孕妇在孕期食用茶油不仅可以增加母乳,而且对胎儿的正常发育十分有益。婴幼儿及儿童食用茶油可通便、消火、助消化,对促进骨骼等发育很有帮助。老年人食用茶油可以去火、延缓衰老。有资料表明,长期食用茶油地区的居民,冠心病及癌症患者极少。

④ 茶油能抗紫外光,防止晒斑及去皱纹。

⑤ 茶油能抗菌、抗病毒,能防止头癣、脱发、皮屑并止痒;茶油杀虫效果很好,可以治癣疥,可作洗发剂及护发素使用;茶油也可直接搽用以防治蚊虫叮咬,有很好的止痒效果;浓的茶油可以去除疣。

【性味、归经及功效】

茶油性平,味甘;归大肠经;具有清热解毒、润肠、杀虫、消炎的功效;适用于胀气腹痛、便秘、蛔虫性肠梗阻、疥癣、烫伤等病症。

【提示】

尽量避免长期单一食用茶油，最好和其他食用油混合或交替食用。

八、橄榄油

橄榄油是由新鲜的油橄榄果实直接冷榨而成的，不经加热和化学处理，保留了天然营养成分。橄榄油被认为是迄今所发现的油脂中最适合人体营养的油脂，被誉为"液体黄金""植物油皇后""地中海甘露"。

【营养价值】

① 橄榄油突出特点是含有大量的单不饱和脂肪酸——油酸。

② 橄榄油还含有维生素 D、维生素 K 及抗氧化物等。

【食用功效】

① 单不饱和脂肪酸除能供给人体能量外，还能调整人体血浆中高、低密度脂蛋白胆固醇的比例，能增加人体内的高密度脂蛋白（HDL）水平和降低低密度脂蛋白（LDL）水平，从而能防止人体内胆固醇过量。

② 橄榄油能降低癌症的发病率，增强癌症患者化疗和放疗的治疗效果。

③ 橄榄油能减慢老年人神经细胞功能退化和大脑萎缩，进而能预防和推迟发生阿尔茨海默病。

④ 橄榄油可防辐射，经常使用电脑和常看电视的人常食有益。

⑤ 橄榄油能增强骨骼对钙的吸收，有利于预防骨质疏松症。

⑥ 孕妇和产妇经常食用橄榄油能促进婴幼儿神经和骨骼发育。

⑦ 经常食用橄榄油，能增强皮肤弹性，润肤美容。

【性味、归经及功效】

橄榄油性平，味甘、酸；归肺、胃经；具有美容、生津、解毒的功效；适用于骨质疏松症、便秘、阿尔茨海默病等病症。

【提示】

橄榄油的耐温力较弱，温度超过 180℃ 时易产生有害物质，不建议高温烹调食用。橄榄油可用于凉拌沙拉，或添加在其他蔬菜上，适合有减肥需求的人群。

九、杏仁油

杏仁油，微黄透明，味道清香，不仅是一种优良的食用油，还是一种高级的润滑油，可耐-20℃以下的低温，可作为高级油漆涂料、化妆品及优质香皂的重要原料，还可提取香精和维生素。由于杏仁有南杏仁（甜杏仁）、北杏仁（苦杏仁）之别，故尚有甜杏仁油。

【营养价值】

① 杏仁油主要成分为油酸和亚油酸，两种含量总和为95％。

② 杏仁油富含不饱和脂肪酸、维生素、膳食纤维及人体所需的微量元素。

③ 杏仁油含有维生素E，其中以α-生育酚和γ-生育酚为主。因此，杏仁油具有良好的抗氧化稳定性。

④ 杏仁油中的苦杏仁苷是天然的抗癌活性物质。

【食用功效】

① 杏仁油营养丰富，具有润肺、健胃、补充体力的作用。

② 杏仁油具有防癌、抗癌的作用，因其中含有天然抗癌活性物质苦杏仁苷。

【性味、归经及功效】

杏仁油性凉，味甘；归脾、肺、大肠经；具有润肠通便、美容护肤、防癌抗癌等功效；适用于体虚、大便不利、癌症、皮肤炎症等病症。

【提示】

① 杏仁油有可能含有有毒物质氢氰酸，为了避免中毒，婴儿和孕妇不宜食用杏仁油。

② 甜杏仁油具有护肤、抗皱、美发的功效。甜杏仁油在国内外化妆品中应用很广泛，膏霜、奶蜜、香皂都用它作天然添加剂，它能有效地减轻皮肤瘙痒、红肿、干燥和发炎。对于运动过度引起的肌肉疼痛，若以甜杏仁油按摩可加强细胞携氧功能，消除疲劳与乳酸堆积，具有镇痛及减轻刺激的作用。

十、棕榈油

棕榈油是从油棕树上的棕榈果中榨取出来的，果肉和果仁分别产出棕榈油和棕榈仁油。传统概念上所言的棕榈油只包含前者。棕榈油经过精炼分提，可以得到不同熔点的产品，分别在餐饮业、食品工业和油脂化工业拥有广泛的用途。

【营养价值】

① 棕榈油主要含有棕榈酸和油酸两种最普通的脂肪酸，棕榈油的饱和程度约为50%，被认为是饱和油脂。棕榈仁油主要含有月桂酸，饱和程度达80%以上。

② 棕榈油像其他普通的食用油一样是能量的来源，也很容易被消化、吸收和利用。人体对棕榈油的消化和吸收率超过97%。

③ 和其他所有植物食用油一样，棕榈油本身不含有胆固醇。

④ 棕榈油中富含维生素E、类胡萝卜素和亚油酸。

【食用功效】

① 棕榈油被广泛用于烹饪和食品制造业，它被当作食油、松脆脂油和人造奶油来使用。

② 从棕榈油的组合成分看来，它的高固体性质甘油含量让食品避免氢化而保持平稳，并可有效地抗氧化；它也适合在炎热的气候条件下使用，是糕点和面包产品的良好佐料。

【性味、归经及功效】

棕榈油性凉，味甘；归脾、肺、大肠经；具有润肠通便等功效；适用于体虚、大便不利、燥咳、皮肤皲裂等病症。

【提示】

由于油脂饱和程度过高，对于小孩、老年人来说棕榈油不可多吃。

十一、猪油

猪油，中国人也将其称为荤油或者猪大油。它是由猪肉提炼而出的，初始状态是略黄色、半透明液体的食用油。猪油具有特殊香味，深受人们欢迎。

【营养价值】

猪油的饱和脂肪酸含量很高,是一种饱和油脂。

【食用功效】

猪油中含有多种脂肪酸和胆固醇,饱和脂肪酸和不饱和脂肪酸的含量相当,具有一定的营养,并且能提供极高的能量。

【性味、归经及功效】

猪油性凉,味甘,无毒;归脾、肺、大肠经;具有补虚、润燥、解毒的功效;适用于脏腑枯涩、大便不利、燥咳、皮肤皲裂等病症。

【提示】

猪油中的饱和脂肪酸可提高心血管疾病的发病率。老年人、肥胖者和心脑血管病患者都不宜食用。一般人食用也不要过量。

十二、奶油

奶油,或称淇淋、激凌、克林姆,是从牛奶、羊奶中提取的黄色或白色脂肪性半固体食品,是由未均质化之前的生牛、羊乳顶层(牛、羊奶脂肪含量较高的一层)制得的乳制品。

奶油在类型上分为动物奶油和植物奶油。动物奶油是由牛、羊奶中的脂肪分离获得的,而植物奶油是以大豆等植物油和水、盐、奶粉等加工而成的。

【营养价值】

① 奶油含有人体必需的脂肪酸及丰富的维生素 A 和维生素 D,并有卵磷脂。

② 奶油相当油腻,其能量很高,62%的脂肪都由饱和脂肪酸组成。奶油含有胆固醇。

③ 植物奶油的主要成分就是氢化植物油,相比奶油脂肪含量要低,能量也要低,但是相对添加剂要多,且风味没有奶油好。

【食用功效】

奶油在人体内的消化吸收率较高,可达 95%以上。而且奶油含有较多的蛋白质、氨基酸、维生素 A 和维生素 D，可为身体的发育和骨骼的发育补充大量营养，较适于缺乏维生素 A 的人和少年儿童食用。

【性味、归经及功效】

奶油性温，味甘；归脾、肺、大肠经；具有补脾润肺、润肠通便、健脑、壮骨的功效；适用于肠燥便秘、骨质疏松症等病症。

【提示】

很多奶油制品含有大量的糖，所以不宜吃得太多，糖尿病患者更应注意。

十三、黄油

黄油又叫乳脂、白脱油，是将牛奶中的稀奶油和脱脂乳分离后，使稀奶油成熟并经搅拌滤去部分水分之后而制成的。优质黄油色泽浅黄，质地均匀、细腻，切面无水分渗出，气味芬芳。

【营养价值】

黄油含丰富的蛋白质、氨基酸、维生素、矿物质、脂肪酸、磷脂、胆固醇等。

【食用功效】

黄油是牛奶提炼出来的，富含氨基酸、蛋白质，还富含各种维生素和矿物质，可为身体的发育和骨骼的发育补充大量营养，是青少年不可多得的营养食材。

【性味、归经及功效】

黄油性温，味甘；归脾、肺、大肠经；具有补脾润肺、润肠通便、健脑、壮骨的功效；适用于肠燥便秘、骨质疏松症等病症。

【提示】

黄油主要用作调味品，营养丰富但含脂量很高，所以不要过多食用。

食用油脂食物成分表见表 1-19。

表 1-19 食用油脂食物成分表

食物名称	食部/g	水分/g	能量/kcal	能量/kJ	蛋白质/g	脂肪/g	碳水化合物/g	胆固醇/mg	总维生素A/μgRE	胡萝卜素/μg	维生素B_1/mg	维生素B_2/mg	烟酸/mg	维生素C/mg	总维生素E/mg	钙/mg	铁/mg	锌/mg	硒/μg
菜籽油	100	0.1	899	3761	Tr	99.9	0	—	—	—	Tr	Tr	Tr	—	60.89	9	3.7	0.54	—
芝麻油	100	0.1	898	3757	Tr	99.7	0.2	—	—	—	Tr	Tr	Tr	—	68.53	9	2.2	0.17	—
花生油	100	0.1	899	3761	Tr	99.9	0	—	—	—	Tr	Tr	Tr	—	42.06	12	2.9	0.48	—
大豆油	100	0.1	899	3761	Tr	99.9	0	—	—	—	Tr	Tr	Tr	—	93.08	13	2.0	1.09	—
玉米胚芽油	100	0.2	895	3745	Tr	99.2	0.5	—	—	—	Tr	Tr	Tr	—	50.94	1	1.4	0.26	—
葵花籽油	100	0.1	899	3761	Tr	99.9	0	—	—	—	Tr	Tr	Tr	—	54.60	2	1.0	0.11	—
茶油	100	0.1	899	3761	Tr	99.9	0	—	—	—	Tr	Tr	Tr	—	27.9	5	1.1	0.34	—
橄榄油	100	Tr	899	3696	Tr	99.9	0	0	0	—	Tr	Tr	Tr	0	—	Tr	0.4	Tr	Tr
棕榈油	100	Tr	900	3766	—	100.0	0	—	18	110	—	—	—	—	15.24	Tr	3.1	0.08	—
猪油(炼)	100	0.2	897	3753	Tr	99.6	0.2	93	27	—	0.02	0.03	Tr	—	5.21	—	—	—	—
奶油	100	0.7	879	3678	0.7	97.0	0.9	209	297	Tr	Tr	0.01	0	Tr	1.99	14	1.0	0.09	0.70
黄油	100	0.5	888	3715	1.4	98.0	0	296	—	—	—	0.02	—	—	—	35	0.8	0.11	1.60

注：营养成分以每100g食部计。"—"表示未检测。理论上食物中应该存在一定量的该种成分，但未实际检测。"Tr"表示未检出或微量，低于目前应用的检测方法的检出线或未检出。

第十三节　调味品及其他食品

本节将介绍调味品食盐、食糖、蜂蜜、酱油、醋等，另外还将介绍酒、茶叶和咖啡。

一、食盐

食盐是人们膳食中不可缺少的调味品。我国 2022 年《中国居民膳食指南》建议成人每日摄入 5g 食盐即可满足机体对钠的需要，但我国居民实际食盐的摄入量为 10~15g。摄入过多食盐可引起高血压。

食盐按来源分类，有井盐、海盐、湖盐、矿盐等；按所含物质分类，有无碘盐、加碘盐、低钠盐等。无碘盐是在食盐中不添加碘化物的精制食盐。加碘盐也称碘化食盐，是在食盐中添加碘化物的精制食盐，最常用的碘化物有碘酸钾、碘化钾和碘化钠。低钠盐，是以碘盐为原料，添加约 30％氯化钾。

【营养价值】

人们日常生活中常用的食盐主要是指富含钠的盐类，也就是氯化钠盐类。钠是人体不能缺乏的重要元素，有调节人体活动的作用，在维持人体渗透压、体内水分、酸碱平衡、神经和肌肉正常兴奋性等方面起着重要作用。氯化钠分离出来的氯离子，还在体内参与胃酸的生成。食盐从所含成分上看，还含有钙、锌、钾、碘等多种营养元素。

【食用功效】

① 低钠盐是一种健康食盐，最适合中老年人和高血压病患者长期食用。因其添加了一定量的氯化钾，有助于人体钠钾平衡，从而降低高血压、心脑血管疾病的风险。

② 碘过量和碘缺乏都会导致甲状腺疾病，因此国家决定停止加碘盐政策。内陆缺碘地区的居民应科学、长期地食用加碘盐，以避免碘缺乏病的发生；沿海地区由于海产品丰富，碘元素不易缺乏，可适当减少加碘盐的摄入。

【性味、归经及功效】

食盐性寒，味咸，无毒；归胃、肺、肾、肝经；具有清热解毒、凉血润燥、滋肾通便、杀虫消炎、催吐止泻的功效；适用于炎夏中暑、多汗烦渴、咽喉肿痛、口腔发炎、齿龈出血、大便干结和习惯性便秘等病症。

【提示】

① 高钾药物服用者、肾功能不全和高钾血症患者须遵医嘱，不可滥用低钠盐。长期使用β受体阻滞药、血管紧张素转换酶抑制剂及保钾性利尿药，肾脏排钾减少，如果再摄入过多的钾盐，很可能会导致或加重高钾血症，严重时可诱发猝死。肾脏病患者应该低钠饮食，但不可用低钠盐，这是因为低钠盐中含有较多的钾，肾脏病患者，尤其是尿毒症患者，钾不能有效排出体外，堆积在体内会造成高钾血症。

② 加碘盐中的碘酸钾在加热、光照、通风、潮湿的条件下都会分解挥发，所以加碘盐应少量购买，用完再买，并贮存在遮光的容器中，密封保存。

二、食糖

日常生活中常用的食糖主要有红糖、白糖、冰糖，都是从甘蔗或甜菜里面制取的。

(一) 红糖

红糖，也叫黑砂糖，是直接用甘蔗煎煮干燥而成的。

【营养价值】

① 红糖含有95％左右的蔗糖，还含有矿物质及甘醇酸。甘醇酸就是一种分子最小的果酸，能促进肌肤的新陈代谢，而糖分及矿物质能吸收水分，保持肌肤的润泽度。

② 红糖由于未经提炼，所含钙、铁、锰、锌等矿物质都较白糖多。矿物质能让血液保持碱性。

【食用功效】

① 红糖保留了较多甘蔗的营养成分，也更加容易被人体消化吸收，因此能快速补充体力、增加活力，所以又被称为"东方

的巧克力"。

② 红糖有抗衰老的作用。红糖中含一种叫作"糖蜜"的多糖,实验证明它具有较强的抗氧化功效,对于抗衰老有明显的作用。

③ 红糖可补血、活血。红糖入药,具有补血、散瘀、暖肝、祛寒等功效,尤其适合产妇、贫血儿童、体虚者、老年人食用。

【性味、归经及功效】

红糖性温,味甘,无毒;归肝、脾经;具有润心肺、和中助脾、缓肝气、解酒毒、补血、破瘀的功效;适用于心腹热胀、口干欲饮、咽喉肿痛、肺热咳嗽、肠热、酒毒等病症。

【提示】

红糖里面的矿物质很丰富,容易产生化学反应。尤其在用铁锅的时候,铁锅中的铁易和红糖产生化学反应,所以红糖一般在起锅时放比较好。

(二) 白糖

白糖,是红糖经脱色制成的,是蔗糖的结晶体,纯度一般在99.8%以上,主要有白砂糖和绵白糖两种。颜色洁白、颗粒如砂者,叫白砂糖;颜色洁白、粒细而软,入口易化者,叫绵白糖。

【营养价值】

白糖富含葡萄糖和果糖。此外,还含有少许氨基酸、钙、磷、铁等成分。

【食用功效】

① 白糖可溶性好,可迅速补充人体所需能量,且具有增甜作用。在制作汤羹、菜点、饮料时,加入适量的白糖,能使食品甜味增加。

② 白糖有抑菌防腐的作用,常用于糖渍各种食品,可保持长时间不变质。

③ 白糖有一定的润肺、清肺热的作用。不过,冰糖清肺热的效果更好,炖汤品时首选冰糖。

④ 白糖有一定的解毒作用。实际上,所有甜味的糖类都有一点儿解毒的作用,而白糖由于糖分的含量非常高,解毒效果比

较好。

【性味、归经及功效】

白糖性平，味甘；归脾、肺经；具有润肺生津、和中缓急的功效；适用于肺燥咳嗽、中虚腹痛等病症。

【提示】

一般人群均可食用，糖尿病患者忌食。

（三）冰糖

冰糖是以白砂糖为原料，经过再溶、清净、重结晶而制成的。冰糖分为单晶冰糖和多晶冰糖两种，前者又称颗粒状冰糖，后者又称盒冰糖，是由多颗晶体并聚而成的蔗糖晶体。冰糖从品种上又分为白冰糖和黄冰糖两种。

【营养价值】

冰糖成分以蔗糖为主，可分解为葡萄糖及果糖等。冰糖品质纯正，不易变质，除可作糖果食用外，还可用于高级食品甜味剂，配制药品、浸渍酒类和滋补佐药等。

【食用功效】

① 冰糖适宜多痰、痰黏稠、咳嗽等症状。对咽喉部有良好的湿润和物理治疗作用，有利于减轻局部炎症，并能解除局部痒感，从而阻断咳嗽反射。能减轻呼吸道炎症和稀释黏稠的分泌物，使之易咳出，有利于止咳和祛痰。

② 冰糖可保护呼吸道上皮，提高免疫球蛋白的功能，预防呼吸道感染。冰糖可滋阴润肺，去除肺燥肺热，使人呼吸畅通舒适。

③ 冰糖能清心泻火、清热除烦。冰糖可清除身体内长期淤积的毒素，增进身体健康，增加免疫细胞的活性。

④ 冰糖能够使血压更易控制，并使毛细血管扩张，血黏度降低，微循环改善。

【性味、归经及功效】

冰糖性平，味甘，无毒；归肺、脾经；具有养阴生津、补中益气、和胃润肺、止咳化痰的功效；适用于肺燥、肺虚、风寒劳累所致的咳喘、小儿疳疾、噤口痢、口疮、风火牙痛等病症。

【提示】

一般人群均可食用，糖尿病患者忌食。

三、饴糖

饴糖，是以高粱、米、大麦、粟、玉米等淀粉质的粮食为原料，经发酵糖化制成的食品，市场上常见的有高粱饴、山楂饴等。

【营养价值】

饴糖主要含麦芽糖，并含B族维生素和铁等。饴糖有软、硬两种，软者为黄褐色黏稠液体；硬者系软饴糖经搅拌，混入空气后凝固而成，为多孔之黄白色糖块。软者称胶饴，非糖类成分多，俗称糖稀；硬者称白饴糖，均可入药，但以胶饴为主。

【食用功效】

① 饴糖能迅速补充体力，消除疲劳，增强对疾病的抵抗力。

② 饴糖能补中缓急、润肺止咳，对肺燥久咳有效。

【性味、归经及功效】

饴糖性温，味甘；归脾、胃、肺经；具有补益中气、缓急止痛、润肺止咳的功效；适用于脾胃虚弱、里急腹痛、肺燥咳嗽、咽痛等病症。

【提示】

① 饴糖宜溶化饮，入汤药，嚼咽，或入糖果等。

② 脾胃湿热、中满呕哕者不宜食用。

四、蜂蜜

蜂蜜是蜜蜂从开花植物的花中采得的花蜜在蜂巢中酿制的蜜。新鲜成熟的蜂蜜为黏稠的透明或半透明胶状液体。蜂蜜的颜色从水白色到深琥珀色，差别较大。因为蜜源植物的品种不同，蜂蜜具有不同花的特殊芳香。

【营养价值】

① 蜂蜜的主要成分是果糖和葡萄糖，两者含量合计占

65%～80%，蜂蜜是糖的过饱和溶液，低温时会产生结晶，生成结晶的是葡萄糖，不产生结晶的部分主要是果糖。蔗糖极少，不超过8%；水分16%～25%；糊精和非糖物质、矿物质、有机酸等含量在5%左右。

② 蜂蜜含有丙氨酸、苯丙氨酸、谷氨酸、组氨酸等16种氨基酸；矿物质在蜂蜜中也很多，主要有磷、铜、铁、镁、镍等。蜂蜜一般只含微量维生素。

③ 蜂蜜含葡萄糖转化酶、过氧化氢酶、蔗糖酶、淀粉酶、氧化酶、还原酶等酶类，并含乙酰胆碱。蔗糖酶、淀粉酶可以促进糖类的消化和吸收；葡萄糖转化酶直接参与物质代谢；过氧化氢酶有抗氧自由基的作用，可以防止机体老化和癌变。

④ 蜂蜜的有机酸中含有柠檬酸、苹果酸、琥珀酸、甲酸、乙酸等。

【食用功效】

① 食用蜂蜜能迅速补充体力，消除疲劳，增强对疾病的抵抗力。蜂蜜在体内代谢为碱性成分，可中和血液中的酸性成分，可使人较快地解除疲劳，增进健康。

② 蜂蜜对肝脏有保护作用，能促使肝细胞再生，对脂肪肝的形成有一定的抑制作用。

③ 经常服用蜂蜜对于心脏病、高血压、肺病、眼病、肝病、痢疾、便秘、贫血、神经系统疾病、胃和十二指肠溃疡等都有良好的辅助治疗作用。外用还可以治疗烫伤、滋润皮肤和防治冻伤。

④ 蜂蜜具有润肺止咳的作用，适用于肺燥咳嗽。如果咳嗽少痰，或痰少而黏，或者干咳无痰，可以冲蜂蜜喝。

⑤ 失眠的人在每天睡觉前喝1杯蜂蜜水，可以帮助尽快进入梦乡。

【性味、归经及功效】

蜂蜜性平，味甘；归脾、肺、大肠经；具有补中润燥、止痛、解毒的功效；适用于体虚、肺燥咳嗽、便秘、胃脘疼痛、神经衰弱、肥胖、高血压、心脏病、胃及十二指肠溃疡、口疮、汤火烫伤等病症。

【提示】

① 在服用退热药或含退热成分的感冒药时，不宜同时服用蜂蜜。很多感冒药都含有解热镇痛药对乙酰氨基酚，它遇到蜂蜜会形成一种复合物，影响机体对其的吸收速率，从而减弱退热作用。

② 优质的纯正蜂蜜当用筷子挑起时，会出现拉丝现象，当丝断开之后，蜂蜜还可以回缩，形成珠状。

五、酱油

酱油，俗称豉油，是以大豆、小麦或麸皮等为原料，经微生物发酵等程序酿制而成的，具有特殊色、香、味的液体调味品。酱油的成分比较复杂，除食盐的成分外，还有多种氨基酸、糖类、有机酸、色素及香料等成分。以咸味为主，亦有鲜味、香味等。酱油一般有老抽和生抽两种：生抽较咸，用于提鲜；老抽较淡，用于提色。

【营养价值】

① 氨基酸是酱油中最重要的营养成分。酱油的鲜味主要来自于蛋白质与氨基酸等含氮化合物，含氮化合物的含量高低是酱油品质的重要标志。

② 酱油中含有少量还原糖以及少量糊精。还原糖也是酱油的一种主要营养成分。淀粉原料受淀粉酶作用，水解为糊精、双糖与单糖等物质，均具还原性。一些糖与蛋白质能合成糖蛋白，与脂肪形成糖脂，这些都是具有重要生理功能的物质。

③ 酱油含有多种维生素和矿物质，其中烟酸经过发酵产生了植物性食品中不含有的维生素 B_{12}。

④ 酱油中的香气成分主要为有机酸和芳香物质。总酸包括乳酸、醋酸、琥珀酸、柠檬酸等多种有机酸，对增加酱油风味有着一定的影响，但过高的总酸能使酱油酸味突出、质量降低。

⑤ 酱油能产生天然的抗氧化成分，有助于减少自由基对人体的损害，其功效比常见的维生素 C 和维生素 E 等抗氧化剂高十几倍。

⑥ 食盐也是酱油的主要成分之一，酱油一般含食盐 18g/

100mL左右，它赋予酱油咸味，可补充体内丢失的盐分。

⑦ 酱油还含有钙、铁等矿物质，有效地维持了机体的生理平衡。

【食用功效】

① 烹调食品时加入一定量的酱油，可增加食物的香味，并可使其色泽更加好看，从而增进食欲。

② 酱油具有防癌、抗癌之功效。研究发现酱油含有较多的天然抗氧化成分。酱油的主要原料是大豆，大豆及其制品因富含硒、异黄酮等物质而有防癌的效果。

【性味、归经及功效】

酱油性平，味咸、甘；入胃、脾、肾经；具有除热解毒的功效；适用于食欲缺乏、痈疽疮肿等病症。

【提示】

酱油虽是调味品，但有些人不可多吃，如高血压、冠心病、糖尿病患者应和控盐一样控制酱油，因为酱油既含有氯化钠，又含有谷氨酸钠，还有苯甲酸钠，是钠的密集来源。痛风患者慎用，因为酱油中含有来自于大豆的嘌呤，而且很多产品为增鲜还特意加了核苷酸。

六、醋类

醋是中国传统的调味品，是以粮食为原料，经过糖化、酒精发酵、醋酸发酵及后续消毒灭菌、加工而成的。按原料可分为粮食醋和水果醋，按生产工艺可以分为酿造醋、配制醋和调味醋，按颜色可分为黑醋和白醋。目前大多数食醋都属于以酿造醋为基础，后又经调味制成的复合调味酿造醋。食醋的主要成分是醋酸，化学名称是乙酸。

【营养价值】

① 食醋中含有0.05%～3.0%蛋白质，氨基酸有18种，其中人体必需氨基酸均具备。

② 食醋中的糖类如葡萄糖、麦芽糖、果糖等较多，这些成分对食醋的浓度及柔和感有着十分重要的调节作用，也有保健功能。

③ 醋中的有机酸含量较多，主要含有醋酸，其次含有乳酸、丙酮酸、甲酸、苹果酸、柠檬酸等。这些物质可促进血液中抗体的增加，提高人体免疫力，有很好的杀菌和抑菌作用；除此之外，这些物质能促进机体的新陈代谢和细胞内的氧化还原作用。

④ 食醋的芳香成分虽然含量极少，但乙酸乙酯、乙醇、乙醛、3-羟基丁酮等赋予食醋特殊的芳香及风味。醋中的挥发性物质及香味物质能刺激大脑中枢，使消化液大量分泌，改善消化功能。

【食用功效】

① 食醋具有一定的杀菌、抑菌能力，能抑制芽孢杆菌属菌、微球菌属菌、荧光假单胞菌、金黄色葡萄球菌、鼠伤寒沙门菌等菌的繁殖。试验还证明，食醋有杀灭白喉杆菌和流行性脑脊髓膜炎病毒、麻疹病毒、腮腺炎病毒的效力。

② 经常喝醋能够起到消除疲劳等作用，醋还可以防治感冒。在酿造食醋的工厂里，工人们很少患感冒。

③ 食醋对消化系统的作用，主要是促进胃液的分泌。在做凉拌菜时加些醋，对促进食欲、帮助消化是有益的。醋还可以防治腹泻、下痢。

④ 食醋能降胆固醇、血压，是因食醋中含有维生素C和烟酸，能扩张血管，促进胆固醇的排泄，并能增强血管的弹性和渗透力。此外，食醋还能增强肾功能，有利尿作用，通过利尿使钠排出，间接降压。

⑤ 食醋具有保护肝脏的良好作用，并能促进消化液的分泌，增加肝病患者的食欲。食醋中含有丰富的氨基酸、醋酸、乳酸、苹果酸、琥珀酸、维生素等多种肝脏所需要的营养物质。食用醋后其营养物质被充分吸收转化，其转化合成的蛋白质对肝脏组织的损伤有修复作用，并可提高肝脏解毒功能及促进新陈代谢。醋本身还能杀灭肝炎病毒，从而防治肝病。

⑥ 醋能治疗糖尿病是近年来国内外学者的新发现，长期饮用食醋能使血糖降低，并能增强体质。

⑦ 食醋本身所具有的杀菌作用使癌细胞、真菌难以生长，

还可抵消黄曲霉毒素的致癌作用。食醋中含有的酶,也能起到抑癌的作用。

⑧ 食醋中所含的氨基酸除了可以促进人体内过多的脂肪转变为能量消耗外,还可使摄入的糖与蛋白质等的代谢顺利进行,因而具有良好的减肥作用。

⑨ 长期饮用食醋不仅能防治皮肤色素沉着,而且具有延缓衰老的作用。此外,食醋中的醋酸、乳酸、氨基酸、甘油和醛类等化合物,对人的皮肤有柔和的刺激作用,能使血管扩张,增加皮肤血液循环,使皮肤光润。

⑩ 醋中含有多种成分,这些成分相互配合,使食醋成为一种天然的"醒酒剂"。食醋能对抗和缓解酒精的抑制作用,增加胃液分泌,扩张血管,利于血液循环,提高肝脏的代谢能力,增加肾脏功能,加快利尿,促进酒精从体内迅速排出。

【性味、归经及功效】

醋性温,味酸、苦;归肝、胃经;具有散瘀、止血、解毒、杀虫的功效;适用于产后血晕、黄疸、黄汗、吐血、衄血、大便下血、阴部瘙痒、痈疽疮肿等病症。

【提示】

醋不宜大量饮用,尤其是胃溃疡患者更要避免喝醋,以免对身体造成伤害。

七、酒类

酒是以粮食为原料经发酵酿造而成的。酒的化学成分是乙醇,一般含有微量的杂醇和酯类物质。食用白酒的浓度一般在60°(即60%)以下(少数有60°以上),白酒经分馏提纯至75%以上为医用酒精,提纯到99.5%以上为无水乙醇。

酒的种类包括白酒、啤酒、葡萄酒、黄酒、米酒、药酒等。

① 白酒是中国特有的一种蒸馏酒。由淀粉或糖质原料制成酒醅或发酵醪经蒸馏而得。又称烧酒、老白干、烧刀子等。酒质无色(或微黄)透明,气味芳香纯正,入口绵甜爽劲,酒精含量较高,经贮存老熟后,具有以酯类为主体的复合香味。

② 啤酒是以大麦芽、酒花、水为主要原料,经酵母发酵作

用酿制而成的饱含二氧化碳的低酒精度酒。国际上的啤酒大部分均添加辅助原料。有的国家规定辅助原料的用量总计不超过大麦芽用量的50%。

③ 葡萄酒是用新鲜的葡萄或葡萄汁经发酵酿成的酒精饮料。通常分红葡萄酒和白葡萄酒两种。前者是红葡萄带皮浸渍发酵而成的,后者是葡萄汁发酵而成的。

④ 黄酒属于酿造酒,其中浙江绍兴黄酒是黄酒历史最悠久、最有代表性的产品。它是一种以稻米为原料酿制成的粮食酒。黄酒没有经过蒸馏,酒精含量低于20%。不同种类的黄酒颜色亦呈现出不同的米色、黄褐色或红棕色。

⑤ 糯米酒,又名醪糟、酒酿,古人叫"醴",是南方常见的传统地方风味小吃,主要原料是糯米。在北方一般称酒酿为"米酒"或"甜酒"。米酒可温养脾胃,有一定补益作用。

⑥ 药酒,素有"百药之长"之称。将强身健体的中药与酒"溶"于一体的药酒,中药的各种有效成分都易溶于其中,药借酒力、酒助药势而充分发挥其效力,提高疗效。常用药酒有长生固本酒、养生酒、十全大补酒、状元红酒、参茸酒、枸杞酒、何首乌回春酒、五加皮酒、黄精酒、菊花酒、茯苓酒等。

【营养价值】

① 酒都含有不同数量的乙醇、糖和微量肽类或者氨基酸,它们都是酒的能量来源。

② 糖是发酵酒类的主要营养成分。酒中的糖不仅具有营养作用,也影响和决定酒的口味。

③ 在啤酒和葡萄酒中还含有各种维生素,虽然含量较少,但影响着酒的色泽、香型、风味以及口感等各种品质特性。

【食用功效】

① 红葡萄酒有保护心脏的作用。红葡萄酒含有一种被称为槲皮酮的植物色素成分。这种色素具有抗氧化和抑制血小板凝固的双重作用,可以保持血管的弹性与人体血液畅通,因此不易导致心脏缺血,所以经常饮用红葡萄酒可以降低心脏病的发病率。白葡萄酒虽与其"同宗",但因在酿制过程中槲皮酮丧失殆尽,故几乎无保护心脏的作用。

② 酒还有防腐作用。一般酒类都能保存数月甚至数年时间而不变质，这就给饮酒养生者以极大的便利。

③ 酒有助于药物有效成分的析出。酒还可以行药势，使理气行血药物的作用得到较好的发挥，也能使滋补药物补而不滞。

【性味、归经及功效】

酒有多种，其性味功效大同小异。酒性温，味辛、甘；归心、肝、肺、胃经；具有和血通脉、补益肠胃、祛寒、行气活血、宣导药势的功效。此外，酒还能杀虫驱邪、辟恶逐秽。

【提示】

① 不要空腹饮酒。因为空腹时酒精吸收快，容易喝醉，而且空腹饮酒对胃肠道伤害大，容易引起胃出血、胃溃疡。

② 饮酒量应适度，且不宜过急。

八、茶叶

我国是世界上茶类最多的国家之一，在千余年来的生产实践中，劳动人民在茶叶加工方面积累了丰富的经验，创造了丰富的茶类，对茶的分类方法有很多，分出来的类别也各有不同。按色泽（或制作工艺）分类可分为绿茶、黄茶、白茶、青茶、红茶、黑茶。绿茶为不发酵的茶（发酵度为零），黄茶为微发酵的茶（发酵度为 $10\%\sim20\%$），白茶为轻度发酵的茶（发酵度为 $20\%\sim30\%$），青茶为半发酵的茶（发酵度为 $30\%\sim60\%$），红茶为全发酵的茶（发酵度为 $80\%\sim90\%$），黑茶为后发酵的茶（发酵度为 100%）。

【营养价值】

茶叶营养成分包括蛋白质、脂类、碳水化合物、多种维生素和矿物质；非营养成分比较多，主要包括多酚类、色素、茶氨酸、芳香物质以及皂苷类。

① 茶多酚是茶叶中含量最多的一类可溶性成分，也是茶叶发挥其健康保健功效最主要的物质，最典型的代表是儿茶素（酚），具有抗氧化（消除氧自由基）、抗炎、降低心血管病发病率、预防癌症、降血脂、减少体脂形成、抗菌、改变肠道菌群生态等多种功效。

② 茶色素主要包括叶绿素、β-胡萝卜素等，具有抗肿瘤、延缓衰老以及美容等作用。

③ 茶氨酸能提高大脑功能，增强记忆力和学习能力。对阿尔茨海默病、帕金森病及自主神经功能紊乱都有预防作用。

④ 茶多糖是一类成分复杂的混合物。茶多糖具有抗辐射、增加白细胞数量、提高免疫力的作用，还能降血糖。

⑤ γ-氨基丁酸在天然茶叶中含量不多，但茶叶经加工后其含量大幅增加。γ-氨基丁酸的主要功效是扩张血管使血压下降，故可辅助治疗高血压。它还能改善大脑血液循环，增强脑细胞的代谢能力，这有助于脑卒中等的康复治疗。

【食用功效】

① 饮茶可预防肿瘤。研究显示，不管是喝红茶，还是喝绿茶，都能够预防前列腺癌；绿茶还可以降低妇女卵巢癌的发病率，每天坚持饮用绿茶的妇女卵巢癌的发病率可比其他妇女减少将近60%。

② 饮茶可预防心脑血管疾病。研究表明，每天喝茶2~3杯，可降低心脑血管疾病发病和死亡的风险。

③ 饮茶有降低胆固醇和血压的作用。茶叶中的茶多酚和维生素C都有活血化瘀、防止动脉粥样硬化的作用。所以经常饮茶的人，高血压和冠心病的发病率较低。

④ 饮茶有助于降低患糖尿病的风险。研究表明，一天喝6杯以上绿茶者比一周喝不到1杯者，患糖尿病的风险减少33%。

⑤ 饮茶有助于防治阿尔茨海默病。茶对大脑细胞有保护作用，能有效延缓大脑退化，有助于维持大脑血管的健康。最新研究表明，多喝茶可改善记忆力和防止阿尔茨海默病。

⑥ 饮茶有抗压力和抗焦虑作用。绿茶含有茶氨酸，可帮助控制焦虑情绪，提高注意力，改善精神状态。一般3~4杯绿茶含有100~200mg的茶氨酸，这使得绿茶在抗压力和抗焦虑方面有较好的功效。

⑦ 饮茶能提高免疫力。研究人员发现经常饮茶的人，其体内会产生大量的抗病毒干扰素，这种可以抵抗感染的蛋白可以提高人体免疫力并有效帮助人体抵御流感病毒。研究发现，绿茶可

使抗生素药力大增,最高杀菌效率可提高 3 倍以上,并且,还有降低各种病菌耐药性的作用。

⑧ 饮茶有减肥瘦身效果。茶中的咖啡碱、肌醇、叶酸、泛酸和芳香类物质等多种化合物,能调节脂肪代谢,特别是乌龙茶对蛋白质和脂肪有很好的分解作用。

⑨ 其他作用。茶还能消除疲劳、提神、明目、消食、利尿解毒、防止龋齿、消除口臭;茶是碱性饮料,有利于酸性体质的纠正。茶对皮肤还有很好的保护作用。

【性味、归经及功效】

茶叶性微寒,味甘、苦,无毒;归心、肺、胃经;具有清热、消食、利尿、收敛、止痢、解毒的功效;适用于头痛、目昏、心烦口渴、食积痰滞、疟疾、痢疾等病症。

【提示】

① 茶叶含咖啡因,故失眠、溃疡病患者不宜饮茶;另外,茶叶中含有茶碱和单宁酸,会影响矿物质等营养素的吸收,所以营养不良者,特别是缺铁性贫血患者不宜多饮茶。

② 茶叶苦寒,宜喝热茶,冷茶会伤脾胃。体形肥胖者宜多饮绿茶,体质弱小者宜多饮红茶和花茶。夏季饮绿茶,可清热、去火、降暑;秋冬季最好饮红茶,和中暖胃。

九、咖啡

咖啡按烘焙分类,可分为轻度、中度、深度烘焙三类;按产地分布分类,可分为非洲产区咖啡、南美洲产区咖啡、东南亚产区咖啡等;按口味分类,可分为黑咖啡、拿铁、美式、摩卡、炭烧咖啡等。黑咖啡是不加糖、不加奶的咖啡,相对其他咖啡而言,口味较苦,功效更突出。

【营养价值】

① 咖啡中含水分、蛋白质、亚油酸、糖类、纤维素、灰分、钙、磷、铁、钠、维生素 B_2、烟酸、咖啡因、单宁、酚类化合物等物质。

② 咖啡因是咖啡中最核心的成分,属于植物黄质的一种,性质和可可中的可可碱、绿茶中的茶碱相同。100g 的黑咖啡只

有 2.55kcal 的能量。

【食用功效】

① 咖啡因的作用极为广泛，可以加速人体的新陈代谢，使人保持头脑清醒和思维灵敏，提高工作效率。

② 咖啡因能使肌肉自由收缩，可提高运动功能，强筋骨、利腰膝。

③ 咖啡因刺激胃肠分泌胃酸，可促进肠蠕动，帮助消化、防止胃下垂，还有快速通便作用。

④ 咖啡因可促进肾脏排出体内多余的钠离子，有利尿作用，提高排尿量，改善水肿。

⑤ 咖啡因能够加速新陈代谢，促进脂肪分解，有利于游离脂肪排出，从而起到辅助减肥的作用。

⑥ 咖啡中的抗氧化剂是酚类化合物，代表物质是氯原酸。酚类化合物有助于抗癌、抗衰老，甚至有预防心血管疾病的作用。

【性味、归经】

咖啡性平，味苦、微涩；归心、脾、胃经。

【提示】

① 咖啡中含有较多咖啡因以及单宁酸，容易使神经系统处于兴奋状态，因此睡觉前避免饮用咖啡，以免出现失眠。

② 避免空腹饮用。空腹饮用咖啡时，咖啡会对胃肠黏膜产生较大刺激，咖啡越浓，刺激性越大。因此，需避免空腹饮用咖啡，以免引起腹痛、反酸等不适。

③ 高血压患者避免饮用。因咖啡中含有较多的咖啡因，大量摄入会导致血管收缩，可能引起高血压患者的血压进一步升高，不利于疾病恢复。

④ 骨质疏松症患者慎用。因咖啡会影响钙在身体内的吸收，使尿钙排泄增加，可加重骨质疏松症患者的病情。

⑤ 黑咖啡避免摄入过量，否则会引起心跳加快、血压升高、胃肠不适等症状，特别是高血压患者、胃病患者不宜饮用。孕妇、婴幼儿应谨慎饮用。

调味品及其他食品食物成分表见表 1-20。

表 1-20 调味品及其他食品食物成分表

食物名称	食部/g	水分/g	能量/kcal	能量/kJ	蛋白质/g	脂肪/g	碳水化合物/g	不溶性纤维/g	总维生素A/μgRE	胡萝卜素/μg	维生素 B_1/mg	维生素 B_2/mg	烟酸/mg	维生素 C/mg	总维生素 E/mg	钙/mg	铁/mg	锌/mg	硒/μg
精盐	100	0.1	0	0	Tr	Tr	0	Tr	—	—	—	—	—	—	—	22	1.0	0.24	1.00
红糖	100	1.9	389	1628	0.7	Tr	96.6	—	—	—	0.01	—	0.3	—	—	157	2.2	0.35	4.20
白砂糖	100	Tr	400	1672	Tr	Tr	99.9	—	—	—	Tr	—	Tr	Tr	—	20	0.6	0.06	—
绵白糖	100	0.9	396	1657	0.1	Tr	98.9	—	—	—	Tr	—	0.2	—	—	6	0.2	0.07	0.38
冰糖	100	0.6	397	1662	Tr	Tr	99.3	Tr	—	—	—	—	Tr	—	—	23	1.4	0.21	—
蜂蜜	100	22.0	321	1343	0.4	1.9	75.6	—	—	—	0.03	0.03	0.1	3	—	4	1.0	0.37	0.15
酱油	100	67.3	63	265	5.6	0.1	10.1	0.2	—	—	Tr	0.05	1.7	—	—	66	8.6	1.17	1.39
白醋	100	99.4	6	24	0.1	0.6	0	—	—	—	0.05	0.13	Tr	—	—	26	2.2	Tr	0.35
香醋	100	79.7	68	285	3.8	0.1	13	—	—	—	0.03	Tr	1.5	—	—	37	2.9	7.79	5.18
陈醋	100	66.0	114	475	9.8	0.3	17.9	Tr	Tr	Tr	0.11	0.13	7.4	Tr	0.76	125	13.9	4.38	1.00
红茶	100	7.3	324	1355	26.7	1.1	59.2	14.8	645	3870	Tr	0.16	6.2	8	5.47	378	28.1	3.97	56.00
花茶	100	7.4	316	1323	27.1	1.2	58.1	17.7	885	5310	0.06	0.17	Tr	26	12.73	454	17.8	3.98	8.53
绿茶	100	7.5	328	1370	34.2	2.3	50.3	15.6	967	5800	0.02	0.17	8.0	19	9.57	325	14.4	4.34	3.18

注：营养成分以每 100g 食部计。"—"表示未检测，理论上食物中应存在一定量的该种成分，但未实际检测。"Tr"表示未检出或微量，低于目前应用的检测方法的检出线或未检出。

酒类食物成分表见表1-21。

表1-21 酒类食物成分表

食物名称	酒精/mL	酒精/g	能量/kcal	能量/kJ	蛋白质/g	维生素B_1/mg	维生素B_2/mg	烟酸/mg	钙/mg	铁/mg	锌/mg	硒/μg
啤酒	5.3	4.3	32	134	0.4	0.15	0.04	1.1	13	0.4	0.30	0.64
葡萄酒	12.9	10.2	72	301	0.1	0.02	0.03	—	21	0.6	0.08	0.12
黄酒	10.0	8.6	66	276	1.6	0.02	0.05	0.5	41	0.6	0.52	0.66
二锅头(58度)	58.0	50.1	351	1469	—	0.05	—	—	1	0.1	0.04	—

注：营养成分以每100g食部计。"—"表示未检测，理论上食物中应该存在一定量的该种成分，但未实际检测。

第十四节 药食两用食物

药食两用食物是指传统可作为食材，且列入《中华人民共和国药典》的物质。这些食物在限定使用范围和剂量内，有些可以作为香辛料和调味品使用，也有些可以用来泡茶饮用。

一、白芷

白芷常以根入药，亦可作香料。夏、秋间叶黄时采挖，除去须根及泥沙，晒干或低温干燥。一般生于林下、林缘、溪旁、灌丛和山谷草地。

【营养价值】

白芷含挥发油、香豆素类等物质，并含有多种维生素及矿物质。

【食用功效】

食用白芷有一定的抗菌消炎、解热镇痛作用,可用于感冒风寒、头痛、鼻塞,也可用于疮疡肿痛。

【性味、归经及功效】

白芷性温,味辛;归肺、胃、大肠经;具有散寒解表、祛风止痛、宣通鼻窍、燥湿止带、消肿排脓的功效;适用于风寒表证、头痛、牙痛、痈疮肿痛、寒湿带下、肠风痔漏、皮肤瘙痒、疥癣等病症。

【提示】

① 阴虚血热者、孕妇不适合服用白芷。

② 白芷不可大量服用,否则可能会引起麻痹、抽筋、全身痉挛等症状。

二、枸杞子

枸杞子,为茄科植物宁夏枸杞的干燥成熟果实。夏、秋果实成熟时采摘,除去果柄,置阴凉处晾至果皮起皱纹后,再暴晒至外皮干硬、果肉柔软即得。

【营养价值】

① 枸杞子含有丰富的胡萝卜素、多种维生素和钙、铁等保护眼睛的必需营养物质,故有明目之功,俗称"明眼子"。

② 枸杞色素是存在于枸杞浆果中的各类呈色物质的总称,是枸杞子的重要生理活性成分。主要包括 β-胡萝卜素、少量的叶黄素及其他有色物质。

③ 枸杞子含枸杞多糖、甜菜碱、天仙子胺等植物活性物。枸杞多糖是一种水溶性多糖,是枸杞子中最主要的活性成分。

【食用功效】

① 枸杞子可用于防治维生素 A 缺乏引起的视物模糊和夜盲症。

② 枸杞多糖有免疫调节和抗肿瘤的作用。现已有很多研究表明枸杞多糖具有促进免疫、抗衰老、抗肿瘤、清除自由基、抗疲劳、抗辐射、保肝、保护和改善生殖功能等作用。

③ 枸杞子调节脂质代谢或抗脂肪肝的作用主要是由于其含甜菜碱。

④ 枸杞子所含有的类胡萝卜素则具有非常重要的药用价值。很多研究已经证明枸杞色素具有提高人体免疫功能、预防和抑制肿瘤及预防动脉粥样硬化等作用。β-胡萝卜素是枸杞色素的主要活性成分,具有抗氧化和作为维生素 A 的合成前体等重要的生理功能。

【性味、归经及功效】

枸杞子性平,味甘;归肝、肾经;具有滋补肝肾、益精明目的功效;适用于虚劳精亏、腰膝酸痛、眩晕耳鸣、内热消渴、血虚萎黄、目昏不明、癌症等病症。

【提示】

脾胃虚弱或者脾胃虚寒者不宜过多服用枸杞子。

三、薄荷

薄荷,土名叫"银丹草",别名番荷菜、升阳菜等。薄荷是中华常用中药之一。

【营养价值】

薄荷含挥发油,油中主要为薄荷醇、薄荷酮及薄荷酯类等。

【食用功效】

薄荷可清新口气并具有多种药性。薄荷具有消炎和抗菌的作用,对上呼吸道感染有明显的止咳、消炎和抑菌作用;对痔、肛裂有消肿止痛、消炎抗菌的作用。薄荷还有益于治疗食积不化、解除胃脘胀滞感觉。此外,薄荷在肠道内亦有较好的祛风作用,能减轻肠充气、弛缓肠肌蠕动,具有减缓肠疝痛的作用。

【性味、归经及功效】

薄荷性凉，味辛，归肝、肺经；具有宣散风热、清肝、明目、去翳、拔毒生肌、强筋壮骨、祛风除湿的功效；适用于风热感冒、温病初起、头痛、目赤、喉痹、神经痛、口疮、风疹、麻疹、胸胁胀闷等病症。

【提示】

薄荷所特有的清凉润喉而芳香宜人的气味，可用来掩饰和改善一些具有异味和难以吞服的药物的不适感。

四、丁香

丁香为桃金娘科植物丁香的干燥花蕾。当丁香花蕾由绿色转红色时采摘，晒干。

【营养价值】

丁香含挥发油，即丁香油。油中主要含有丁香油酚、乙酰丁香油酚、β-石竹烯，以及甲基正戊基酮、水杨酸甲酯等。

【食用功效】

① 丁香有补肾阳的作用，可用来治疗因肾阳虚导致的阳痿、早泄、腰部怕冷等症状。

② 丁香能抑制细菌等微生物滋长，可以治疗牙痛、口腔溃疡、口臭等口腔问题，所以被称为"天然中药口香糖"。

③ 丁香具有健胃消胀、促进排气的功效，可以减轻因消化不良引起的呃逆、反胃与口气不佳，缓和因腹泻所引起的腹部疼痛。

④ 丁香能减轻上呼吸道感染症状，增加身体的抗菌能力。

【性味、归经及功效】

丁香性温，味辛；归脾、胃、肺、肾经；具有温中降逆、温肾助阳的功效；适用于胃寒呕吐、呃逆、腹泻、肾虚阳痿、脘腹冷痛、泄泻痢疾、阴冷疝气、腰膝冷痛、口臭齿痹等病症。

【提示】

患有热病者、阴虚体热者慎用丁香。

五、陈皮

陈皮为芸香科植物橘及其栽培变种的干燥成熟果皮。药材分"陈皮"和"广陈皮"。

【营养价值】

陈皮含挥发油1.9%～3.5%，其中主要为柠檬烯、月桂烯、桧烯、水芹烯、芳樟醇、麝香草酚。此外，还含有橙皮苷、柑橘素、黄酮化合物、枸橼醛、β-谷固醇等。

【食用功效】

① 陈皮所含挥发油的主要成分为柠檬烯，具有刺激性祛痰作用。

② 陈皮有降低血清胆固醇的作用，能减轻和改善冠状动脉粥样硬化症。

③ 陈皮中的有效成分能促进肝细胞再生，有助于修复受损的肝脏组织。

④ 广陈皮有抑制细菌生长的作用，另外，其中所含有的陈皮苷能预防流行性感冒。

【性味、归经及功效】

陈皮性温，味苦、辛；归肺、脾经；具有理气健脾、燥湿化痰的功效；适用于脘腹胀满、食少吐泻、咳嗽痰多等病症。

【提示】

实热证或者有燥咳、燥邪内盛之人，应慎用陈皮。

六、菊花

菊花常被制成菊花茶，有时也在白菊花中加些茶叶，起到调味的作用。湖北大别山麻城福田河的福白菊，浙江桐乡的杭白菊和黄山脚下的黄山贡菊（徽州贡菊）比较有名。产于安徽亳州的亳菊、滁州的滁菊、四川中江的川菊、浙江德清的德菊、河南济源的怀菊花（四大怀药之一）都有很高的药效。

【营养价值】

菊花的主要成分有挥发油、腺嘌呤、胆碱、水苏碱、菊苷及黄酮类化合物。挥发油主要有龙脑、樟脑、菊酮和醋酸龙脑酯等成分，黄酮类成分有木樨草素、芹菜素、刺槐素等。此外，菊花中还含有丰富的维生素、氨基酸、微量元素等。杭白菊中维生素E含量较高。

【食用功效】

① 菊花具有降血压、抑制癌细胞、扩张冠状动脉和抑菌的作用，长期饮用能增加人体钙质、调节心肌功能、降低胆固醇，适合中老年人和预防流行性结膜炎时饮用。

② 菊花泡茶饮用，能消除眼睛疲劳。如果每天喝3～4杯的菊花茶，对保护视力也有一定作用。

③ 菊花能增强抵抗力，可延缓衰老，增强体力。

④ 菊花有良好的镇静作用，经常食用能使人肢体轻松，醒脑提神。

【性味、归经及功效】

菊花性微寒，味甘、苦；归肺、肝经；具有疏散风热、清肝明目、清热解毒的功效；适用于风热表证、温病初起、目赤肿痛、目暗昏花、头目眩晕、疮痈肿痛等病症。

【提示】

平素阳虚或脾虚便溏者慎食。

七、玫瑰花

玫瑰花属于蔷薇科，它有甜美的香气，是食品、化妆品中香气的主要添加剂，也是红茶窨花的主要原料。中国民间有用糖腌渍玫瑰花瓣而制成"玫瑰花酱"的做法。

【营养价值】

玫瑰花含有少量挥发油和黄色结晶性单宁、没食子酸、色素等。玫瑰花含挥发油即玫瑰油，约 0.03%，主要成分为香茅醇、橙花醇、丁香油酚、苯乙醇等。玫瑰油还含有芳樟醇、乙酸苯乙酯、槲皮苷、有机酸、红色素、β-胡萝卜素等。

【食用功效】

① 玫瑰花对治疗皮肤病有很好的疗效，长期使用能彻底去除痤疮和粉刺，使面部的皮肤光滑柔嫩，对治疗面部黄褐斑有一定作用。

② 玫瑰花有补血、活血、散瘀之功，可用于月经不调、经前乳房胀痛、跌打伤痛等。

【性味、归经及功效】

玫瑰花性温，味甘、微苦；归肝、脾、胃经；具有舒肝解郁、和血调经的功效；适用于胸膈满闷、胃脘胀痛、胁肋胀痛、乳房胀痛、月经不调、赤白带下、泄泻痢疾、跌打损伤、风痹、痈肿等病症。

【提示】

长期饮用玫瑰花茶，可能会上火，导致大便干结，引起便秘。

八、红花

红花，别名红蓝花、刺红花等，菊科红花属植物，具特异香气，以花片长、色鲜红、质柔软者为佳。主产于河南、湖南、四川、新疆、西藏等地。

【营养价值】

红花含红花籽油，红花籽油中含有大量的维生素 E、谷维素、固醇等药用成分。

【食用功效】

红花能降胆固醇、血脂和血压，并且能软化和扩张血管、防衰老、调节内分泌。

【性味、归经及功效】

红花性温，味辛；归心、肝经；具有活血通经、散瘀止痛的功效；适用于经闭、痛经、恶露不行、癥瘕痞块、跌扑损伤、疮疡肿痛等病症。

【提示】

红花有活血化瘀、散湿去肿的功效，孕妇避免使用，否则可能会造成流产。

九、西红花

西红花，又称藏红花、番红花，是一种鸢尾科番红花属的多年生花卉，是一种常见的香料，也是一种名贵的中药材，具有强大的生理活性。藏红花自古以来就是治疗人类心脑血管疾病的特效中药（藏药），因其珍稀，又被誉为"植物黄金"。

红花与藏红花仅一字之差，其实是两种完全不同的植物。红花是属于双子叶植物纲的菊科一年生草本植物，头状花序中的每一朵管状花呈橘红色；而藏红花是属于单子叶植物纲的鸢尾科的多年生草本植物，具鳞茎，花为青紫色或紫红色。西藏不产藏红花，只因为这种药材从地中海沿岸经印度传入西藏后，又经西藏转运至内地，这样人们就把它称之为藏红花。

【营养价值】

藏红花主要成分是苦藏花素，还含有藏花素、藏花酸、番红花苷、番红花苦苷和挥发油等。挥发油含量为 0.4%～1.3%，挥发油中主要含番红花醛，为番红花苦苷的分解产物，其次含桉油精、蒎烯等。此外，藏红花还含有胡萝卜素类化合物、山奈素及维生素 B_1、维生素 B_2 和钙、铁等矿物质。

【食用功效】

① 藏红花含有多种苷的成分，可明显增加冠状动脉的血流量，改善心肌供血供氧，有预防和治疗脑血栓形成、脉管炎、心肌梗死、神经衰弱等常见病症的作用；还特别适合手脚冰冷的女性服用。

② 长期服用藏红花可全面提高人体免疫力。

③ 藏红花的花蕊中含有的藏花酸、藏花素和苦藏花素等都具有较强的抗癌活性。

④ 藏红花能促使黑色素分解,具有很强的祛斑嫩肤的美容功效。

⑤ 藏红花还可以帮助减去体内各部位多余脂肪。

【性味、归经及功效】

藏红花性平,味甘;归心、肝经;具有疏经活络、通经化瘀、散瘀开结、消肿止痛、养血补血、生津益气、凉血解毒、解郁安神、理气健胃等功效;适用于产后恶露不尽、惊悸发狂、斑疹血热、吐血、妇女经痛、产后瘀血、腹痛、跌打肿痛等病症。

【提示】

① 不能过量服用,过量服用会造成内分泌失调。

② 怀孕期间的女性不能服用藏红花,因为藏红花有活血的功效,容易造成流产。

③ 有出血倾向或出血的患者尽量不要喝藏红花,以免导致出血加重。

十、茯苓

茯苓,俗称云苓、松苓、茯灵等,为寄生在松树根上的菌类植物,形状像甘薯,外皮黑褐色,里面白色或粉红色。古人称茯苓为"四时神药"。

【营养价值】

茯苓含有茯苓聚糖、茯苓酸、脂肪酸、卵磷脂、腺嘌呤、蛋白酶和三萜类等物质,还含有钾、钙、镁、磷、铁、硫等矿物质。

【食用功效】

① 茯苓能降低血糖,对于高血糖者来说,茯苓有一定的治疗作用。

② 茯苓能养心安神,故可用于心神不安、心悸、失眠等症,

常与人参、远志、酸枣仁等配伍。

③ 茯苓具有抗胸腺萎缩及抗脾脏增大的作用。

④ 茯苓有抑制肿瘤生长的作用。临床常用治疗食管癌、胃癌、肝癌、鼻咽癌、舌癌、乳腺癌、膀胱癌、肺癌、溃疡性黑色素瘤等癌瘤中属脾虚湿盛、痰饮内停、湿热壅结者。

⑤ 茯苓可提高人体免疫力。

【性味、归经及功效】

茯苓性平，味甘、淡；归心、脾、肺、肾经；具有利水渗湿、健脾宁心的功效；适用于水肿尿少、痰饮眩悸、脾虚食少、便溏泄泻、心神不安、惊悸失眠等病症。

【提示】

① 阴虚而无湿热、虚寒精滑、气虚下陷者慎服。

② 服用茯苓的时候慎饮茶。

十一、罗汉果

罗汉果，别名拉汗果、假苦瓜、光果木鳖、金不换、罗汉表、裸龟巴等，被人们誉为"神仙果"。罗汉果是桂林名贵的土特产，也是国家首批批准的药食两用物质之一。

【营养价值】

罗汉果的果实营养价值很高，含丰富的维生素 C 以及糖苷、果糖、葡萄糖、黄酮、蛋白质、脂类、矿物质等。罗汉果含罗汉果苷，较蔗糖甜 300 倍；果中含非糖甜味的成分，主要是三萜苷类，如罗汉果苷、D-甘露醇。

【食用功效】

① 罗汉果含的 D-甘露醇有止咳作用，又可用于脑水肿，能提高血液渗透压，还可用于大面积烧伤和烫伤的水肿，防治急性肾功能不全和降低眼球内压，治疗急性青光眼。

② 罗汉果可代替糖作糖尿病患者的甜味食品或调味剂。

③ 罗汉果对肠道运动功能有双向调节作用。

【性味、归经及功效】

罗汉果性凉,味甘;归肺、大肠经;具有清肺利咽、化痰止咳、润肠通便的功效;适用于痰火咳嗽、咽喉肿痛、伤暑口渴、肠燥便秘等病症。

【提示】

脾胃虚寒者慎服。

十二、甘草

甘草,别名甜草根、红甘草、粉甘草等。甘草为豆科植物甘草、光果甘草或胀果甘草的干燥根及根茎。

【营养价值】

甘草含有多种化学成分,主要成分有甘草酸、甘草苷等。甘草的化学组成极为复杂,这些成分和数量通常会随甘草的种类、种植区域、采收时间等因素的不同而异。大量的研究表明,甘草甜素和黄酮类物质是甘草中最重要的生理活性物质,主要存在于甘草根表皮以内的部分。

【食用功效】

① 甘草有类似肾上腺皮质激素样作用。对组胺引起的胃酸分泌过多有抑制作用;并有抗酸和缓解胃肠平滑肌痉挛作用。

② 甘草黄酮、甘草浸膏及甘草次酸均有明显的镇咳作用,祛痰作用也较显著。

③ 甘草有抗炎、抗过敏作用,能保护发炎的咽喉和气管黏膜。

④ 甘草浸膏和甘草酸对某些毒物有类似葡萄糖醛酸的解毒作用。

⑤ 甘草常用来治疗更年期综合征。因为甘草里含有甘草素,它是一种类似激素的化合物,有助于平衡女性体内的激素含量。

⑥ 甘草所含的次酸能阻断致癌物诱发肿瘤生长。

【性味、归经及功效】

甘草性平，味甘；归心、脾、肺、胃经；具有补脾益气、清热解毒、祛痰止咳、缓急止痛、调和诸药的功效；适用于脾胃虚弱、倦怠乏力、心悸气短、咳嗽痰多、脘腹疼痛、四肢挛急疼痛、痈肿疮毒等病症。

【提示】

甘草不要多服、久服。

十三、沙棘

沙棘是植物和其果实的统称。沙棘为药食同源植物。沙棘的根、茎、叶、花、果，特别是沙棘果实含有丰富的营养物质和生物活性物质。

【营养价值】

沙棘果实营养丰富，含糖 7.5%～10%，含酸 3%～5%。果实中含有多种维生素、脂肪酸、微量元素、沙棘黄酮、超氧化物等活性物质和人体所需的各种氨基酸。其中维生素 C 含量极高，是猕猴桃的 2～3 倍，素有"维生素 C 之王"的美称。

【食用功效】

① 沙棘可降低胆固醇，治疗心绞痛等，还有防治冠心病的作用。

② 沙棘有祛痰、止咳、平喘和治疗慢性气管炎的作用。

③ 沙棘能治疗胃和十二指肠溃疡以及消化不良等，对慢性浅表性胃炎、萎缩性胃炎、结肠炎等病症疗效显著。

④ 沙棘对烧伤、烫伤、刀烧、冻伤有很好的治疗作用；对妇女宫颈糜烂有良好的治疗效果。

⑤ 沙棘油中含有大量的维生素 E、维生素 A、黄酮和 SOD 等活性成分，能够有效防止自由基以达到抗衰老的作用。

【性味、归经及功效】

沙棘性温，味酸、涩；归脾、胃、肺、心经；具有活血散瘀、化痰宽胸、生津止渴、补脾益胃、清热止泻的功效；适用于跌打损伤、肺脓肿、咳嗽痰多、呼吸困难、消化不良、高热伤阴、肠炎痢疾、胃痛、闭经等病症。

【提示】

实热证及阴虚火旺者、反酸烧心者、孕妇以及过敏患者慎食。

十四、酸枣仁

酸枣仁，别名枣仁、酸枣核、山枣仁等。由鼠李科植物酸枣成熟果实去果肉、核壳，收集种子，晒干而成。

【营养价值】

酸枣仁含多量脂肪油、蛋白质和生物碱，并含固醇、三萜类、酸枣仁皂苷、多量维生素C和矿物质。

【食用功效】

① 酸枣仁有镇静、催眠作用。实验证明酸枣仁与巴比妥类药物有协同作用。

② 酸枣仁有安定作用。近年来有人将酸枣仁与镇静药比较，发现有许多相似之处。

③ 酸枣仁有镇痛、降温作用。

【性味、归经及功效】

酸枣仁性平，味甘、酸；归心、肝、胆经；具有补肝、宁心、敛汗、生津的功效；适用于虚烦不眠、惊悸多梦、体虚多汗、津伤口渴等病症。

【提示】

脾虚泄泻者慎用。

十五、紫苏

紫苏，别名桂荏、白苏、赤苏等，为唇形科一年生草本植物。具有特异的芳香，叶片多皱缩卷曲，完整者展平后呈卵圆形。紫苏主要用于药用、油用、香料、食用等方面，其叶（苏叶）、梗（苏梗）、果（苏子）均可入药，嫩叶可生食或做汤。紫苏在中国为常用中药，而日本人多用于料理，尤其在吃生鱼片时是必不可少的佐料，在中国少数地区也有用它作蔬菜或入茶。

【营养价值】

紫苏含挥发油，以紫苏醛为主，还有柠檬烯、异白苏烯酮、薄荷醇、薄荷酮、紫苏醇、二氢紫苏醇、丁香油酚等。此外，还含精氨酸、枯酸等。

【食用功效】

① 紫苏叶能散表寒，发汗力较强，可用于风寒表证，症见恶寒、发热、无汗等，常与生姜同用。

② 紫苏叶行气宽中，可用于脾胃气滞、胸闷、呕恶。

③ 紫苏全草可蒸馏紫苏油，种子出的油也称苏子油，长期食用苏子油对治疗冠心病及高脂血症有明显疗效。

【性味、归经及功效】

紫苏叶性温，味辛；归肺、脾经；具有发汗解表、行气宽中的功效；适用于风寒感冒，咳嗽、胸腹胀满、恶心呕吐。

【提示】

① 阴虚及温病患者慎服。

② 在南方地区，在泡菜坛子里放入紫苏叶或秆，可以防止泡菜液中产生白色的病菌。

十六、肉桂

肉桂亦称中国肉桂，又名玉桂、牡桂、玉树、大桂、辣桂、平安树、中国桂皮等，为樟科植物肉桂的干燥树皮。树皮芳香，可作香料，味与产自斯里兰卡肉桂的桂皮相似，但较辣，不及桂皮鲜美，且较桂皮厚。

【营养价值】

肉桂含桂皮油、桂皮醛等植物活性物质。

【食用功效】

① 肉桂具有降压作用。

② 肉桂含有的桂皮醛,可引起血管扩张及白细胞增加,有明显的镇静、镇痛、降温、解热作用。

③ 肉桂含有桂皮油,有强大杀菌作用,对革兰阳性菌的效果比阴性者好,因有刺激性,很少用作抗菌药物,但外敷可治疗胃痛、胃肠胀气绞痛等,且有预防血吸虫病的作用。

【性味、归经及功效】

肉桂性大热,味辛、甘;归肾、脾、心、肝经;具有暖脾胃、除积冷、散寒止痛、活血通经的功效;适用于阳痿、宫冷、心腹冷痛、虚寒吐泻、腰膝冷痛、经闭、痛经等病症。

【提示】

① 肉桂的用量不宜过多。

② 对肉桂过敏者应禁食肉桂。

十七、灵芝

灵芝,又称林中灵、琼珍等。

【营养价值】

灵芝含氨基酸、多肽、蛋白质、真菌溶菌酶,以及糖类、麦角固醇、三萜类、香豆精苷、挥发油、硬脂酸、苯甲酸、生物碱、维生素 B_2 及维生素 C 等;孢子还含甘露醇、海藻糖等。

【食用功效】

① 灵芝所含多糖物质可加速核酸与蛋白质的代谢,促进造血,增强体质;还可增加冠状动脉血流量,降低心肌耗氧量,增强心肌收缩力,对抗动脉粥样硬化形成。

② 灵芝可升高白细胞的数量,增强机体免疫力。

③ 灵芝可保护肝脏、降低血清谷丙转氨酶,促进肝细胞再生。

④ 灵芝有抗癌和抗衰老作用。

⑤ 灵芝还有镇痛、镇咳、祛痰和平喘的作用。

【性味、归经及功效】

灵芝性平,味甘;归心、肝、肺、肾经;具有补气安神、止咳平喘的功效;适用于眩晕不眠、心悸气短、虚劳咳喘等病症。

【提示】

① 灵芝属于大补的药材,适当服用可以提高患者的抵抗力,可将灵芝磨成粉吞服。

② 食用灵芝一定要避免服用量过大,否则可能会出现消化不良,还有可能会出现毒副作用。

③ 术后和术前大出血的患者通常不可以服用。

第二章 常用体格测量指标及评价指标

常用体格测量指标有体重、身高（长）、头围、胸围、上臂围等，常用体格评价指标有体质指数、腰臀比等，均可用于个体或群体的评价。

对儿童进行定期或者不定期的体格测量后，经过正确和客观的评价，能够及早地发现问题，并及时给予指导和干预，从而促进儿童健康成长。因此评价儿童体格生长的状况是儿童保健和儿科临床工作中的重要内容之一。

一、体重

1. 体重的定义

体重为裸体或穿着已知重量的工作衣称量得到的身体重量。体重是衡量体格生长的重要指标，代表身体各器官、骨骼、肌肉、脂肪等组织及体液重量的总和，是反映人体近期营养状况和评价生长发育的重要指标。

未成年人体重的增长为非等速的增加，进行评价时应以个体体重增长的变化为依据来评价。

2. 体重的测量

（1）常用的体重秤　体重测量经常使用的是杠杆秤（砝码、游锤、杠杆）、中式木杆式钩秤（秤砣、秤杆）或者电子秤。婴儿体重测量采用盘式杠杆秤（砝码、游锤、杠杆）或者中式木杆式钩秤，最大载重量是 10～30kg，精确到 0.01kg；幼儿采用坐式的杠杆秤或者中式木杆式钩秤，最大的称重范围为 20～50kg，精确到 0.05kg。

（2）测量方法　体重的测量应在排空大小便，脱去外衣、鞋、帽，裸体或者仅穿内衣的情况下进行，或者设法减去衣服重量。

婴儿称体重时可以取卧位；1~3岁儿童取坐位，或者轻轻地站在踏板适中的位置，两手自然下垂，不可摇动或者接触其他物体，以免影响准确性。以千克（kg）为单位，精确到小数点后两位。测量者应当记录儿童测量时的表现，如婴儿晃动、哭闹。冬季注意保持室内温暖。

3. 小儿不同年龄阶段平均体重

小儿不同年龄阶段的平均体重，详见表2-1。

表2-1　小儿不同年龄阶段的平均体重

年龄	平均增长/kg	平均体重/kg
出生		3
5个月	0.70/月	6
1岁	0.40/月	9
2岁	0.25/月	12
2~12岁	2.00/年	

二、身高（长）

1. 身高的定义

身高指头部、脊柱与下肢长度的总和，是指从头顶点至地面的垂距，一般以厘米（cm）作单位，也较经常用米（m）。多数3岁以下儿童立位测量不准确，应仰卧位测量，称为身长。立位与仰卧位测量值相差1~2cm。

身高受遗传因素的影响较大。女孩比男孩身高发育得早，12~13岁为快速增长时期，19~23岁开始停止增长；男孩身高发育得晚，15~16岁为快速增长时期，20~24岁四肢长骨和脊椎骨均已完成骨化，身高就停止增长了。影响身高的因素很多，如遗传、营养、体育运动、环境、生活习惯、民族种族、内分泌、性成熟早晚（初潮年龄18岁比11岁者平均高出5cm）、远近亲婚配、医学进步等。

2. 身高的测量

(1) 身长测量　2岁或者3岁前用身长卧式量床，应脱去帽、鞋、袜，穿单衣裤，仰卧于量床中央，将头扶正，头顶接触头板，小儿面向上，两耳在同一水平。测量者立于小儿右侧；左手握住小儿两膝使腿伸直。右手移动足板使其接触双脚跟部，注意量床两侧的读数应该一致，然后读刻度，精确到0.1cm。

(2) 立位测量　测量时被测者脱去鞋、帽、袜子，仅穿单衣。被测者直立，立于模板台上，取立正姿势，两眼直视正前方，胸部稍挺起，腹部微后收，两臂自然下垂。手指并拢，脚跟靠拢，脚尖分开约60°，背靠身高计的立柱或墙壁，使两足后跟、臀部、双肩及头部均接触到立柱或墙壁，两手垂直于身体两侧，两膝站直，不能弯曲，两眼平视正前方，头不能上仰或俯视。测量者手扶滑测板，使之轻轻向下滑动，直到板底与头颅顶点恰相接触，此时再观察被测者的姿势是否正确，待校正符合要求后读取滑测板底面立柱上所示的数字，以用一横木板紧压头顶，读取数值，即为身高。

测量最好安排在上午，午后可能会因疲劳而使脊柱受压，测量的数据要比上午低，不够准确。

3. 小儿不同年龄阶段平均身高（长）

小儿身高的增长速度不一致，详见表2-2。

表2-2　小儿不同年龄阶段的平均身高（长）

年龄	平均身高(长)/cm	平均增长数/(cm/年)
出生	50	
1岁	75	25
2岁	85	10
2~12岁		5~7.5

三、标准体重

标准体重是反映和衡量一个人健康状况的重要标志之一。过胖和过瘦都不利于健康，也不会给人以健美感。反映正常体重较理想和简单的指标，可用身高体重的关系来表示。

1. 标准体重计算方法（世界卫生组织）

男性：[身高(cm)－80]×70％＝标准体重(kg)

女性：[身高(cm)－70]×60％＝标准体重(kg)

标准体重±10％为正常体重；标准体重±(10％～20％)为体重过重或过轻；标准体重±20％以上为肥胖或体重不足。

超重计算公式：

超重％＝[(实际体重－理想体重)/(理想体重)]×100％

2. 标准体重常用计算方法

(1) 体质指数（BMI） BMI是用体重（kg）除以身高（m）平方得出的数字，是目前国际上常用的衡量人体胖瘦程度以及是否健康的一个标准。

$$BMI=体重(kg)/[身高(m)]^2$$

根据世界卫生组织（WHO）定下的标准，亚洲人的BMI≥23.0kg/m² 便属于超重。亚洲人和欧美人属于不同人种，WHO的标准不是非常适合中国人的情况，为此制定了中国参考标准（表2-3）。

表2-3 WHO、亚洲、中国BMI标准

单位：kg/m²

项目	WHO标准	亚洲标准	中国标准	相关疾病发病危险性
偏瘦	<18.5			低(但其他疾病危险性增加)
正常	18.5～24.9	18.5～22.9	18.5～23.9	平均水平
超重	≥25.0	≥23.0	≥24.0	
偏胖	25.0～29.9	23.0～24.9	24.0～27.9	增加
肥胖	30.0～34.9	25.0～29.9	≥28.0	中度增加
重度肥胖	35.0～39.9	≥30.0	—	严重增加
极重度肥胖	≥40.0			非常严重增加

并不是每个人都适用BMI的，如未满18岁、运动员、正在做重量训练的人、妊娠或哺乳期妇女、身体虚弱或久坐不动的老年人。

(2) 标准系数法 标准体重＝身高(m)×身高(m)×标准系

数(女性 20,男性 22)。

标准体重±10%为正常体重;标准体重±(10%～20%)为体重偏重或偏轻;标准体重±20%以上为肥胖或体重不足。

(3) 其他方法

① 成年:[身高(cm)－100]×0.9＝标准体重(kg)

② 男性:身高(cm)－105＝标准体重(kg)

女性:身高(cm)－100＝标准体重(kg)

以上两种计算方法,基本已被广泛采用。

另外,军事科学院还推出一种计算中国人理想体重的方法:

北方人理想体重＝[身高(cm)－150]×0.6＋50(kg)

南方人理想体重＝[身高(cm)－150]×0.6＋48(kg)

3. 标准体重对照表

表 2-4、表 2-5 适用于亚洲人体型,仅作参考,±10%均为正常。

表 2-4　男子标准体重 (kg) 对照表

年龄/岁 \ 身高/cm	152	156	160	164	168	172	176	180	184	188
19	54	56	58	60	62	64	66	68	70	72
21	51	53	54	55	57	60	62	65	69	72
23	52	53	55	56	58	60	63	66	70	73
25	52	54	55	57	59	61	63	67	71	74
27	52	54	55	57	59	61	64	67	71	74
29	53	55	56	57	59	61	64	67	71	74
31	53	55	56	58	60	62	65	68	72	75
33	54	56	57	58	60	63	65	68	72	75
35	54	56	57	59	61	63	66	69	73	76
37	55	56	58	59	61	63	66	69	73	76
39	55	57	58	60	61	64	66	70	74	77
41	55	57	58	60	62	64	67	70	74	77
43	56	57	58	60	62	64	67	70	74	77
45	56	57	58	60	62	64	67	70	74	77
47	56	58	59	61	63	65	67	71	75	78

续表

身高/cm 年龄/岁	152	156	160	164	168	172	176	180	184	188
49	56	58	59	61	63	65	68	71	75	78
51	57	58	59	61	63	65	68	71	75	78
53	57	58	59	61	63	65	68	71	75	78
55	56	58	59	61	63	65	68	71	75	78
57	56	57	59	60	62	65	67	70	74	77
59	56	57	58	60	62	64	67	70	74	77
61	56	57	58	60	62	64	67	70	74	77
63	56	57	58	60	62	64	67	70	74	77
65	56	57	58	60	62	64	67	70	74	77
67	56	57	58	60	62	64	67	70	74	77
69	56	57	58	60	62	64	67	70	74	77

表 2-5 女子标准体重 (kg) 对照表

身高/cm 年龄/岁	152	156	160	162	164	166	168	170	172	176
19	46	47	49	50	51	52	54	56	58	60
21	46	47	49	50	51	52	54	56	58	60
23	46	47	49	50	51	52	54	56	58	60
25	46	48	49	50	51	53	55	56	59	61
27	47	48	50	51	52	53	55	56	59	61
29	47	49	51	52	53	54	56	58	59	62
31	48	49	51	52	53	54	56	58	60	62
33	48	50	51	52	53	55	57	58	60	63
35	49	50	52	52	53	55	57	59	61	63
37	49	51	53	53	54	56	59	60	61	64
39	50	52	53	53	55	57	59	60	62	65
41	51	52	54	54	55	57	59	61	62	65
43	51	53	55	55	56	58	60	62	63	66
45	52	53	55	55	57	58	60	62	63	66
47	52	53	57	57	57	58	60	62	63	67
49	52	53	56	56	57	59	60	62	63	67
51	52	54	56	56	57	59	61	62	63	67
53	53	54	56	56	58	59	61	62	64	67

续表

身高/cm 年龄/岁	152	156	160	162	164	166	168	170	172	176
55	53	54	56	57	58	60	61	63	64	67
57	53	55	56	57	58	60	61	63	64	68
59	53	55	56	57	58	60	61	63	64	68
61	53	54	56	56	57	59	61	63	64	67
63	52	54	55	56	57	59	61	62	63	67
65	52	54	55	56	57	59	61	62	63	66
67	52	54	55	56	57	59	61	62	63	66
69	52	54	55	56	57	59	61	62	63	66

四、头围

1. 头围的定义

头围是指从眉间点（G）为起点，经枕后点（OP）至起点的围长。

2. 头围的测量

儿童取坐位或仰卧位，测量者站在儿童的右前方，用左手拇指将软尺的零点固定于儿童的额部眉嵴之间，经过枕结节（脑后面最突出点）再绕回至零点，数值读取至 0.1cm。测量时要注意软尺紧贴着头皮，并要左右对称。如果儿童头发长，应该先将头发沿着软尺分开，然后再进行测量。

0～5 岁小儿的平均头围见表 2-6。

表 2-6　0～5 岁小儿的平均头围

年龄	平均头围/cm	平均增长数/cm
出生	34	
6 个月	42	8/半年
1 岁	46	4/半年
2 岁	48	2/年
5 岁	50	

五、胸围

1. 胸围的定义

胸围,一般是指人体胸部的外部周长,长度可以说是寸,或者厘米(cm)。胸围有上胸围与下胸围之分。对于女性来说,以BP点〔即乳点(bustpoint)〕为测点,用软皮尺水平测量胸部最丰满处一周,即为女性的胸围尺寸,也称上胸围;下胸围是指乳房基底处的胸围。吸气和呼气时的胸围差可以作为衡量肺活量大小的指标。

2. 胸围的测量

(1) 先将外衣脱去,仅穿贴身衣服(衣服一定要薄),较轻松地站着(但是要笔直),双脚并拢,面向正前方,微微抬起下颌。

(2) 将软皮尺水平地放在乳房最高点上(一般是乳头),绕过身体一圈(软皮尺围绕胸部的松紧度应适宜),所得尺寸就是胸围(或者叫上胸围)。将软皮尺水平地放在乳房下围,绕过身体一周,所得的尺寸就是下胸围。

六、上臂围

1. 上臂围的定义

上臂围是上肢自然下垂时,在上臂肱二头肌最粗处的水平围长。

2. 上臂围的测量

儿科测量时,一般采用肩峰到鹰嘴连线的中点作为测量点。在右上臂肩峰至鹰嘴连线的中点处紧贴皮肤,垂直上臂,绕上臂一周测量上臂围(精度1mm)。

七、坐高

1. 坐高的定义

坐高是人体取正位坐姿时头和躯干的长度,即头顶点至左右两侧坐骨结节最下点所在平面的垂距。坐高是反映人体形态结构与发育水平的指标之一，它主要反映人体躯干生长发育状况以及躯干和下肢的比例关系。

2. 坐高的测量

（1）3岁以下使用测量床，小儿取平卧位。注意大腿与躯体垂直，大腿与小腿垂直，足板与测量床垂直。准确读数至0.1cm。

（2）3岁以上测量方法与成人完全一致，使用坐高计，被测者身体先前倾使骶部紧靠测量板，再挺身坐直，大腿与躯体垂直，膝关节屈曲成直角，两脚平放在地面上，左右肩胛间的脊柱和骶部在一垂线上，后腰不能贴后壁。准确读数至0.1cm。

八、身高坐高指数

1. 身高坐高指数的定义

身高坐高指数是一种体型指数，为坐高/身高×100。表示坐高占身高的百分比，也叫比坐高。

2. 身高坐高指数的分型

身高坐高指数分型如表2-7所示。身高坐高指数，女性数值较大，男性数值较小；儿童和成年人数值较大，少年数值较小。黄种人属长躯干型。

表2-7 身高坐高指数分型

型别	指数 男	指数 女
短躯干型	<51.0	<52.0
中躯干型	51.0～53.0	52.0～54.0
长躯干型	>53.0	>54.0

九、马氏躯干腿长指数

1. 马氏躯干腿长指数的定义

马氏躯干腿长指数，为(身高－坐高)/坐高×100；马氏躯干腿长指数是检测身体上下部分的相互比例（即躯干与腿的比例）的最可靠和最具有参照价值的量化指标。

2. 马氏躯干腿长指数的分型

马氏躯干腿长指数分型如表 2-8 所示。

表 2-8　马氏躯干腿长指数分型

型别	指数
超短腿型	≤74.9
短腿型	75.0～79.9
亚短腿型	80.0～84.9
中腿型	85.0～89.9
亚长腿型	90.0～94.9
长腿型	95.0～99.9
超长腿型	≥100.0

十、皮褶厚度

1. 皮褶厚度的定义

皮褶厚度是推断全身脂肪含量、判断皮下脂肪发育情况的一项重要指标。随着人年龄的变化，体脂也出现规律性的变化。不同的人群，由于其遗传素质、生活环境、饮食习惯等不同，体脂分布及其占体重百分比均可能呈现各自的特点。

2. 皮褶厚度的测量

用拇指和食指捏起皮肤，再用皮褶卡钳测量双折皮肤的厚度。一般建议测肩胛骨下角处（代表躯体）和上臂外侧三角肌（代表四肢）两个部位。

皮褶厚度可用 X 线、超声波、皮褶卡钳等测量。用卡钳测量皮褶厚度最为简单而经济，测得结果和 X 线片测量值的相关度可达 0.85～0.90，对人体亦无放射性伤害。但是此方法需要操作者熟悉仪器的调试和检测方式，其主要偏差的来源是检测者用手捏皮褶时施加的压力的稳定性、卡钳头夹皮时间的长短、被测者皮褶厚度的厚薄等。

十一、腰围

1. 腰围的定义

腰围是指经脐点（OM）的腰部水平围长，或肋最低点与髂嵴上缘两水平线间中点线的围长，是反映脂肪总量和脂肪分布的综合指标。

2. 腰围的测量

世界卫生组织推荐的测量方法：被测者站立，双脚分开 25~30cm，体重均匀分配，用软尺测量，在呼气末、吸气未开始时测量。

腰围监测，对早期预防肥胖症、糖尿病、心血管等疾病具有积极作用。

十二、臀围

1. 臀围的定义

臀围是臀部向后最突出部位的水平围长，使用软尺测量。

2. 臀围的测量

臀围反映髋部骨骼和肌肉的发育情况。测量时，两腿并拢直立，两臂自然下垂，皮尺水平放在前面的耻骨联合和背后臀大肌最凸处。

为了确保准确性，测量臀围时，一是要在横切面上，二是要在锻炼前进行。同时要注意每次测量的时间和部位相同，测量时不要把皮尺拉得太紧或太松，力求仔细、准确。

十三、腰臀比

1. 腰臀比的定义

腰臀比是腰围和臀围的比值，即腰臀比＝腰围/臀围，是判定中心性肥胖的重要指标。

2. 腰臀比的意义

腰臀比亚洲男性平均为 0.81，亚洲女性平均为 0.73；欧美男性平均为0.85，欧美女性平均为0.75。由此可见，腰臀比平均值男性明显大于女性，两性腰臀比差异明显。

腰臀比是预测肥胖的指标。比值越小，说明越健康。腰臀比比目前普遍使用的测量体质指数（BMI）的方法要准确3倍。腰围尺寸大，表明脂肪存在于腹部，是危险较大的信号；而一个人臀围大，表明其下身肌肉发达，对人的健康有益。

第三章 人群营养

第一节 婴幼儿营养

婴幼儿（0~3岁）生长发育迅速，是人体生长发育的重要时期。婴幼儿时期的营养可对体格生长发育、智力发育、免疫功能等近期健康状况及成年后的远期健康状况产生至关重要的影响。

一、婴幼儿的生长发育特点

（一）婴儿的生长发育特点

出生至1岁是婴儿期。

1. 生长发育迅速

婴儿期是人类生长发育的第一个高峰期，12月龄时婴儿体重约为出生时的3倍，身长约为出生时的1.5倍。婴儿期的头6个月，脑细胞数目持续增加，至6月龄时脑重增加至出生时的2倍，后6个月脑部发育以细胞体积增大及树突增多和延长为主，神经髓鞘形成并进一步发育；至1岁时，脑重接近成人脑重的2/3。婴儿期头围平均每月增加1cm。

2. 各器官功能幼稚

婴儿消化功能不完善，不恰当的喂养易导致胃肠道功能紊乱和营养不良。婴儿胃贲门肌肉约束力较弱，而幽门处肌肉较紧张，易出现溢奶、吐奶状况。婴儿的肝肾功能尚有限，过早或过多地添加辅食都可能加重肝肾的负担。

3. 动作发展规律

婴幼儿动作发展是神经系统发育的一个重要标志，是与心理、智力密切相关的。动作发育规律主要是从上而下（如：抬头→坐→站→走），从近到远（如：抬肩→伸手→手指取物），从不协调到协调，先正面动作后反面动作（如：先能握物，后能随意放下）。

刚出生的新生儿具有一些简单的动作反射。婴儿的动作包括躯体大运动和手指精细动作。躯体大运动指人体姿势和全身运动，如抬头、坐、爬、走等。一般情况下，大运动发育顺序为：1个月，俯卧位时短暂抬头动作；2个月，俯卧位时抬头45°，竖头片刻；3个月，俯卧位时抬头45°，竖头片刻，可用肘支撑抬起胸部，竖头较稳，可自如地转头；4个月，开始翻身，从仰卧位到侧卧位；5个月，背靠物能坐片刻，翻身从仰卧位到俯卧位；6个月，能独坐片刻，翻身从俯卧位到仰卧位；7个月，能坐得很稳，能连续翻滚；8个月，会爬行；9个月，扶大人的手或扶物站立；10个月，开始扶物迈步；11个月，独站片刻；12个月，牵手会走路，有的能独走几步。精细动作是儿童手和手指的运动以及协调操作物体的能力，如用手抓积木、饼干、握笔画图等。一般情况下，手的动作发育顺序为：1个月，婴儿双手经常呈握拳头状，偶尔稍有松开；2个月，双手握拳，时常松开；3个月，双手握拳松开时间长，拇指一般不呈内收状，可握住较大的球状物；4个月，见物会伸手抓，会把玩具放入口中；5个月，会用两手抓物，会用手摸、晃、敲打东西；6个月，开始会把玩具互相换手；7～8个月，会玩拍手游戏，能抛掷、滚动玩具，拇指和其他四指能分开对捏；9～10个月，会用拇指和食指对捏，取小件物品；10～12个月，会用手盖上或打开盖子，用手翻书。

4. 语言发展

正常儿童语言的发展经历发音、理解和表达三个阶段。新生儿最初的语言是哭声。一个新生儿能通过哭声，向成人表达其饥饿、排泄、疼痛或身体不舒服。0~3个月为婴儿的简单发音阶段，如"啊""哦""噢"等；4~6个月为婴儿发连续音节阶段，出现重复、连续的音节，会咿呀学语，但并无所指；7~9个月为语言与动作联系阶段，可用动作表示对语言的理解，如对自己的名字有反应，说"欢迎"会拍手，说"再见"会摆手等；10~12个月为学说话萌芽阶段，会模仿成人发言，能有意识地叫"爸爸""妈妈"，能听懂的词越来越多。

5. 认知能力和情感的发展

婴儿在出生后的1个月内就能对说话声有反应，对人脸特别注意。到2个月左右，婴儿开始对人发出社会性微笑，即当照料者亲近他或满足其某种需求时而发出的微笑。到第4个月时婴儿开始能听懂一些父母的言语，可有意识地支配自己的行为，并对外界事物及人形成初步的认识，产生一定的记忆。半年后，婴儿应能明显地显示出依恋环境中特定人物的迹象，其首要的依恋目标通常是母亲，婴儿对母亲的依恋到满1岁时将达到高峰。这个时候婴儿能产生认生感，即对陌生人产生恐惧。

（二）幼儿的生长发育特点

1~3周岁为幼儿期。

1. 生长发育较快，但器官功能尚未成熟

幼儿消化功能虽然较婴儿有较大的发展，但功能尚未成熟。1周岁以后，乳牙会逐渐出齐，消化、咀嚼能力增强，饮食从以乳类为主，逐渐过渡为以谷类、肉、蛋和蔬菜等食物为主。但此时消化器官还没有完全成熟，消化能力较弱，饮食应以清淡、易消化的食物为主，这时如果饮食调配不当，就会影响消化吸收，以至影响到生长发育。1岁半，小儿身体发育速度依然处于较快阶段。到1岁10个月时，出牙快的小儿已经有20颗牙齿了，出牙较慢的小儿也有16颗牙齿了，这样小儿的咀嚼功能也将日趋完善，随着咀嚼、消化能力的提高，其饮食也进一步成人化。

2. 动作发展趋向自主运动

幼儿生长速度较婴儿期放慢，但是仍保持着较快的生长，体重及身高绝对值的增加明显。运动方面，幼儿由被动运动逐渐转入自主运动。婴儿从出生开始接受抚触、按摩、肢体动作等活动，性质上属于被动运动，"有意识"的主动动作很少。待2～3岁时，神经系统发育已趋成熟，运动方式渐渐地以自主运动为主。满2岁时，在大动作方面有了新的进展，跑、跳等动作较以前更加成熟，而且增加了随意性，可比较自如地调整自己的动作，可以较以前更为协调地行走，还能攀登、奔跑、跳跃。此时适量进行户外运动，可增进食欲，增强体质。满2岁时，小肌肉动作逐渐精细，更加灵活。这时已经可以捏、扔、拿、推、拉以及摆弄各种玩具。小儿多用手能促进智力的发展。

3. 语言发展迅速

随着小儿月龄的不断提高，语言的发育速度也非常快。语言能力强的小儿1岁半时，已能说出100多个词语，听和说的积极性非常高，且语言模仿能力也令人惊讶。此后语言词汇量可以说是突飞猛进，到2岁时，一般的小儿已能说出近千个词语，能理解简单的指示并对此作出反应，语言中简单完整的句子更多，与成人交流已基本没有困难。

4. 认知能力和情感的发展日渐完善

幼儿在认知方面已经有了理解空间和时间的能力：能分清前后、左右、上下、内外，能区分白天和晚上；能识别一些简单的图形，如圆形、方形、三角形等；认识两种以上颜色，会进行配对；能基于形状、大小、颜色等特点简单地分类物体。

二、婴幼儿的营养需要

（一）婴儿的营养需要

婴儿期是小儿出生后生长最快的时期，各器官、系统继续发育完善，因此需要摄入更多的能量和营养素，尤其是对蛋白质的"量"和"质"的要求特别高，如不能满足生长发育的需要，易引起营养不良。

1. 能量

与成人不同，婴儿能量消耗有 5 个方面：基础代谢、食物特殊动力作用、婴儿的各种动作、生长所需和排泄消耗。基础代谢是维持机体最基本生命活动的能量的消耗，婴儿基础代谢所需能量约占总能量消耗的 60%。食物特殊动力作用是指摄食引起的能量消耗，婴儿期此项能量消耗占总能量消耗的 7%～8%，较大儿童为 5% 左右。婴儿的各种动作主要包括吸奶、啼哭、手足活动等。生长所需为婴儿所特有的能量消耗，它与生长速率成正比。如能量供给不足，可导致生长发育迟缓。排泄消耗为部分未消化吸收的食物排出体外所需的能量，约占基础代谢的 10%。

2. 蛋白质

婴儿愈小，生长发育愈迅速，所需要的蛋白质也愈多。不同的喂养方式婴儿所需蛋白质的供给量也不一样，如母乳喂养者蛋白质的供给量为 1.5g/kg，牛乳喂养者为 3g/kg，混合喂养为 4g/kg。

3. 脂肪

每 100g 母乳的脂肪含量约 4g，以不饱和脂肪酸为主，并含有脂肪酶，可将母乳中的脂肪乳化为细小颗粒，极易消化吸收。母乳含有丰富的必需脂肪酸亚油酸（LA）及 α-亚麻酸（ALA），还含有一定量的花生四烯酸（AA）和二十二碳六烯酸（DHA），可满足婴儿脑部及视网膜发育的需要。

4. 钙

母乳中钙的含量低于牛乳，这对婴儿肾脏功能尚未充分发育是有利的。母乳中钙磷比例适宜，加上乳糖作用，可以满足婴儿对钙的需要。

5. 铁

出生 4 个月内的婴儿体内有储存铁，可以满足自身的需要。但由于母乳中含铁量较低，婴儿体内储存的铁会被逐渐耗尽，因此婴儿应在出生 4 个月后开始添加含铁丰富的辅食，如肝泥、蛋黄、菜泥、肉泥及强化铁的食物等。

6. 维生素

乳母膳食营养充足时,婴儿在头 6 个月所需要的维生素基本上可以从母体中得到满足,但维生素 D 难以通过乳腺进入乳汁,母乳喂养儿应在出生数天后补充维生素 D(鱼肝油)和多晒太阳。

(二)幼儿的营养需要

1～3 岁的幼儿生长旺盛,体重每年增加约 2kg,身长第二年增长 11～13cm,第三年增长 8～9cm。若能量摄入长期不足,可使生长迟停;而能量摄入过多可导致肥胖。通常按幼儿的健康状况、是否出现饥饿的症状以及幼儿的体重增加情况判断能量供给量是否适宜。中国营养学会推荐幼儿每日能量摄入量:1～2 岁男女分别为 3.77MJ(900kal)、3.35MJ(800kal),2～3 岁男女分别为 4.60MJ(1100kal)、4.18MJ(1000kal)。1～3 岁幼儿蛋白质的推荐摄入量(RNI)为 25g/d,膳食脂肪供能占总能量的 35%。

幼儿必需而又容易缺乏的维生素主要有维生素 A,矿物质主要有钙、铁、锌。中国营养学会推荐 1～3 岁幼儿钙的 RNI 为 500mg/d,铁的 RNI 为 10.0mg/d,锌的 RNI 为 4.0mg/d,维生素 A 的 RNI 男女分别为 $340\mu gRAE/d$、$330\mu gRAE/d$。

三、婴幼儿喂养

(一)婴幼儿喂养指南

1. 6 月龄内婴儿母乳喂养指南
(1)母乳是婴儿最理想的食物,坚持 6 月龄内纯母乳喂养。
(2)生后 1 小时内开奶,重视尽早吸吮。
(3)回应式喂养,建立良好的生活规律。
(4)适当补充维生素 D,母乳喂养无需补钙。
(5)一旦有任何动摇母乳喂养的想法和举动,都必须咨询医生或其他专业人员,并由他们帮助做出决定。

(6) 定期监测婴儿体格指标，保持健康生长。

2. 7~24月龄婴幼儿喂养指南

(1) 继续母乳喂养，满6月龄起必须添加辅食，从富含铁的泥糊状食物开始。

(2) 及时引入多样化食物，重视动物性食物的添加。

(3) 尽量少加糖盐，油脂适当，保持食物原味。

(4) 提倡回应式喂养，鼓励但不强迫进食。

(5) 注重饮食卫生和进食安全。

(6) 定期监测体格指标，追求健康生长。

（二）母乳喂养

母乳是世界上唯一的营养最全面的食物。对婴儿而言，应鼓励母乳喂养。母乳营养均衡，而且具有免疫物质，有利于婴儿的正常生长发育。母乳喂养也有利于母子双方的亲近和身心健康。孕妇早在孕期就应做好哺乳的准备，做好乳房的保健，注意营养，保证乳房的正常发育。产后应尽早开奶，母婴同室，坚持喂养。

1. 母乳中营养素齐全，能满足婴儿生长发育的需要

充足的母乳喂养所提供的能量及各种营养素的种类、数量、比例都优于任何代乳品，并能满足6月龄内婴儿生长发育的需要。母乳中的营养素与婴儿消化功能相适应，亦不增加婴儿肾脏负担，是婴儿的最佳食物。

(1) 含优质蛋白质　母乳虽然蛋白质总量低于牛乳，但其中的白蛋白比例高，酪蛋白比例低，在胃内形成较稀软之凝乳，易于消化吸收。另外，母乳中含有较多的牛磺酸，有利于婴儿生长发育。

(2) 含丰富的必需脂肪酸　母乳中所含脂肪高于牛乳，且含有脂肪酶而易于婴儿消化吸收。母乳含有大量的亚油酸及 α-亚麻酸，可防止婴儿湿疹的发生。母乳中还含有花生四烯酸和DHA，可满足婴儿脑部及视网膜发育的需要。

(3) 含丰富的乳糖　乳糖有利于矿物质的吸收，还有利于肠

道"益生菌"的生长，从而有利于婴儿肠道的健康。

(4) 含适量矿物质　母乳中钙含量低于牛乳，但易于婴儿吸收，并足以满足婴儿对钙的需要。母乳及牛乳铁含量均较低，但母乳中铁的吸收率高达75%。母乳中钠、钾、磷、氯均低于牛乳，但足够婴儿的需要，而且不会加重肾脏的负担。

(5) 含适量维生素　乳母膳食营养充足时，婴儿头6个月内所需的维生素如维生素 B_1、维生素 B_2 等基本上可从母乳中得到满足。维生素 D 在母乳中含量较少，但若能经常晒太阳亦很少发生佝偻病。母乳中的维生素 C 含量高于牛乳，而且牛乳中的维生素 C 常因加热被破坏。

2. 母乳中丰富的免疫物质可增加母乳喂养儿的抗病能力

(1) 母乳中的特异性免疫物质　母乳尤其是初乳中含有多种免疫物质，其中特异性免疫物质包括淋巴细胞与抗体 IgA、IgM 等。

(2) 母乳中的非特异性免疫物质　包括吞噬细胞、乳铁蛋白、溶菌酶、乳过氧化氢酶、补体因子 C3 及双歧杆菌因子等。

3. 哺乳行为可增进母婴间情感的交流，促进婴儿智力发育

哺乳是一种有益于母婴双方身心健康的活动。哺乳有利于婴儿智力及正常情感的发育和形成。哺乳期间母婴间亲密接触和频繁的语言交流，可促进婴儿智力的发育。另一方面，哺乳可使母亲心情愉悦，加深母亲哺喂子女的责任感。婴儿对乳头的吮吸可反射性地引起催乳素分泌，有利于母亲子宫的收缩和恢复。哺乳6个月以上，可逐渐消耗妊娠期储备的脂肪3~4kg，使乳母的体形逐渐恢复至孕前状态。

4. 母乳既卫生又经济方便，温度适宜

母乳可在任何婴儿饥饿的时候供给婴儿营养，尤其是在夜间十分方便。由于母乳来自母亲体内，所以温度不会过高，也不会过低，特别适合婴儿。

(三) 婴儿辅食添加

不能母乳喂养或母乳不足的婴儿，应选择配方奶作为母乳的补充。随婴儿生长至6个月时，母乳的量和质都无法满足他们的需要，同时婴儿的消化吸收功能则日趋完善，乳牙萌出，咀嚼能力增强，已可逐渐适应半固体和固体食物，所以自6个月起就可添加一些辅食，补充婴儿的营养需要，也为断乳做好准备。过早或过迟补充辅食会影响婴儿发育，但任何辅食均应在优先充分喂哺母乳的前提下供给。

1. 添加辅食的作用

（1）补充母乳中营养素的不足　随着婴儿的生长发育对营养素需要量的增加，仅靠母乳或牛奶不能供给这么多的营养素。

（2）增强消化功能　添加辅食可增加婴儿唾液及其他消化液的分泌量，增强消化酶的活性，促进牙齿的发育和增强消化功能。

（3）确立良好的饮食习惯　断乳期是婴儿对食物形成第一印象的重要时期，在辅食的选择以及制作方法等方面，要注意营养丰富、易消化和安全卫生。

（4）促进神经系统的发育　及时添加辅食，可以刺激婴儿的味觉、嗅觉、触觉和视觉，将有助于其神经系统的发育。

2. 添加辅食的原则

（1）开始添加的食物应遵循从一种到多种　开始时要一种一种地逐一添加，当婴儿适应一种食物后再开始添加另一种新食物。

（2）由谷类、蔬菜、水果到鱼、蛋、肉　辅食往往从谷类，尤以大米、面糊或汤开始，以后逐步添加菜泥、果泥、奶及奶制品、蛋黄、肝末及肉泥等。

（3）由少量到多量　辅食添加要根据婴儿的营养需要和消化道的成熟程度，按一定顺序进行。开始添加的食物可先每天一次，以后逐渐增加次数。在通常情况下，婴儿有可能对一些食物产生过敏反应或不耐受反应，如皮疹、腹泻等。因此，每开始供给孩子一种食物，都应从很少量开始，观察3天以上，然后才逐渐增加分量。

（4）给予的食物应从稀逐渐到稠　从流质开始，逐渐过渡到半流质，再到软固体的食物，最后喂固体食物。

（5）注意观察婴儿的消化能力　添加一种新的食物，如有呕吐、腹泻等消化不良反应时，可以暂缓添加，待症状消失后再从小量开始添加，切不可因为婴儿的一时反应，而永远地放弃该种食物。

（6）当婴儿不愿吃某种新食物时，切勿强迫　可多采取一些方式，如改变烹调方式、与其他食物混合食用等。

（7）婴儿的辅食应单独制作　食物应该加入适量的食用油，但少用盐和避免用调味品，添加的食物应新鲜，制作过程要注意食物与食具的清洁卫生。

（四）幼儿膳食

1. 平衡膳食

幼儿膳食是从婴儿期以乳类为主，过渡到以奶、蛋、鱼、禽、肉及蔬菜、水果为辅的混合膳食，最后为以谷类为主的平衡膳食。幼儿的饮食中必须有足够的能量和各种营养素，各种营养素之间应保持平衡关系。如断乳后只给幼儿白粥或蔬菜汤，则蛋白质、脂肪供应不足，生长发育迟缓，抗病力也弱。如只供给幼儿蛋、乳、肉类高等蛋白食物，则碳水化合物供应不足，往往不能保证能量需要。有些幼儿很少吃蔬菜、水果，则会引起钙、铁等矿物质和维生素缺乏。总之，幼儿饮食构成应做到数量足、质量高、品种多、营养全，每日食物应包括谷类、乳类、蛋类、肉类、豆类、蔬菜、菌藻和水果等。另外，冬春季节空气较干燥，注意多给幼儿喝水。

根据营养需要，膳食中需要增加富含钙、铁的食物及增加维生素 A、维生素 D、维生素 C 等的摄入，必要时补充强化含铁食物、水果汁、鱼肝油及维生素片。2 岁后，如身体健康且能得到包括蔬菜、水果在内的较好膳食，则不需额外补充维生素。幼儿的每周食谱中应安排一次动物肝脏、动物血及至少一次海产品。

2. 合理烹调

幼儿膳食烹调方法应与成人有别，以与幼儿的消化、代谢能力相适应，故幼儿膳食以软食、碎食为主。硬果及种子类食物应磨碎制成泥糊状，以免呛入气管。合理烹调就是要照顾到幼儿的进食和消化吸收能力，在食物烹调上下功夫，可以多改变食物花样和烹调方法，以引起幼儿食用这种食物的兴趣。幼儿的食物应单独制作，注意质地的细、小、烂、碎、软，烹调方式宜采用清蒸、水煮、烩、煲、炖，口味要清淡，不要太咸，不宜添加醋、麻椒、辣椒、胡椒粉、咖喱、咖啡等刺激性的调味品，避免腌制食品，也避免放味精、鸡精和糖精。

3. 培养饮食习惯

幼儿期应开始培养宝宝良好的饮食习惯。良好的饮食习惯主要包括按时进餐和不挑食、不偏食。由于幼儿消化力较弱，胃容量较小，肝糖原贮存量较少，耐饿能力差，因此建议每日 5～6 餐，形式为"三餐两点"或"三餐三点"制。父母时间精力充裕的话，更建议采用"三餐三点"制。加餐以零食或点心的方式提供，晚饭后除进食水果或牛奶外，应逐渐养成不再进食的良好习惯，尤其睡前忌食甜食，以保证良好的睡眠，预防龋齿。

注意食物种类与色泽的搭配，培育幼儿对食物的兴趣，养成良好的饮食习惯。培养幼儿吃多样化食物的习惯，避免偏食。不要在吃饭前或吃饭时责备孩子。如果孩子进食时间超过 30min，经过多次耐心劝导还故意拖延时间，到时可直接将饭菜拿走，并且在下一次进食前，不给他吃任何食物，以保证下餐进食的顺畅。而最终孩子吃不吃或者是吃多少，让孩子自己决定，不要强迫孩子吃。

4. 饮食注意事项

（1）营造幽静、舒适的进餐环境　安静、舒适、秩序良好的进餐环境，可使幼儿专心进食。环境嘈杂，尤其是吃饭时看电视，会转移幼儿的注意力，并使其情绪兴奋或紧张，从而抑制食物中枢，影响食欲与消化。另外，在就餐时或就餐前不应责骂或打骂幼儿，因为悲伤或愤怒的情绪会影响消化液的分泌从而降低食欲。进餐时，应有固定的场所，并有适于幼儿身体特点的幼儿桌椅和餐具。

（2）注意饮食卫生　幼儿抵抗力差，容易感染，因此对幼儿的饮食卫生应特别注意。餐前、便后要洗手，不吃不洁的食物，少吃生冷的食物，瓜果应洗净才吃，动物性食物应彻底煮熟煮透。从小培养幼儿良好的卫生习惯。

（3）加餐的注意事项　不能随意给孩子加餐，否则时间长了会造成孩子对正餐没有概念，认为进食是随时随意的。另外，加餐要适量，不能过多，而且时间不能距正餐太近，以免影响正餐食欲。

（4）水果不能代替蔬菜　幼儿应该多吃蔬菜、水果。水果相较于蔬菜，由于含果糖、有机酸更多，容易被孩子接受。但是，水果不能完全代替蔬菜，因为蔬菜含糖量没有水果高，不易引起肥胖；而且蔬菜可选择的品种更多，所含营养素更全面。

（5）食物的种类和量　为了避免偏食，要让孩子多尝试不同的食物。如果孩子不吃某种食物，不要强迫孩子立刻吃，过一阵子再试试，多尝试几次就会成功。但是也要注意，食物不可过量。过量的食物很可能让孩子没有胃口，所以尽量把食物做成小份的，一份吃完后再给一份。

（6）保持口腔卫生　牙齿的好坏是影响幼儿身体健康的一项重要因素，并将关乎其一生的健康。随着生活水平的提高，越来越多的幼儿存在着很严重的口腔卫生问题，所以在幼儿的饮食方面，家长一定要做好相应的规划，让孩子进食健康的饮食，才能够更好地保持口腔卫生。幼儿一定要不吃或少吃高能量的食物，如糕点、饼干和糖果等。

5. 幼儿膳食食谱

下面以幼儿每日的平均营养需要量为基础，分别举例1～2岁和2～3岁幼儿的一日食谱，见表3-1、表3-2。

表3-1　1～2岁幼儿一日食谱举例

餐次	菜谱	食物种类及重量
早餐	母乳（或配方牛奶）	母乳（或配方牛奶）200mL
	鲜肉馄饨	猪肉糜20g,大白菜25g,豆薯5g,馄饨皮20g
早点	胡萝卜蛋饼	胡萝卜15g,面粉10g,鸡蛋20g
	水果	时令新鲜水果50g

续表

餐次	菜谱	食物种类及重量
午餐	三鲜汤	嫩豆腐10g,猪肉糜25g,鸡蛋30g,西红柿20g
	清炒丝瓜	丝瓜25g
	米饭一碗	大米30g
午点	蜜豆面包	红豆10g,面粉10g
	水果	时令新鲜水果50g
晚餐	萝卜烧肉	萝卜30g,猪瘦肉25g
	蚝油生菜	生菜30g
	米饭一碗	大米30g
晚点	水果	时令新鲜水果50g
	母乳(或配方牛奶)	母乳(或配方牛奶)200mL

表3-2　2~3岁幼儿一日食谱举例

餐次	菜谱	食物种类及重量
早餐	配方牛奶	配方牛奶200mL
	豆花	豆花60g
	小烧饼	香菇15g,猪瘦肉20g,糯米15g,面粉10g
早点	鸡蛋韭菜合子	韭菜40g,鸡蛋20g,面粉10g
	水果	时令新鲜水果60g
午餐	红烧黄鱼	小黄鱼25g
	炒青菜	青菜30g
	西红柿鸡蛋汤	西红柿30g,鸡蛋30g
	米饭一碗	大米30g
午点	枣泥包	红枣15g,面粉10g
	水果	时令新鲜水果50g
晚餐	炒绿豆芽	绿豆芽30g
	胡萝卜猪肉大包子	猪肉糜25g,胡萝卜30g,面粉30g
	餐后水果	时令新鲜水果50g
睡前	一杯奶	配方牛奶200mL

注：1. 每种食物的量不用每天追求那么精确，可以是一段时间内的平均量。

2. 每个孩子都是独特的个体，身高、体重不同，饮食和生活习惯也不相同，应该根据孩子的特点，在以上餐食安排的基础上做适当的改变，以满足孩子的营养需要。

3. 食谱中的食物重量是建议摄取量，而不是菜谱中原料的配菜重量。

4. 水果可根据个人喜好选择，切不可单一，宜多样。

5. 睡前一杯奶最好是在睡前1h饮用，不宜在饮用奶后立即睡觉。

四、婴幼儿常见营养缺乏病及其预防

1. 蛋白质缺乏型营养不良

婴幼儿喂养不当，可发生蛋白质缺乏型营养不良，从而影响婴幼儿的生长发育，甚至影响神经系统的发育。这种对神经系统的影响是永久的和不可逆的，将不同程度地影响智力的发展。轻度的营养不良较常见，多由喂养不当、膳食不合理和慢性疾病引起。最初表现为体重不增或减轻，皮下脂肪减少，逐渐消瘦，体格生长减慢，直至停顿。预防营养不良的主要方法是普及科学育儿知识，强调合理喂养、平衡饮食的重要性。保证餐桌食物品种多样，感官性状好，能引起孩子食欲。选择适合患儿消化能力和符合营养需要的食物，尽可能选择高蛋白、高能量食物，如乳制品、动物性食物（蛋、鱼、肉、禽）、豆制品及新鲜蔬菜和水果。

2. 佝偻病

佝偻病是婴幼儿时期比较常见的一种维生素 D 缺乏病。缺乏维生素 D 时，钙不能被吸收，使钙磷代谢失常，产生骨骼病变。以 3~18 个月的小儿最多见。婴幼儿发生佝偻病的主要原因有维生素 D 摄入不足、日光照射不够、生长速度快造成维生素 D 需要量增加等。佝偻病主要表现为神经精神症状，如患儿爱哭、出汗多、睡眠不安、枕秃等；骨骼改变，如方颅、出牙晚、肋缘外翻等症状。预防措施主要是添加鱼肝油，亦可饮用强化维生素 D 的牛奶，同时多晒太阳。冬天中午前后阳光充足，户外活动时应让孩子露出手、脸；夏天则应在阴凉处，避免晒伤。注意不要让孩子隔着玻璃晒太阳，因为玻璃可以阻挡紫外线。

3. 锌缺乏病

锌是人体重要营养素，参与体内数十种酶的合成，调节蛋白质、核酸和激素等的合成代谢，促进细胞分裂、生长和再生。锌对婴幼儿体格生长、智力发育和生殖功能发育都有很大的影响。婴幼儿锌缺乏多数为边缘性缺乏，主要表现为生长迟缓，食欲减退，味觉减退，血锌、发锌低于正常值。注意补充含锌丰富的食物，如牡蛎、蛤、蚌、羊肉、鸡蛋、猪肝、瘦牛肉等。

4. 缺铁性贫血

缺铁性贫血是由于体内储存铁缺乏致使血红蛋白合成减少而引起的一种低色素小细胞性贫血。患儿常表现为口唇、口腔黏膜、甲床、手掌、足底苍白等。对缺铁性贫血，最重要的是预防，尤其要做好婴幼儿的合理喂养，如婴儿应在4个月左右逐步开始添加含铁多的食物（如蛋黄、猪肝泥、肉泥、菜泥等）。婴幼儿还应该定期进行健康检查。

第二节　学龄前儿童营养

儿童从满3周岁以后到入小学前（6~7岁）这个阶段称为学龄前期，也称幼儿园年龄期。在这个阶段，儿童体格发育速度和其婴幼儿期相比较已经减慢，大脑和神经系统的发育逐渐成熟。但是和成年时期相比较，儿童的生长发育速度还是要快得多，因此需要供给其足够的能量和营养素。由于学龄前儿童的性格表现为活泼好动、好奇心强、自制力差等特点，故针对其特点，应给予正确指导，帮助儿童养成良好的饮食习惯，将为儿童形成一个良好的生活习惯奠定基础。

一、学龄前儿童的生长发育特点

1. 体重增加减慢，身高增长加快

3~6岁的儿童每年体重增加1.5~2kg，身高的增长速度比体重相对要快一些，每年增长5~8cm。

2. 咀嚼及消化能力有限

满3周岁的儿童20颗乳牙已出齐，咀嚼能力逐渐增强，但只达成人的40%，消化吸收能力仍然有限，所以不能给予成人食物，以免发生消化不良的现象。大多数孩子在5~6岁时开始换牙，也有的从4岁开始，个别孩子会推迟到7岁才换第一颗乳牙。孩子换牙的时间略早或略晚些，都属正常。

3. 视力发育的关键期

3~6岁是儿童视力发育的关键时期，是预防儿童眼病和治疗视觉异常的最佳时机。家长一定要注意孩子视力发育的情况，保护好孩子的眼睛，使孩子的视觉正常发育。如果家长在该期能及早发现孩子视觉异常，及时进行治疗，儿童的许多视力不正常情况就可以得到纠正。错过这个时期，不仅治疗困难，甚至酿成不可挽回的损失。

4. 运动协调能力日趋完善

满3岁的孩子几乎可以自如地控制自己的整个身体，跑、跳、跨等大动作技能基本掌握。在日常生活中，会自己洗脸、洗手，穿脱简单的衣服、鞋袜。能区分冬天和夏天的不同，认识两个季节所穿的衣服及特有的食物；区分不同职业，能背诵几首儿歌、唐诗、广告词及小段故事。孩子开始喜欢集体游戏，在玩的过程中，常常改变规则，创造新花样；可以模仿大人的样子，使用碗筷，做些简单的家务活，如扫地、擦桌子，但干什么活都没有耐性。在这一期间，家长应尽量给孩子创造良好的活动场所，经常带他们到儿童游乐园及较宽敞的活动场所玩耍跑跳，有意识地提高他们的运动能力。

二、学龄前儿童的营养需要

1. 能量

3~6岁儿童基础代谢耗能约为总能量消耗的60%，儿童总的能量消耗每日每千克体重为67.4~74.3kcal。活泼好动儿童的能量消耗比安静儿童可能要高出3~4倍。近年来，由于儿童基础代谢耗能和活动耗能可能降低，儿童肥胖发生率持续增加，儿童总的能量消耗估计量较以前要有所下降。

2. 蛋白质

学龄前儿童的体重每增加1kg，体内就要合成160g新的蛋白质，以满足身体细胞、组织增长的需要。因此，对学龄前儿童补充的蛋白质的质量要求较高，必需氨基酸的种类和数量需达到一定的比例。一般情况下，必需氨基酸需要量占总氨基酸需要量的36%。学龄前儿童蛋白质的RNI为30g/d，占总能量的 8%～20%。

3. 脂肪

脂肪，尤其是必需脂肪酸是儿童大脑和神经系统发育必需的营养素。脂肪摄入不足会影响儿童生长发育，尤其是大脑和神经系统发育；但脂肪摄入过多则会增加儿童肥胖风险。脂肪供能应占总能量的 20%～30%，学龄前儿童每日每千克体重需总脂肪 3～6g。亚油酸供能不应低于总能量的 4%，α-亚麻酸供能不低于总能量的 0.6%。

4. 碳水化合物

学龄前儿童每日每千克体重需碳水化合物 15～20g，占膳食总能量的 50%～65%。膳食应以富含碳水化合物的谷类为主，如大米、面条等。学龄前儿童每日需补充适量的膳食纤维，如粗麦面包、麦片粥、蔬菜、水果等。但过量的膳食纤维在肠道易膨胀，引起胃肠胀气、不适或腹泻，影响食欲和营养素的吸收。

5. 维生素

（1）维生素 A 发展中国家的居民普遍存在维生素 A 缺乏的营养问题。维生素 A 摄入充足有利于学龄前儿童的生长发育，尤其是对其骨骼生长有着非常重要的作用。《中国居民膳食营养素参考摄入量（2023版）》建议学龄前儿童维生素 A 的 RNI 男女分别为 390μgRAE/d、380μgRAE/d，多选动物肝肾、鱼肝油、奶类与蛋黄类食物。

（2）B 族维生素 儿童体内的能量代谢及其生长发育与维生素 B_1、维生素 B_2 及烟酸这三种水溶性维生素密切相关。这三种 B 族维生素在体内可协同发挥作用，如果摄入不足，缺乏病可能混合出现。维生素 B_1 亚临床缺乏可使儿童的食欲下降，影响儿童的消化功能。

（3）维生素 C 目前，典型的维生素 C 缺乏病在临床上已很难见到。维生素 C 可以增加机体的免疫功能，并具有预防慢性病的作用。维生素 C 主要存在于山楂、橘子等新鲜水果、蔬菜中。

6. 矿物质

（1）钙 由于骨骼生长的需要，学龄前儿童机体内每日平均骨骼钙的储留量为85mg。4~6岁儿童钙需要量为350~450mg/d。考虑到食物钙的平均吸收率为35%，《中国居民膳食营养素参考摄入量（2023版）》推荐4~6岁儿童钙的RNI为600mg/d，最多不能超过2000mg/d。为保证学龄前儿童钙的适宜摄入水平，每日奶的摄入量应不低于300mL/d，但也不宜超过600mL/d。

（2）碘　碘缺乏会导致儿童生长发育障碍，《中国居民膳食营养素参考摄入量（2023版）》提出学龄前儿童碘的RNI为90μg/d，最多不能超过200μg/d。含碘较高的食物主要是海产品，如海带、紫菜、海鱼、虾、贝类等。

（3）铁　儿童生长发育快，需要从膳食中补充足量的铁，每千克体重需要约1mg的铁。缺铁导致的缺铁性贫血是儿童最常见的疾病之一。铁缺乏可导致儿童行为异常，如注意力不集中、脾气急躁、容易生气等，还可导致儿童听力减弱、视力减弱，学习成绩不佳。《中国居民膳食营养素参考摄入量（2023版）》建议学龄前儿童铁的RNI为10mg/d，最多不能超过30mg/d。动物肝脏、动物全血、瘦肉是膳食铁的良好来源。

（4）锌　缺锌可导致儿童出现食欲下降、异食癖、抵抗力差等现象，并容易患感冒、肺炎等疾病。《中国居民膳食营养素参考摄入量（2023版）》建议学龄前儿童锌的RNI为5.5mg/d。富含锌的食物有海鱼、牡蛎、禽、蛋、肉等食物，而且人体对这些食物中锌的利用率也较高。

三、学龄前儿童的合理膳食

1. 食物多样，规律就餐，自主进食，培养健康饮食行为

平衡膳食、规律就餐是学龄前儿童获得全面充足的食物摄入、促进消化吸收和建立健康饮食行为的保障。随着儿童自我意识、模仿力和好奇心增强，容易出现挑食、偏食和进食不专注，需引导儿童有规律地自主、专心进餐，保持每天三次正餐和两次加餐，尽量固定进餐时间和座位，营造温馨的进餐环境。

2. 每天饮奶，足量饮水，合理选择零食

奶类是优质蛋白质和钙的最佳食物来源，应鼓励儿童每天饮

奶，建议每天饮奶量为300～500mL或相当量的奶制品。学龄前儿童新陈代谢旺盛、活动量大、出汗多，需要及时补充水分，建议每天水的总摄入量为1300～1600mL（含饮水和汤、奶等），其中饮水量为600～800mL，并以饮白水为佳，少量多次饮用。多选营养素密度高的食物如奶类、水果、蛋类和坚果等作零食，不宜选高盐、高脂、高糖食品及含糖饮料。

3. 合理烹调，少调料少油炸

从小培养儿童淡口味有助于形成终身的健康饮食行为。烹制儿童膳食时应控制食盐和食糖的用量，不加味精、鸡精及辛辣料等调味品，保持食物的原汁原味。建议多采用蒸、煮、炖，少用煎、炒的方式加工烹调食物，有利于儿童食物消化吸收、控制能量摄入过多以及淡口味的培养。

4. 参与食物选择与制作，增进对食物的认知和喜爱

家庭和托幼机构应有计划地开展食育活动，为儿童提供更多接触、观察和认识食物的机会；在保证安全前提下鼓励儿童参与食物选择和烹调加工过程，增进对食物的认知和喜爱，培养尊重和爱惜食物的意识。

5. 经常户外活动，定期体格测量，保障健康成长

积极规律的身体活动、避免久坐和充足的睡眠，有利于学龄前儿童的生长发育和预防超重肥胖、慢性病及近视。应鼓励学龄前儿童经常参加户外活动，每天至少120min。同时减少久坐行为和视屏时间，每次久坐时间不超过1h，每天累计视屏时间不超过1h，且越少越好。保证儿童充足睡眠，推荐每天总睡眠时间10～13h，其中包括1～2h午睡时间。学龄前儿童的身高、体重能直接反映其膳食营养和生长发育状况，应定期监测儿童身高、体重等体格指标，及时发现儿童营养健康问题，并做出相应的饮食和运动调整，避免营养不良和超重肥胖，保障儿童健康成长。

四、学龄前儿童每日供给食物建议

（1）以谷类食物为主食，每日需125～200g。

(2) 1个鸡蛋，100g 无骨鱼、禽肉或瘦肉，15～25g 豆制品。

(3) 每日供给 300～500mL 牛奶，最多不要超过 600mL。

(4) 每日供给 100～250g 蔬菜或水果 1～2 个。

(5) 每周进食一次猪肝或猪血，每周进食一次富含碘、锌的海产品。

下面以学龄前儿童每日的平均营养需要量为基础，举例一日食谱，见表 3-3。

表 3-3 学龄前儿童一日食谱举例

餐次	菜谱	食物种类及重量
早餐	配方牛奶	鲜牛奶或纯牛奶 200mL
	海带排骨汤	海带 50g，排骨 40g
	馒头	面粉 30g
早点	红糖糯米藕	糯米 15g，莲藕 30g
	水果	时令新鲜水果 80g
午餐	红烧肉丸	猪肉糜 30g，黑木耳 15g，莲藕 10g
	素三丝	胡萝卜 20g，莴笋 30g，甜椒 10g
	米饭	大米 40g
午点	蔬菜蛋饼	南瓜 5g，土豆 5g，鸡蛋 20g，胡萝卜 5g，菠菜 5g，豌豆苗 5g，奶酪 10g
	水果	时令新鲜水果 80g
晚餐	清蒸鲈鱼	鲈鱼 20g
	紫菜豆腐鸡蛋汤	泡发紫菜 30g，鸡蛋 30g，豆腐 25g
	清炒木耳菜	木耳菜 30g
	米饭	大米 40g
	餐后水果	时令新鲜水果 60g
睡前	一杯奶	鲜牛奶或纯牛奶 200mL

注：1. 每种食物的量不用每天追求那么精确，可以是一段时间内的平均量。

2. 每个孩子都是独特的个体，身高、体重不同，饮食和生活习惯也不相同，应该根据孩子的特点，在以上餐食安排的基础上做适当的改变，以满足孩子的营养需要。

3. 食谱中的食物重量是建议摄取量，而不是菜谱中原料的配菜重量。

4. 水果可根据个人喜好选择，切不可单一，宜多样。

5. 睡前一杯奶最好是在睡前 1h 饮用，不宜在饮用奶后立即睡觉。

第三节 学龄儿童营养

从入小学起（6～7岁）到青春期开始前这个阶段称为学龄期。此时期儿童体格生长发育仍稳步增长。到该期末，除生殖系统外，其他系统的生长发育已接近成人水平。学龄儿童的求知欲强，知识面迅速扩大，语言和思维能力进一步发展。

一、学龄儿童的生长发育特点

学龄儿童的脑发育趋向成熟，脑重量为1250～1350g，基本接近成人的脑重量。大脑皮质发展到抑制过程强于兴奋过程，表现出自我控制能力增强，睡眠时间相应减少。学龄儿童生长发育的速度仍然较快，体重每年增加2～3kg，身高每年可增长4～7cm。学龄儿童虽然生长发育速度较平稳，但体力活动增大，智力迅速发育，所需的能量和各种营养素的量相对比成人高。

在这一时期，学龄儿童的心理能力、气质和个性获得充分的培养和发展，可出现不同气质、不同性格的学龄儿童，如有的热情奔放，有的文静内向等。学龄儿童由于人际交往的日益增多，活动范围扩大，社会经验与日俱增，对客观事物的综合分析能力不断增强，促进了想象能力的发展。

二、学龄儿童的营养需要

1. 能量

学龄儿童由于要为即将到来的青春期快速生长发育储备所需的营养，其能量消耗处于正平衡状态，因此，学龄儿童对能量的需求相对或绝对高于成人。中等强度身体活动水平学龄儿童每日需要消耗的能量为6.07～9.20MJ（1450～2200kcal）。能量的来源比例分别为蛋白质10%～20%，脂肪20%～30%，碳水化合物50%～65%。

2. 蛋白质

为满足生长发育和智力发育的需要,学龄儿童每日蛋白质的需要量为35~55g。膳食蛋白质提供的能量应占膳食总能量的10%~20%。

3. 脂肪

学龄儿童脂肪的摄入量以占总能量的20%~30%为宜,其中饱和脂肪酸、多不饱和脂肪酸和单不饱和脂肪酸的比例为1:1:1。在脂肪种类的选择上要注意选择富含必需脂肪酸的植物油。

4. 碳水化合物

学龄儿童碳水化合物的摄入量以占膳食总能量的50%~65%为宜,其膳食中碳水化合物的主要来源应该是谷类和薯类,水果、蔬菜也提供一定量的碳水化合物。学龄儿童保证适量碳水化合物摄入,不仅可以避免脂肪的摄入过多,同时谷类和薯类以及水果、蔬菜摄入会增加膳食纤维的摄入量,对预防肥胖及心血管疾病都有重要意义。

5. 维生素

(1) 维生素A 学龄儿童维生素A缺乏的发生率远高于成人,可导致生长迟缓、贫血、免疫功能下降、暗适应障碍、干眼症等。动物肝脏中含有丰富的维生素A,深绿色或红黄色的蔬菜和水果富含维生素A原类胡萝卜素。

(2) 维生素B_1 由于学龄儿童平时吃精加工的谷类食物较多,故容易出现维生素B_1缺乏的现象,可导致脚气病,主要表现为神经-心血管系统损伤。维生素B_1广泛存在于动物内脏、肉类、豆类和没有加工的谷类食物中。

(3) 维生素B_2 学龄儿童紧张的学习生活,使其易发生维生素B_2缺乏病。富含维生素B_2的食物主要是奶类、蛋类、动物肝脏,谷类、蔬菜、水果含量较少。

(4) 维生素C 维生素C具有抗氧化作用,在铁的利用、胆固醇代谢以及抗体、胶原蛋白、神经递质合成等方面发挥重要作用。新鲜的蔬菜、水果是维生素 C 丰富的食物来源。

6. 矿物质

（1）钙　处于生长发育期的学龄儿童往往比成年人需要更多的钙，如果长期钙摄入不足，并常伴随蛋白质和维生素 D 的缺乏，可引起生长迟缓、骨骼结构异常、骨钙化不良，严重者出现骨骼变形。奶及其制品是钙的良好食物来源，学龄儿童应保证每日 300～500g 奶或奶制品摄入。

（2）铁　学龄儿童铁缺乏除引起贫血外，也可能降低学习能力、免疫力和抗感染能力。动物血、动物肝脏是铁的良好来源，含铁高，吸收好。豆类、黑木耳、芝麻酱中含铁也较丰富。

（3）锌　儿童缺锌会导致食欲差、味觉迟钝甚至丧失，严重时会影响生长发育，引起性发育不良及免疫功能下降。牡蛎、瘦肉、动物内脏等都是锌的良好来源，干果类和花生酱也富含锌。

（4）碘　碘缺乏可引起甲状腺肿，需注意预防。海带、紫菜、海鱼等富含碘。应坚持食用碘盐，并注意碘盐的保存和烹调方法。

三、学龄儿童的合理膳食

（1）学龄儿童应食物多样，平衡膳食；应摄入粗细搭配的多种食物，保证鱼、禽、蛋、畜、奶类及豆类等食物的供应。

（2）安排好一日三餐，早餐、午餐、晚餐的营养素供给量应该分别占全日供给量的 30%、40%、30%。重视学龄儿童的早餐营养，让儿童吃饱和吃好一日三餐，尤其是早餐，进食量应相当于一天总量的 1/3。

（3）注意饮食习惯培养，合理选择零食，天天喝奶，足量饮水，饮用清淡饮料，控制食糖摄入，禁止饮酒。

（4）不偏食节食、不暴饮暴食，保持适宜体重增长。重视户外活动。由于一些儿童进食量大而运动量少，故应调节进食量和重视户外活动以避免发胖。

（5）定期监测体格发育，保持体重适宜增长。

四、学龄儿童每日供给食物建议

（1）300~500mL 牛奶或豆浆，以提供优质蛋白质、维生素 A 及钙。

（2）1 个鸡蛋，100~150g 动物性食物（鱼、禽或瘦肉），以提供优质蛋白质、维生素 A、维生素 B_2 及铁等矿物质。

（3）150~350g 谷类和 15~25g 豆类食物。

（4）200~300g 蔬菜或 100~150g 水果，它们可以提供足够的能量和较多的 B 族维生素。

（5）植物油 10~15g，食糖<15g。

第四节 青少年营养

女孩和男孩青春发育期开始的年龄是不同的，女孩比男孩早，一般在 10 岁左右开始，17~18 岁结束；男孩一般在 12 岁前后开始，18~20 岁结束，这个阶段称为青春期。我国城市青少年青春发育开始年龄要早于农村。

一、青少年的生长发育特点

青少年在此时期体格生长突然加快，体重、身高增长幅度加大。通常体重每年增加 2~5kg，个别可达 8~10kg，所增加的体重占其成人时体重的一半；身高每年可增高 2~8cm，个别可达 10~12cm，所增加身高占其成人时身高的 15%~20%。青少年必须获得足够量的各种营养素，以满足快速生长的需要，保证体格的健壮。此时期生殖系统开始发育，第二性征逐渐明显。有研究表明，青春期前营养不足的儿童，在青春期供给充足的营养，可使其赶上正常发育的青少年，而青春期营养不良，可使青春期推迟 1~2 年。

青少年期是由儿童向成人过渡的时期。青少年从完全依赖家长和老师的帮助向独立自主地完成学习和其他活动任务，向独立地选择人生道路过渡。青少年感到自己已长大成人，这种"成人感"使青少年强烈要求自主独立,对成人过多的干涉表示反感。但是青少年完全独立是不可能的,这就形成了青少年独立意识与独立能力之间的不同步现象,在心理发展上构成了十分尖锐的矛盾。青少年能自觉地完成学习任务,但控制情感和行为的能力以及自我监督的能力还不强。青春期是一个人的个性迅速发展并趋于稳定的时期,青少年从没有形成自己的个性向形成稳定的个性过渡,青少年的兴趣、理想、性格等逐步形成明显的个性差异。

二、青少年的营养需要

1. 能量

在儿童时期,男孩和女孩对营养素需要的差别很小,从青春期开始,男孩和女孩的营养需要出现较大的差异。青春期由于生长代谢的需要和能量消耗的增加,青少年对能量的需要量也达到高峰,其膳食能量的 RNI 为男孩 2300～3300kcal/d、女孩 1950～2650kcal/d。

2. 蛋白质

青春期生长发育速度加快,组织生长需要大量的蛋白质,特别是在性成熟阶段和男孩肌肉发展过程中。因此,青少年膳食蛋白质的摄入量应占总能量的 10%～20%,每天膳食蛋白质的 RNI 男孩为 70～75g、女孩为 60g。

3. 脂类

青春期是生长发育的高峰期,对能量的需要大大增加,因此一般不过度限制青少年对膳食脂肪的摄入。但脂肪摄入量过多将增加肥胖及成年后心血管疾病、高血压和某些癌症发生的危险性,因此,青少年脂肪的摄入量以占总能量的 20%～30% 为宜,其中饱和脂肪酸、多不饱和脂肪酸和单不饱和脂肪酸的比例为 1∶1∶1。

4. 碳水化合物

青少年膳食中碳水化合物的摄入量以占总能量的 50%～

65%为宜。保证适量碳水化合物摄入，不仅可以避免脂肪的过度摄入，同时会增强膳食纤维及具有健康效用的低聚糖的摄入，对预防肥胖及心血管疾病都有重要意义。但青少年应注意避免摄入过多的纯糖食品，特别是含糖饮料。

5. 矿物质

（1）钙 青春期是生长突增高峰期，为了满足骨骼突增高峰的需要，需要补充大量的钙。青少年钙的 RNI 为 1000mg/d，每日钙的摄入量最多不能超过 2000mg/d。奶和奶制品是钙的最好食物来源。

（2）铁 贫血是青春期女孩常见的疾病，女孩在月经期间会丢失大量的铁，如不注意补充，容易出现缺铁性贫血，因此应特别注意。青春期男孩铁的 RNI 为 16mg/d，女孩为 18mg/d。动物血、动物肝脏及红肉是铁的良好来源。豆类、黑木耳、芝麻酱中含铁也较丰富。

（3）锌 缺锌会导致食欲下降，严重时引起生长迟缓、性发育不良，因此，青少年应注意通过膳食补充锌，肉类、海产品、蛋类等都是锌的良好来源。

（4）碘 碘缺乏可导致甲状腺肿，尤其是青春期甲状腺肿发病率较高，应特别注意预防。12～14 岁、15～17 岁碘的 RNI 分别为 110μg/d 和 120μg/d。

6. 维生素

（1）维生素 A 12～14 岁维生素 A 的 RNI 男孩为 780μgRAE/d、女孩为 730μgRAE/d；15～17 岁维生素 A 的 RNI 男孩为 810μgRAE/d、女孩为 670μgRAE/d。

（2）维生素 B_1 维生素 B_1 食物来源广泛，动物内脏如肝、心、肾，肉类、豆类和没有加工的粮谷类都含有丰富的维生素 B_1。12～14 岁维生素 B_1 的 RNI 男孩为 1.4mg/d、女孩为 1.2mg/d；15～17 岁维生素 B_1 的 RNI 男孩为 1.6mg/d、女孩为 1.3mg/d。

（3）维生素 B_2 青少年由于学习生活非常紧张，容易出现维生素 B_2 的缺乏。12～14 岁维生素 B_2 的 RNI 男孩为 1.4mg/d、女孩为 1.2mg/d；15～17 岁维生素 B_2 的 RNI 男孩为 1.6mg/d、女孩为 1.2mg/d。

(4) 维生素 C　12～14 岁维生素 C 的 RNI 为 95mg/d；15～17 岁维生素 C 的 RNI 为 100mg/d。新鲜蔬菜、水果富含维生素 C，是维生素 C 丰富的食物来源。

(5) 维生素 D　青少年膳食维生素 D 的 RNI 为 10μg/d，每日维生素 D 的摄入量最多不能超过 50μg。

三、青少年的合理膳食

(1) 青少年应食物多样，平衡膳食；应摄入粗细搭配的多种食物，保证鱼、禽、蛋、畜、奶类及豆类等食物的供应。青少年因能量需要量大，可根据活动量大小提供食物。

(2) 三餐规律，特别要重视早餐营养。健康早餐的选择原则为：以选择水分高、纤维素高的谷类食物为主，如全麦面包，以达到充饥、补充水分和能量的目的；再搭配蔬菜、水果及适量的肉类，以摄取足够的营养素。避免选择高能量、高脂肪、高糖或高盐的食物。

(3) 足量饮水，合理选择零食，控制油脂、精糖等纯能量食物的摄入。

(4) 鼓励参加体力活动，避免盲目节食。青少年应多参加户外活动，并控制高能量食物的摄入，保持适宜体重。另外，青少年开始注重外表及体型，要避免部分青少年盲目节食，预防厌食症的发生。厌食症以青春期少女最多见，其次为年轻女性。

四、青少年每日供给食物建议

(1) 谷类是青少年膳食中的主食，每天摄入 350～600g。

(2) 保证足量的动物性食物及豆类食物的供给，鱼、禽、肉每日供给 150～200g，1 个鸡蛋，豆类为 25～35g。

(3) 牛奶或豆浆 300～500mL/d。

(4) 保证蔬菜、水果的供给，每天蔬菜供给 300～500g，其中绿叶蔬菜不低于 300g，水果 200～350g。

(5) 食糖＜10g，烹调油 25～30g。

第五节 孕妇营养

妊娠是一个复杂的生理过程，孕妇在妊娠期间需进行一系列生理调整，以适应胎儿在体内的生长发育和本身的生理变化。妊娠分为三期，每3个月为一期。怀孕头3个月为第一期，是胚胎发育的初期，此时孕妇体重增长较慢，故所需营养与非孕时近似。第二期即第4个月起，此期孕妇体重增长迅速，母体开始贮存脂肪及部分蛋白质，此时胎儿、胎盘、羊水、子宫、乳房、血容量等都迅速增长，体重增加4～6kg。第三期为孕末3个月，体重增加5～6.5kg。整个妊娠期总体重增加约12kg。

一、孕妇的生理特点

1. 内分泌系统

人绒毛膜促性激素刺激母体黄体分泌孕酮，通过降低淋巴细胞的活力，防止母体对胎儿的排斥反应，达到安胎效果。人绒毛膜生长激素可降低母体对葡萄糖的利用并将葡萄糖转给胎儿；能促进脂肪分解，使血中游离脂肪酸增多，促进蛋白质和DNA的合成。雌激素能促进前列腺素的产生而增加子宫和胎盘之间的血流量，并可促进母体乳房发育。孕酮可维持子宫内膜和蜕膜及乳腺小叶的发育，抑制淋巴细胞活力和阻止乳腺在孕期分泌乳汁。

2. 子宫与胎盘

子宫增大，子宫的重量由未孕时的50g增加到足月妊娠时的1000g。胎盘生长，血流量增加。子宫体积由未孕时的7cm×5cm×3cm增至35cm×25cm×22cm；容量也扩大至4000～5000mL，比未孕时增加1000倍。随着子宫体积的增长，子宫内的血管也增多，子宫内的血流量比平时增加4～6倍。

3. 乳腺

妊娠期乳腺在雌激素的作用下，可增大2～3倍，为泌乳做准备。

4. 血容量及血液成分

从第 6 周开始血容量增加，比妊娠前平均增加 35%～40%，约为 1500mL。血浆容积增加较多，为 45%～50%，红细胞增加较少，为 15%～20%，出现相对贫血，即生理性贫血。白细胞从妊娠 7 周开始升高，妊娠 30 周达顶峰，主要是中性粒细胞增多。血浆总蛋白由于血液稀释，呈现下降，主要是白蛋白下降。除血脂及维生素 E 外，几乎血浆所有营养素于妊娠期降低。胎盘起着生化阀的作用，脂溶性维生素只能部分通过胎盘，因此孕妇血中的含量较高。

5. 肾脏

肾脏负担加重，肾小球滤过率和肾血浆流量均增加，并保持较高水平，但重吸收能力又没有相应增加，结果导致尿中葡萄糖、氨基酸、水溶性维生素的排出量增加。

6. 消化系统

牙龈肥厚；胃肠平滑肌张力下降，贲门括约肌松弛，消化液分泌量减少，胃排空时间延长，易出现恶心、消化不良、呕吐、反酸等妊娠反应，但对某些营养素的吸收却增强，尤其是在妊娠的后半期。

7. 体重

妊娠期母体的体重增加 11～12.5kg（约 7kg 水分、3kg 脂肪、1kg 蛋白质），妊娠早期增重较少，妊娠中期和妊娠晚期每周增重 350～400g。妊娠期体重增长包括两部分：一是妊娠的产物，如胎儿、羊水和胎盘；二是母体组织的增长，如血液和细胞外液的增加、子宫和乳腺的增大及脂肪组织的贮存。

8. 新陈代谢

妊娠第 4 个月起，胎儿生长迅速，母体的代谢也相应加快。基础代谢增加 15%～20%；母体对胰岛素的需求增加，可能导致妊娠糖尿病；蛋白质代谢呈正氮平衡，以供胎儿、子宫、乳腺生长；脂肪吸收增加，为哺乳、分娩做准备。

二、孕妇的营养需要

1. 能量

低强度身体活动水平孕妇,妊娠 4～6 个月一般每天增补能量 250kcal,妊娠 7～9 个月一般每天增补能量 400kcal。能量摄入过多可能导致新生儿超重,过少可能导致低体重出生儿。

2. 蛋白质

妊娠 4～6 个月时增加补充蛋白质 15g/d,7～9 个月时增加补充蛋白质 30g/d,即在妊娠早期每天摄入 55g 蛋白质,妊娠中期每天摄入 70g 蛋白质,妊娠后期每天摄入 85g 蛋白质。必须保证有 1/3 的蛋白质是优质蛋白质。

3. 脂类

妊娠期需要增加脂肪的摄入量,但是不要过多,以占总能量的 20%～30% 为宜。

4. 矿物质和维生素

孕妇的营养素供给量是在正常生理条件下的供给量加上妊娠期的额外需要量而得出的,包括:由于妊娠内分泌改变,引起营养素的消耗量增加;母体营养素向婴儿的转移,或婴儿生长的需要引起的增加;分娩过程造成的营养素丢失。

(1) 钙 胎儿生长需要的钙从母体得到,妊娠 3～4 个月时胎儿乳牙开始钙化,出生 3～4 个月时恒牙开始钙化(钙的来源很可能是母乳),使母体每月丢失 30g 钙(超过平时的 40%～50%)。但近期研究发现,孕期补钙并不会增加母体和胎儿的钙储留量。因此,孕期并不需要额外增加母体钙的需要量,孕妇钙的 RNI 与孕前一致,为 800mg/d。

(2) 铁 母体铁的需要量增加总量约为 1000mg,其中 350mg 满足胎儿和胎盘生长发育的需要,450mg 满足妊娠期红细胞增加的需要,其余部分以满足分娩时丢失铁。目前认为早产、低出生体重与孕早期缺铁有关,缺铁性贫血与孕妇体重增长不足有关。孕早期铁的 RNI 与孕前一致,为 18mg/d;孕中期在孕前18mg/d的基础上增加7mg/d；孕晚期增加11mg/d，达到29mg/d。

(3) 锌　锌对孕早期胎儿的器官形成极为重要，动物实验提供了大量关于母体锌摄入充足促进胎恩生长发育和预防先天性畸形的研究结果。锌还对人的分娩过程起着极为重要的作用。锌对分娩的影响主要是可增强子宫有关酶的活性，促进子宫肌收缩，帮助胎儿娩生。因此，孕妇缺锌，会增加分娩的痛苦。中国营养学会建议孕妇每日锌的摄入量由非妊娠的8.5mg增加到10.5mg，以满足胎儿生长发育的需要。所以孕妇要多进食含锌丰富的食物，如猪肝、牡蛎、蛤蜊等，特别是牡蛎，含锌高，堪称"锌元素宝库"。

(4) 碘　在妊娠的头3个月，通过纠正母亲的碘缺乏，可以预防胎儿的甲状腺功能减退和由此引起的智力发育迟缓、生长发育迟缓，即"呆小病"。孕妇碘的 RNI 为 230μg/d，可通过多食用含碘高的食物来补充，如海带、紫菜等。

(5) 叶酸　叶酸参与胸腺嘧啶核苷酸的合成以及一些氨基酸的互相转化，对于合成许多重要物质（RNA、DNA）和蛋白质起重要作用。叶酸缺乏可以导致流产、早产、死产、高危妊娠、产后出血，以及胎儿先天性神经管畸形。由于畸形发生在怀孕28天内，即神经管形成的闭合期，此时多数孕妇未意识到怀孕，因此补充叶酸应该在怀孕前1个月到怀孕后3个月。孕期叶酸的 RNI 为 600μg/d。孕期叶酸缺乏尚可引起胎盘早剥以及新生儿低出生体重。

(6) 维生素A　足量的维生素A有利于胎体的正常生长发育和维持孕妇自身的健康。早产、发育迟缓以及低出生体重可能与维生素A缺乏有关。维生素A过量可引起中毒，还有导致胎儿先天畸形的可能。所以，如果选择保健品补充维生素A时，应严格控制总量。孕早期维生素A的 RNI 为 660μg RAE/d，孕中、晚期为 730μg RAE/d。

(7) 维生素D　孕妇缺乏维生素D可导致胎儿骨骼和牙齿发育不良，并可导致新生儿手足抽搐和低钙血症及母体骨软化症的发生。但是，维生素D过多摄入可引起中毒。孕妇维生素D的 RNI 为 10μg/d。

妊娠期足够的矿物质和维生素可以保证胎儿的正常发育和生长，但也不是越多越好，切不可滥补。

三、孕妇的合理膳食

1. 妊娠呕吐严重者，可少量多餐

为减少妊娠呕吐，增加进食量，妊娠早期膳食应以清淡、易消化、口感好为主要原则。建议适当补充叶酸和维生素 B_{12} 等。

2. 自妊娠第 4 个月起，保证充足的能量和营养素

自妊娠第 4 个月起，孕妇必须增加能量和各种营养素的摄入，以满足合成代谢的需要。我国推荐膳食营养素供给量中规定孕中期能量每日增加 250kcal，蛋白质增加 15g，铁增加至 25mg，其他营养素如碘、锌、硒、维生素 A、维生素 B_1、维生素 B_2、维生素 B_{12}、维生素 C 等也相应增加。

3. 妊娠中晚期保持体重的正常增长

孕期营养低下使孕妇机体组织器官增长缓慢、营养物质贮存不良、胎儿的生长发育延缓、早产儿发生率增高。但孕妇体重增长过度、营养过剩对母亲和胎儿也不利，一则易出现巨大儿，增加难产的危险性；二则孕妇体内可能有大量水潴留，易发生糖尿病、高血压及妊娠高血压综合征。

妊娠期女性体重增长适宜范围，见表 3-4。

表 3-4　妊娠期妇女体重增长范围和妊娠中晚期每周体重增长值

妊娠前 BMI/(kg/m²)	总增重范围/kg	妊娠早期增重范围/kg	妊娠中晚期每周体重增长值及范围/kg
低体重(BMI<18.5)	11.0~16.0	0~2.0[①]	0.46(0.37~0.56)[②]
正常体重(18.5≤BMI<24.0)	8.0~14.0	0~2.0	0.37(0.26~0.48)
超重(24.0≤BMI<28.0)	7.0~11.0	0~2.0	0.30(0.22~0.37)
肥胖(BMI≥28.0)	5.0~9.0	0~2.0	0.22(0.15~0.30)

① 表示孕早期增重。
② 括号内数据为推荐范围。
资料来源：中国营养学会团体标准《中国妇女妊娠期体重监测与评价》。

4. 增加鱼、肉、蛋、奶、海产品、蔬菜、水果的摄入

膳食中应增加鱼、肉、蛋等富含优质蛋白质的动物性食物，含钙丰富的奶类食物，含矿物质和维生素丰富的蔬菜、水果等。蔬菜、水果还富含膳食纤维，可促进肠蠕动，防止孕妇便秘。孕妇应以正常妊娠体重增长的规律合理调整膳食，并要做有益的体力活动。

四、孕妇每日供给食物建议

中国营养学会制定的《中国居民膳食指南》（2022 版），建议妇女备孕和孕期的一日食物推荐量见表 3-5。

表 3-5　妇女备孕和孕期一日食物推荐量（低至中强度身体活动水平）

食物种类	建议量		
	备孕/孕早期	孕中期	孕晚期
粮谷类[①]/g	200～250	200～250	225～275
薯类/g	50	75	75
蔬菜类[②]/g	300～500	400～500	400～500
水果类/g	200～300	200～300	200～350
鱼、禽、蛋、肉（含动物内脏）/g	130～180	150～200	175～225
奶类/g	300	300～500	300～500
大豆[③]/g	15	20	20
坚果/g	10	10	10
烹调用油/g	25	25	25
食盐/g	5	5	5
饮水量/mL	1500/1700	1700	1700

① 全谷物和杂豆不少于 1/3。
② 新鲜绿叶蔬菜或红黄色蔬菜占 2/3 以上。
③ 大豆为干豆的重量。

五、妊娠期营养不良的影响

（一）对母体的影响

1. 营养性贫血

营养性贫血包括缺铁性贫血和巨幼细胞贫血。妊娠期妇女贫血患病率以妊娠末期患病率最高。缺铁是造成贫血最常见的原因，孕妇缺铁的原因主要有两个：一是随孕周增加，血液容量增

加,血液相对稀释;二是胎儿在母体内生长发育对铁的需要量增加,母亲铁营养相对不足,而致贫血。轻度贫血对孕妇影响不大。重度贫血易诱发妊娠高血压综合征,还可降低孕产妇抵抗力,易并发产褥感染,甚至危及生命。轻度缺铁性贫血可通过改善饮食,多吃富含铁的食物来治疗。动物性食物如动物肝脏、血豆腐及肉类中铁的含量高、吸收好。对于中度以上贫血,口服铁剂治疗也是十分必要的。孕期贫血除服铁剂以外,还需服用小剂量的叶酸(每日 400μg)。孕妇服用小剂量叶酸不仅有利于预防贫血,还有利于预防胎儿先天性神经管畸形。

2. 骨软化症

孕妇骨软化主要是因为膳食中缺乏维生素 D 和钙。为了满足胎儿生长发育所需要的钙,机体必须动用母体骨骼中的钙,结果使母体骨钙不足。哺乳期妇女也可发生此病。其症状是髋关节和背部疼痛,严重的可出现骨盆和脊柱畸形,易发生骨折,并可导致难产。此外,妇女生育年龄多集中在 25～32 岁,该时期正值骨密度峰值形成期,妊娠期若钙摄入量低,可能对母体骨密度造成影响,而且这种影响是永久性的。

3. 营养不良性水肿

孕期营养不良性水肿,主要是由蛋白质严重缺乏而引起的,常发生于贫困地区。蛋白质缺乏轻者仅出现下肢水肿,严重者可出现全身水肿。此外,维生素 B_1 严重缺乏者亦可引起水肿。

4. 妊娠合并症

妊娠合并症与妊娠期营养有关。孕妇营养不良(如贫血、低蛋白血症、缺钙)以及 $BMI>24kg/m^2$ 均是妊娠高血压综合征的易患因素。

(二) 对胎儿发育的影响

1. 胎儿生长发育迟缓

妊娠期,尤其是中、晚期的能量、蛋白质和其他营养素摄入不足,易使胎儿生长发育迟缓,产出低出生体重儿。而胎儿生长发育迟缓与成年期的许多慢性病有关，如心脑血管疾病、高脂血症、糖尿病等。

2. 先天性畸形

妊娠早期妇女因某些微量元素、维生素摄入不足或摄入过量，常可导致各种各样的先天畸形儿。例如叶酸缺乏可能导致神经管畸形，主要表现为无脑儿和脊柱裂；维生素A缺乏或过多可能导致无眼、小头等先天畸形。

3. 脑发育受损

胎儿脑细胞数的快速增殖期是从妊娠后期至出生后1年左右，随后脑细胞数量不再增加而只是细胞体积增大。因此，妊娠期的营养状况，尤其是妊娠后期母体蛋白质、叶酸、碘、DHA和能量的摄入量是否充足，直接关系到胎儿的脑发育，影响智力发育。

4. 低出生体重及围生期新生儿死亡率增高

低出生体重是指新生儿出生体重小于2500g。低出生体重儿围生期死亡率为正常婴儿的4～6倍，不仅影响婴幼儿期的生长发育，还可影响儿童期和青春期的体能与智力发育。低出生体重与成年后慢性病（如心血管疾病、糖尿病等）的发生率增加有关。

5. 巨大儿

巨大儿是指出生体重大于4000g的新生儿。巨大儿发生率在我国呈逐渐上升趋势，有些地区已达8%左右。有研究表明妊娠后期血糖升高可引起巨大儿。妊娠期妇女盲目进食或进补，可能造成能量与某些营养素摄入过多，妊娠期增重过多，也可导致胎儿生长过度。巨大儿不仅在分娩中易造成产伤，给分娩带来困难，还与婴儿成年后慢性病（如肥胖、高血压和糖尿病）的发生密切相关。

第六节　哺乳期女性营养

一、影响乳汁分泌的因素

胎儿娩出后，产妇便进入以自身乳汁哺育婴儿的哺乳期。影响乳汁分泌的主要因素包括内分泌因素、哺乳期母亲的营养状况、哺乳期母亲的情绪状态等。

1. 内分泌因素

妊娠期间乳房较正常增大 2～3 倍，一旦分娩，乳汁的分泌受两个反射控制。一为泌乳反射，当婴儿开始吸吮乳头时，刺激垂体产生催乳素引起乳腺腺胞分泌乳汁，并存积于乳腺导管内。二为喷乳反射，婴儿吸吮乳头时，刺激垂体产生催产素，引起腺泡周围的肌肉收缩，促使乳汁沿乳腺导管流向乳头。催产素还作用于子宫，引起子宫肌肉收缩，从而可帮助停止产后出血，促进子宫恢复。

2. 营养对泌乳量的影响

（1）初乳　产后第一周分泌的乳汁为初乳，呈淡黄色，质地黏稠。初乳蛋白质含量高，约为 10%，而成熟乳为 1%。初乳中含有较多的分泌型免疫球蛋白、乳铁蛋白、白细胞、溶菌因子等免疫物质，而且还含有较多的维生素 A、锌、铜，而脂肪和乳糖含量较成熟乳少。产后第一天的泌乳量约为 50mL，第二天约分泌 100mL，到第 1 周结束逐渐增加到 500mL/d 左右。

（2）过渡乳　产后第二周分泌的乳汁称为过渡乳，乳汁量为 500mL/d 左右。过渡乳中乳糖和脂肪含量逐渐增多，而蛋白质含量有所下降。

（3）成熟乳　第二周以后分泌的乳汁为成熟乳，呈白色，富含蛋白质、乳糖、脂肪等多种营养素。泌乳量少是母亲营养不良的一个指征。正常情况下，产后 3 个月每日泌乳量为 700～800mL。通常根据婴儿体重的增长率作为奶量是否足够的较好指标。

乳母的营养状况好坏将直接影响乳汁的营养素含量，从而影响婴儿健康状况。

二、哺乳对母亲健康的影响

1. 促进身体恢复，预防肥胖

由于哺乳过程中婴儿对乳头的不断吸吮，刺激母体催产素的分泌而引起子宫收缩，有助于促进子宫恢复到孕前状态。另外，乳母在哺乳期分泌乳汁要消耗大量的能量，这将促使孕期所储存的脂肪被消耗，有利于乳母体重尽快复原，预防产后肥胖。

2. 预防乳腺疾病

哺乳可以促进母体乳房中乳汁的排空，避免发生乳房肿胀和乳腺炎。大量研究结果还表明，哺乳可降低乳母以后发生乳腺癌和卵巢癌的危险性。

3. 延长恢复排卵的时间间隔，可以有效避孕

哺乳能够延长分娩后至恢复排卵的时间间隔，延迟生育。婴儿吸吮乳汁的过程抑制了下丘脑促性腺激素释放激素的规律性释放，而促性腺激素释放激素对垂体黄体生成素的规律释放是必需的。黄体生成素对卵泡的成熟以及排卵是必需的。

4. 预防骨质疏松症

按每天泌乳 750mL 计算，持续 6 个月哺乳的妇女乳汁中的钙丢失量约为 50g，约占母体全身总钙量的 5%。虽有研究表明哺乳期间母体钙的吸收率可能有所增加，但仍有约 30g 钙通过乳汁从乳母转运至婴儿，因此重新构建乳母的钙储存，对于降低乳母患骨质疏松症的危险性具有潜在意义。

三、哺乳期女性的营养需要

1. 能量

乳母的产乳效率约为 80%，即摄入 418.4kJ（100kcal）能量可分泌相当于 334.7kJ（80kcal）的乳汁。乳母每日分泌的乳汁约含能量 2384.9kJ（570kcal），则需摄入 2979.1kJ（712kcal）的能量。虽然孕期储存了一些脂肪，可用于补充部分能量，但由于哺育婴儿的操劳及乳母基础代谢率稍高，以及乳腺泌乳活动所需能量，我国建议乳母每日应多摄入能量 1.67MJ（400kcal）。

2. 蛋白质

乳母在分泌乳汁过程中，体内氮代谢加速，故需增加蛋白质的摄入量。全日乳中含蛋白质约 12.8g，如以产乳效率 80% 计

算，则需 16g 蛋白质。因膳食蛋白质的利用有一定的差异，有些食物蛋白质利用率较低，再加上 30% 的安全系数，则需 20.8g 蛋白质。考虑到乳母个体的差异，建议乳母蛋白质 RNI 在非孕妇女基础上每日增加 25g。

3. 脂肪

脂类与婴儿脑发育有关，尤其是类脂质对中枢神经系统的发育特别重要。人乳中脂肪含量变化较大，婴儿吮乳活动可使乳中脂肪含量增加。哺乳后，乳中脂肪量为哺乳前的 3 倍。但膳食中的能量、蛋白质、脂肪的高低可影响乳中脂肪的含量。如乳母摄入不饱和脂肪酸较多，其乳中含量也增加。我国建议乳母脂肪的供给量，应使其所提供的能量达到膳食总能量的 20%~30%，并要考虑到必需脂肪酸的含量要适宜。

4. 矿物质

乳母需要充足的钙以满足其本身及乳汁钙含量的需要，乳汁中钙的含量一般较稳定。如乳母食物中钙不足或不能有效吸收，乳母体内的钙将移出，以稳定乳汁中的钙，但此时体内出现钙的负平衡，这种情况延续下去可发生骨软化症。我国建议乳母钙的 RNI 为 800mg/d。乳汁中铁的含量约为 $50\mu g/dL$，每日由乳汁消耗的铁量为 0.4mg，而铁的吸收率为 10%，则每天需多供给 4mg，乳母铁的 RNI 为 24mg/d。乳汁中碘的含量为 $4\sim9\mu g/dL$，高于母体血浆的浓度，这可能与婴儿的生理需要量有关，乳母碘的 RNI 为 $240\mu g/d$。另外，乳母锌、硒的 RNI 分别为 13mg/d 和 $78\mu g/d$。

5. 维生素

乳汁中维生素 A 的含量约为 $61\mu g/dL$，比较稳定，因此我国建议乳母维生素 A 的 RNI 为 $1260\mu g RAE/d$。乳母在正常膳食条件下，乳汁中维生素 C 的含量约为 5.2mg/dL，如蔬菜、水果摄入不足，乳汁中维生素 C 则明显降低，我国建议乳母维生素 C 的 RNI 为 150mg/d。另外，乳母也要注意摄入含维生素 E、维生素 B_1、维生素 B_2、维生素 B_6、维生素 B_{12}、烟酸、叶酸丰富的食物。

四、哺乳期女性的合理膳食

乳母的平衡营养有利于母体自身健康的恢复,也有利于保证乳母有充足的乳汁喂养婴儿。乳母每天分泌 700~800mL 的乳汁来喂养婴儿,当营养供应不足时,即会破坏本身的组织来满足婴儿对乳汁的需要,所以为了保护母亲和分泌乳汁的需要,必须供给乳母充足的营养,饮食必须做到营养均衡而且充足。

1. 产褥期膳食

产褥期是指从胎儿、胎盘娩出至产妇全身器官(除乳腺)恢复或接近正常未孕状态的一段时间,一般为 6 周。由于分娩时体力消耗大,产后身体内各器官要恢复,产妇的消化能力减弱,又要分泌乳汁供新生儿生长,所以饮食营养非常重要。产后 1 个小时可让产妇进流质饮食或清淡半流质饮食,以后可进普通饮食。食物应富有营养以及保证足够的能量和水分。应多进食蛋白质含量高的食物和多吃汤汁食物,并适当补充维生素和铁剂。食物要多样化,富于营养,容易消化,不能过于油腻,不宜过量。尤其产后的最初几天内,要多吃高能量、高蛋白、高维生素的食物,多饮水及汤类,促进乳汁分泌。

2. 乳母的合理膳食原则

(1) 保证供给充足的能量　注意膳食搭配,食物多样且数量相应增加,以保证摄入足够的能量。

(2) 增加鱼、肉、蛋、奶、海产品的摄入　乳母可多食用些鱼、肉、蛋、奶等食物来补充蛋白质。牡蛎富含锌,海带、紫菜富含碘,乳母多吃些海产品对婴儿的生长发育有益。

(3) 增加水溶性及脂溶性维生素的摄入　维生素 A 能促进婴儿骨组织的生长发育,缺乏时可引起小儿夜盲症,维生素 A 富含于动物的肝脏、蛋黄、胡萝卜等食物中;维生素 B_1 和维生素 B_2 是人体细胞运行必不可少的营养素,会影响到婴儿的生长发育,主要存在于猪瘦肉、牛瘦肉、鱼类等食物中;维生素 C 能促进婴儿的骨骼发育,缺乏时婴儿会出现全身出血症状,宜多吃新鲜的水果和蔬菜,不仅能够补充足够的维生素 C,还可以防止哺乳期女性便秘。需要注意的是因为水溶性维生素不能在体内储存，所以每天都要在饮食上给予补充。只要在饮食上注意均衡补充维生素，则不必再服用维生素类保健品。

（4）注意钙的摄入　哺乳期的母亲一定要保证在其饮食中含有大量的营养成分，婴儿可以通过母乳摄取这些营养。母乳中含有大量的钙质，能使婴儿的骨骼迅速成长。如果母亲摄取的钙质太少，母乳中的钙就得从其骨骼中获得。婴儿从母亲乳汁中摄取了多少钙，母亲就应该从牛奶中获取多少，而且还要多获取一些，以满足自身的需要。钙能促进婴儿骨骼和牙齿的形成，母乳喂养能够满足婴儿对钙质的需要，但母体内的钙质容易流失，引起母体缺钙。所以建议哺乳期女性每天可以每天喝两杯牛奶，还可吃一些绿叶蔬菜、酸奶酪、瘦肉、鱼虾等。

（5）增加铁、镁的摄入　缺铁容易引起贫血，而哺乳期女性在生产时已大量失血，现还需保证母乳中铁的含量，所以更应补充铁质。豆类和干果类中的铁质很容易被人体吸收，可适量多吃核桃、干杏仁、大豆、豆腐等；缺镁会引起女性精神不振、肌肉无力等，还可引起婴儿发生惊厥，所以哺乳期女性宜适量多吃含镁的食物，如小米、燕麦、大麦、小麦和豆类等。

（6）增加必需脂肪酸的摄入　哺乳期是婴儿脑部发育的关键期，必需脂肪酸能促进婴儿的脑部发育。植物油和鱼类中都含有大量的脂肪酸，海鱼脂肪富含 DHA。此外，大豆、核桃等食物中的必需脂肪酸含量也很高。所以乳母在日常饮食中，应多吃核桃、大豆、鱼类等食物。

（7）增加水分的摄入　因为喂哺母乳会使母体每天流失约 1000mL 的水分，水分不足会使母乳的量减少。每天宜饮用 6～8 杯水（每杯约 240mL），以满足母乳供应及自身的需求。限制浓茶和咖啡。

（8）保证充足睡眠，增加身体活动。

五、哺乳期女性每日供给食物建议

（1）300～350g 谷类，可相对多选用面食，因为面食有催乳的作用。

(2) 25g豆类及豆制品，主要为大豆类；10g坚果。
(3) 150~200g肉、禽、鱼等动物性食物，1个鸡蛋。
(4) 300~500mL鲜奶，也可以一定量的酸奶代替。
(5) 400~500g蔬菜及200~400g水果。
(6) 25~30g植物油。

下面以身高160cm，体重60kg的哺乳期女性为例，举例一日食谱，见表3-6。

表3-6 哺乳期女性一日食谱举例

餐次	食物名称	食物配料及重量
早餐	牛奶	牛奶300mL
	馒头	面粉100g
	鸡蛋	鸡蛋50g
早点	西瓜	西瓜150g
	玉米糊	糯米粉10g，玉米面10g
午餐	米饭	大米130g
	清蒸鲈鱼	鲈鱼100g
	爆炒三丝	洋葱50g，酱干50g，瘦肉丝20g
	油淋空心菜	空心菜100g
	清炒平菇	平菇100g
午点	红豆汤	红豆20g，白糖10g
晚餐	米饭	大米100g
	虾仁炒青豆	虾仁20g，青豆30g
	红烧茄子	茄子50g
	宫保鸡丁	鸡肉50g，花生20g，莴苣50g
	凉拌黄瓜	黄瓜100g
晚点	酒糟汤圆	酒糟50g，糯米50g
	苹果	苹果200g
睡前	牛奶	牛奶200mL

第七节 老年人营养

在人类的生命过程中，40岁以前是发育、成熟时期，身体和精力都日渐旺盛；40~50岁身体的形象与功能逐渐老化；60

岁以后衰老现象更为明显，身体各器官的功能以及精神状态都急剧改变。世界卫生组织对老年人的年龄划分有两个标准，在发达国家65岁及以上定义为老年人，而在发展中国家60岁及以上定义为老年人。我国划分老年期标准：60～89岁为老年期，90以上为长寿期。世界各国普遍认为60岁以上人口占10%或65岁以上占7%为老年型社会。按2002年的统计，中国60岁以上的老年人已占总人口的10%以上，可以认为中国已进入老龄化社会。2022年，我国65岁及以上人口比重达到12.6%，人口老龄化程度持续加深。

人们很关注加强老年保健、延缓衰老进程和防治各种老年常见病，老年营养是其中至关重要的一部分，合理的营养有助于延缓衰老，而营养不良或营养过剩、紊乱则有可能加快衰老的速度。

一、老年人的生理特点

随着年龄增加，老年人器官功能可出现不同程度的衰退。

(1) 细胞数量下降，主要表现为肌肉组织的重量减少，出现肌肉萎缩。脂肪组织相对增加。

(2) 身体水分减少，细胞内液减少，影响体温调节，降低老年人对环境温度改变的适应能力。

(3) 骨组织矿物质和骨基质均减少，骨密度降低，骨强度下降。据报道，30～35岁骨密度到达峰值，随后逐渐下降，70岁时可减低20%～30%。妇女在绝经期后，因为雌激素分泌不足，骨质很快减低，10年内骨密度可减少10%～15%，易出现骨质疏松症，可能导致骨折。

(4) 基础代谢降低，基础代谢比中年人降低15%～20%，60岁时比青少年减低20%，70岁时减少30%。

(5) 合成代谢降低，分解代谢增高，合成与分解代谢失去平衡。

(6) 因牙齿脱落而影响对食物的咀嚼和消化。消化液、消化酶及胃酸分泌减少，胃肠扩张和蠕动能力减弱，易发生便秘。感觉功能减退，味觉、嗅觉、视觉等感觉都减退，食欲减退。

(7) 心率减慢，心输出量减少，血管逐渐硬化，血管壁的弹性减低，造成外周阻力增大，血压升高，高血压病患病率随年龄增加而升高。

(8) 脑、肾和肝脏功能及代谢能力均随年龄增加而有不同程度的降低。

(9) 葡萄糖耐量随着年龄的增高而下降。胰岛素分泌能力减弱，组织对胰岛素的反应能力降低。

二、老年人的营养需要

1. 能量

老年人基础代谢降低，体力活动减少，能量摄入量也相应减少。50岁以后比青年人减少10%，60岁以后减少20%，70岁以后减少25%，每日能量摄入1500～2300kcal即可满足机体需要。平时有体力劳动的或参加体育活动的应该适当增加能量的摄入量。

2. 蛋白质

老年人的分解代谢大于合成代谢，蛋白质的合成能力差，对蛋白质消化、吸收的能力减弱，蛋白质的实际摄入量是不足的。老年人摄取的蛋白质应该满足质优、足量，每日摄入量以每千克体重1.0～1.2g为宜，优质蛋白质应占总蛋白质摄入量的50%。老年人的肝肾功能降低，过多的蛋白质可能增加肝肾的负担，故没必要摄入过多蛋白质。应该选择生物利用率高的优质蛋白质，每日需要蛋、奶、鱼、肉等动物性食物。鱼类是老年人动物性蛋白质的最好来源之一，氨基酸模式较好，生物学价值高，营养全面。大豆及其制品也是老年人最佳的选择之一，大豆类及其制品品种很多，可选择性很大，也比较容易消化。但是患痛风的老年人不宜选用豆类及其制品。

3. 脂类

脂肪在全日总能量中的百分比宜为20%～30%。我国人民习惯使用植物油作为烹调油，必需脂肪酸可以从中达到要求。饱和脂肪酸不宜多于总能量的10%。鱼类，尤以海洋鱼类含有多种脂类，适合老年人的脂肪需要，同时也可以提供优良的蛋白质。老年人每日食物中的胆固醇含量不宜多于300mg。要控制含胆固醇多的食物的摄入，如动物内脏、动物脂肪、鱼卵、奶油等。

4. 碳水化合物

老年人摄入的碳水化合物应占膳食总能量的50%～65%。建议以淀粉类为主食，多选择粗杂粮，不宜用蔗糖等简单的糖类。果糖易被吸收利用，但是果糖转变为脂肪的能力小于葡萄糖，故老年人宜多吃水果、蜂蜜等含果糖较多的食物。老年人还应该多吃蔬菜、水果，增加膳食纤维的摄入，有利于增强肠蠕动，防止便秘。

5. 矿物质

（1）钙　老年人对钙的吸收利用率一般在20%左右，钙摄入不足使老年人出现钙的负平衡，以致发生骨质疏松症，尤其是老年女性。老年人钙的RNI为800mg/d，钙的补充不宜过多，每日摄入钙的总量不应超过2000mg。应以食物钙为主，牛奶及奶制品是最好的钙来源，其次为大豆及豆制品、海带、虾皮等。

（2）铁　老年人对铁的吸收利用能力下降，造血功能减退，血红蛋白含量减少，易出现缺铁性贫血。老年人铁的RNI男性为12mg/d，女性为10mg/d。血红素铁吸收率在20%左右，大大高于植物中铁的吸收率，应选择血红素铁含量高的食物（如动物肝脏等），同时还应多食用富含维生素C的蔬菜、水果，以利于铁的吸收。

（3）维生素

① 维生素A　老年人容易出现维生素A缺乏。胡萝卜素是我国居民膳食维生素A的主要来源，应注意多食用红、黄、绿色蔬菜和水果。

② 维生素D　老年人户外活动减少，由皮肤形成的维生素D量降低，而且由肝、肾转化为活性$1,25\text{-}(OH)_2\text{-}D_3$的能力下降，易出现维生素D缺乏而影响钙、磷吸收及骨骼矿化，出现骨质疏松症。老年人维生素D的RNI为15μg/d。

③ 维生素E　老年人维生素E的AI为14mg α-TE/d。每摄入1g多不饱和脂肪酸，应摄入0.6mg的维生素E。

④ 维生素B_1、维生素B_2　老年人对维生素B_1、维生素B_2利用率降低，老年人维生素B_1、维生素B_2的RNI男性均为1.4mg/d，女性均为1.2mg/d。

⑤ 维生素C　维生素C可促进胶原蛋白的合成，保持毛细

血管的弹性，减少脆性，防止老年人血管硬化，并可降低胆固醇、增强免疫力、抗氧化，因此老年人应摄入充足的维生素 C，老年人维生素 C 的 RNI 为 100mg/d。

三、老年人的合理膳食

1. 饮食多样化，鼓励多种方式进食

食物要粗细搭配，保证一定量的粗粮、杂粮摄入，且制作宜细软。粗粮、杂粮比精粮含有更多的维生素、矿物质和膳食纤维。吃多种多样的食物才能利用食物营养素互补的作用，达到全面营养的目的。鼓励老年人和家人一起进食、力所能及地参与食物的制作，有助于增进食欲和进食量。

2. 选择细软易消化、能量和营养素密度高的食物，以利于吸收利用

不要因为牙齿不好而减少或拒绝食用蔬菜和水果，可以将蔬菜切细、煮软以及将水果切细，使之容易咀嚼和消化。膳食纤维能增加肠蠕动，起到预防老年性便秘的作用。膳食纤维还能改善肠道菌群，使食物容易被消化吸收。

3. 每天饮用牛奶或食用奶制品

牛奶及其制品是钙的最好食物来源，摄入充足的奶类有利于预防骨质疏松症和骨折。虽然豆浆含钙量较多，但远不及牛奶，因此不能以豆浆代替牛奶。

4. 吃大豆或其制品

大豆不但含蛋白质丰富，而且含丰富的生物活性物质大豆异黄酮和大豆皂苷，可抑制体内脂质过氧化，减少骨丢失，增加冠状动脉和脑血流量，预防和治疗心脑血管疾病和骨质疏松症。

5. 适量食用动物性食物

禽肉和鱼类脂肪含量较低，较易消化，适合老年人食用。

6. 饮食宜清淡、少盐

选择用油少的烹调方式如蒸、煮、炖，避免摄入过多的脂肪，以免导致肥胖。少用各种含钠高的酱料，避免过多的钠摄入引起高血压。

第四章 临床营养

第一节 医院膳食

医院膳食种类可分为基本膳食、治疗膳食、特殊治疗膳食、儿科膳食、诊断和代谢膳食等。

一、基本膳食

基本膳食主要包括普食、软食、半流质饮食、全流质饮食。

1. 普食

(1) 适用对象

① 体温正常、咀嚼和吞咽功能正常、消化功能正常者。

② 恢复期患者。

③ 在治疗上对膳食无特殊要求的患者。

④ 内、外、妇产、五官等科患者均可使用。

(2) 膳食特点

① 接近正常人饮食。

② 每日供应早、中、晚三餐。

③ 每餐之间间隔4~6h。

(3) 配膳原则和要求

① 总能量：8786~10042kJ/d（2100~2400kcal/d）。

② 分配比例：蛋白质12%~14%，脂肪25%~30%，碳水化合物50%~65%。

③ 总能量为 8786kJ/d（2100kcal/d）时：蛋白质 65～75g，脂肪 60～70g，碳水化合物 275～350g。

④ 蔬菜每日不少于 300g，其中黄绿色蔬菜＞50%。

⑤ 以均衡营养和接近正常膳食为原则。

⑥ 每日提供的能量、蛋白质和其他主要营养素应该达到或者接近我国成人轻体力活动的参考摄入量。

⑦ 每日供给的食物中应包括谷类、蔬菜、鱼肉、蛋类、奶类、肉禽类、豆类及适量的脂肪和少量调味品。

⑧ 食物烹调应科学合理，尽量减少营养素的流失，应清淡、多样化，注意色、香、味。

2. 软食

（1）适用对象

① 咀嚼或吞咽不利者。

② 小儿、老年人。

③ 低热、食欲缺乏、胃肠功能减弱者。

④ 手术恢复期患者。

（2）膳食特点

① 质软、易咀嚼、易消化。

② 为半流质饮食到普食的过渡膳食。

③ 每日供应 3～5 餐。

（3）配膳原则和要求

① 基本同普食。

② 食物加工和烹调时要细、软、烂，不选粗纤维多的蔬菜，应清淡、少盐。

③ 主食以发酵类面食为主。

④ 长期食用软食的患者因蔬菜切碎、煮软过程中水溶性维生素和矿物质损失较多，应注意适当补充。

3. 半流质饮食

（1）适用对象

① 食欲差、咀嚼及吞咽不便者。

② 发热、胃肠道炎性疾病、手术后恢复期者。

(2) 膳食特点

① 比较稀软、易咀嚼吞咽、易消化。

② 为全流质饮食到软食或普食的过渡膳食。

(3) 配膳原则和要求

① 总能量：6694kJ/d（1600kcal/d）左右。

② 分配比例：蛋白质12%～15%，脂肪20%～25%，碳水化合物60%～65%。

③ 具体数量：每日供给蛋白质50～60g，脂肪40～50g，碳水化合物250g。

④ 每日供给5～6餐（两餐间加餐）：早餐约25%，午餐约35%，晚餐约30%，加餐5%。

⑤ 各种食物应细、碎、软，易咀嚼、易吞咽。

⑥ 食物应为少粗纤维、无刺激性的半固体。

⑦ 加餐食物的总容量为300mL左右。

⑧ 腹部手术后禁食胀气食物，如牛奶、甜食、豆类等。

⑨ 儿科、妇产科患者按其普食特点配餐，原则为平衡膳食、能量和营养成分基本同普食。

4. 全流质饮食

(1) 适用对象

① 高热、食欲差者，咀嚼、吞咽极度困难者。

② 急性炎性胃肠疾病、急性腹泻、恶心、呕吐者。

③ 体质重度虚弱者。

④ 大手术后的第一次进食者。

(2) 膳食特点

① 为液体状食物或在口腔可融化为液体的食物。

② 能量低，必需营养素不足，只能短期（1～2天）使用。

(3) 配膳原则和要求

① 所用食物皆需制成液体或进口即能融化成液体。

② 营养成分：蛋白质20%～30%，脂肪30%，碳水化合物30%；总能量4079kJ/d（975kcal/d）左右。

③ 每日供应6～7餐，每次容量250mL左右。

④ 避免过咸或过甜，甜咸要间隔食用。

⑤ 根据病情不同，适当调整流质内容（如腹部手术后避免食用胀气的食物，口腔手术后食用厚流质，咽喉部手术后食用冷流质，胰腺炎患者用无油清流质等）。

二、治疗膳食

1. 高蛋白膳食

（1）适用对象

① 各种原因引起的营养不良、贫血和低蛋白血症患者。

② 代谢亢进性疾病和慢性消耗性疾病（如甲状腺功能亢进症、烧伤、结核病、神经性厌食、抑郁症、肿瘤等）患者。

③ 重度感染性疾病（如肺炎、伤寒、重度创伤、脓毒血症等）患者。

④ 大手术前后者。

（2）配膳原则和要求

① 在能量供给充足的基础上，增加膳食中的蛋白质量（在总能量的20%左右），每日总量90～120g，优质蛋白质（蛋、奶、鱼、肉）占1/2～2/3。

② 食欲良好的患者在正餐中增加优质蛋白质；食欲差的患者采用含40%～90%蛋白质的高蛋白配方制剂（如酪蛋白、乳清蛋白、大豆分离蛋白等）。

③ 原则上一日三餐，食欲差者、儿童、老年人可增加餐次。

④ 适当增加含钙丰富的食物。

⑤ 食物选择应多样化，制作应清淡，并注意色、香、味。

⑥ 能量估算与实际需要以及患者的接受程度有一定差距，应合理调整。

2. 低蛋白膳食

（1）适用对象

① 肾脏疾病患者。

② 肝脏疾病患者。

（2）膳食特点

① 控制膳食中的蛋白质含量，减轻肝、肾负担。

② 在①的基础上，提供充足的能量、优质蛋白质和其他营养素，改善营养。

③ 根据患者的肾功能损伤情况，控制蛋白质的摄入量，一般每日蛋白质总量在 20~40g。

(3) 配膳原则和要求

① 能量供给充足，碳水化合物不低于 55%，必要时可采用纯淀粉食品及水果增加能量。

② 肾功能不全者在蛋白质建议范围内选用优质蛋白质，如鸡蛋、牛奶、瘦肉、鱼虾。

③ 肝功能衰竭患者应选用高支链氨基酸、低芳香族氨基酸等以豆类蛋白为主的食物（避免肉类蛋白质）。

④ 维生素、矿物质等营养素应充分供给。

⑤ 增加膳食纤维摄入量，以减少氨类吸收或增加排出。

⑥ 观察指标：肝、肾功能。

⑦ 注意对厨师、患者及家属的指导。

3. 低盐饮食

(1) 适用对象

① 高血压患者。

② 心力衰竭者。

③ 急性肾炎患者。

④ 妊娠毒血症患者。

⑤ 各种原因引起的水肿患者。

(2) 膳食特点　通过调整膳食中的钠盐摄入量来纠正患者体内水、钠潴留以维持机体水、电解质的平衡。

(3) 配膳原则和要求

① 食盐量以克（g）为单位计算，每日 1~4g。

② 根据具体情况确定每日膳食中的具体食盐量。如水肿明显者食盐量为每日 1g，一般高血压患者每日 4g。

③ 低盐膳食的用盐量在食物准备和烹调前应用天平称量后加入。

④ 已明确含盐量的食物先计算后称重配制，其他营养素按正常需要配制。

4. 无盐膳食

（1）适用对象　处于重症期的低盐膳食患者。

（2）膳食特点

① 在食物选择和烹调加工中避免含盐、酱油和其他钠盐调味品。

② 全日膳食总含钠盐量在1g以下。

（3）膳食原则

① 一般只能短期使用。

② 严格观察患者血钠水平，防止出现低钠血症。

③ 禁用食盐和含盐调味品及盐腌食品（如咸鱼、咸肉、火腿等）。

④ 必要时可用钾盐酱油代替食盐。

5. 低脂膳食

（1）适用对象

① 肝胆疾病（急慢性肝炎、肝硬化、脂肪肝、胆囊疾病）患者。

② 心血管疾病（高血压、冠心病、高脂血症）患者。

③ 肥胖症患者。

（2）膳食原则

① 清淡。

② 限制脂肪：轻度限制，占总能量的25%以下；中度限制，占总能量的20%以下；严格限制，占总能量的15%以下。

③ 限制烹调油。

④ 烹调方法以蒸、煮、炖、烩为主。

（3）不宜选择的食物　鸡蛋、肥肉、全脂奶、炸面筋、花生、核桃、油炸食品、重油糕点。

6. 低胆固醇膳食

（1）适用对象

① 高血压患者。

② 冠心病患者。

③ 胆结石者。

④ 高脂血症患者。

（2）膳食特点

① 在低脂膳食的前提下，控制每日膳食中的胆固醇含量在300mg以下。

② 饱和脂肪酸占总能量的10%以下。

（3）膳食原则

① 控制总能量的摄入，以控制体重。

② 控制脂肪总量，在低脂肪膳食的基础上，减少饱和脂肪酸和胆固醇的摄入量。

③ 选用单不饱和脂肪酸含量丰富的食用油（如茶油、橄榄油）以调整血脂。

④ 多食用有助于调整血脂的食物（如香菇、木耳、海带、豆制品、橄榄菜等）。

⑤ 增加膳食纤维的摄入量，有利于降低血胆固醇。

（4）不宜选择的食物

① 限用食物：油条、油饼、油酥点心、全脂奶、猪肉、牛羊肉、肥禽等。

② 禁用食物：动物内脏、蟹黄、鱿鱼、乌贼等胆固醇含量高的食物。

7. 少渣膳食

（1）适用对象

① 咽喉部疾病患者。

② 消化道疾病（食管狭窄、食管炎、食管静脉曲张、消化道手术、消化道出血等）患者。

③ 结肠过敏、腹泻、肠炎恢复期、伤寒、肠道肿瘤等患者。

（2）膳食特点

① 少渣膳食（低纤维膳食）需要限制膳食中的粗纤维（植物纤维、肌肉、结缔组织等）。

② 减少对消化道的刺激，减少粪便的数量。

（3）膳食原则

① 食物制作要细、软、烂，蔬菜去掉粗纤维后制成泥状。

② 同时给予低脂膳食。

③ 主食以白面、白米为主。

④ 少量多餐，根据实际情况可采用少渣半流质饮食或少渣软食。

(4) 不宜选择的食物

① 各种粗粮。

② 大块的肉。

③ 油炸食品。

④ 味道强烈的调味品。

⑤ 整粒的豆。

⑥ 各种坚果。

⑦ 膳食纤维含量较丰富的各种蔬菜、水果。

三、特殊治疗膳食

1. 糖尿病患者膳食

(1) 制订依据

① 饮食治疗是糖尿病最基本的治疗措施，是临床治疗中的基础治疗。

② 通过饮食控制和调节可减轻胰腺负担，有利于胰岛细胞修复。

③ 控制血糖，调节血脂达到或接近正常。

④ 预防和延缓并发症的发生。

⑤ 有利于提高患者的生存质量。

(2) 膳食基本原则

① 供给总能量以维持理想体重低限为宜。

② 碳水化合物供给量占总能量的 50%～60%；脂肪占总能量的 20%～25%，多不饱和脂肪酸：单不饱和脂肪酸：饱和脂肪酸为 1∶1∶0.8；胆固醇每天小于 300mg；蛋白质占总能量的 12%～20%，成人按 1g/(kg·d) 供给，出现负氮平衡者按 1.2～1.5g/(kg·d) 供给，动物蛋白质不应低于 30%；补充一定量的豆制品；增加膳食纤维（以可溶性膳食纤维为主）含量丰富的食物，每日在 20g 以上，有利于调节血糖；供给充足的维生素和矿物质；每日食盐摄入量应少于 6g。

③ 合理安排餐次：每日至少三餐；定时、定量；餐后血糖

高，应在总量不变的前提下分为 4～6 餐。

④ 在两餐中间可加食点心或睡前加餐以预防低血糖。

(3) 不宜选择的食物

① 糖类，如蔗糖、冰糖、红糖、麦芽糖、糖浆、蜂蜜、各种糖果等。

② 甜饮品，如汽水、可乐等。

③ 含糖食品，如各种蜜饯、糖水罐头等。

④ 高脂肪食品，如黄油、肥肉等。

⑤ 油炸食品，如炸薯条、春卷等。

⑥ 酒类，如米酒、啤酒、黄酒、果酒、各种白酒等。

2. 低嘌呤膳食

(1) 适用对象

① 急慢性痛风患者。

② 高尿酸血症患者。

③ 尿酸性结石患者。

(2) 配膳基本原则

① 控制体重（肥胖或超重者）：适当控制能量，体重控制在理想体重的下限；总能量在 6276～7531kJ/d（1500～1800kcal/d）或 105kJ/(kg·d)［25kcal/(kg·d)］左右；鼓励患者适当增加体力活动。

② 适量的蛋白质：按理想体重为 1g/(kg·d)，全日 50～65g。

③ 低脂肪：占总能量的 20%～25%。

④ 食盐每日 2～5g。

⑤ 水分：每日饮水量在 2000～3000mL（肾功能正常）。

(3) 禁食食物　原则：禁食嘌呤含量高的食物，如动物内脏、凤尾鱼、沙丁鱼、肉汁、鸡汁等。

3. 麦淀粉膳食

(1) 应用原理　以麦淀粉为主食，部分或全部代替谷类食物，减少植物蛋白质，目的是减少体内含氮废物的积累，以减轻肝肾负担。根据肝肾功能限定摄入的优质蛋白质量，改善患者的营养状况，使之接近或达到正氮平衡，纠正电解质紊乱状态，维持患者的营养需要，增加机体抵抗力。

(2) 适用对象

① 肝性脑病患者。

② 急慢性肾功能衰竭患者。

四、儿科膳食

儿科膳食配膳的基本原则如下：①在考虑病情的同时根据患儿的不同年龄、体重和生长发育的需要进行科学安排；②应采用细软、易咀嚼、易消化、易吸收的食物；③不应给易误入鼻孔、气管的整粒硬果及豆粒类食物，鸡、鸭、鱼肉等食物均应去骨、刺做成泥状或细末状；④避免使用大块油炸食物及刺激性较大、过咸、过甜的调味品，烹调时应清淡、少油脂；⑤少量多餐，每日至少4餐，必要时也可每日5~6餐；⑥按照儿童的心理特点，设计和配制容易增加儿童食欲的菜肴和点心。

1. 婴儿腹泻膳食

(1) 基本要求　根据患儿腹泻的原因和症状，制订膳食配方和喂养方法，缓解病情，促使康复。

(2) 病例和食谱示范

① 病例：单纯性消化不良型腹泻。

② 食谱示范：急性期，口服葡萄糖和米汤1~2天，症状缓解后及时调整配方；好转期，低脂奶、脱脂奶、酸奶、蛋白、米糊等食物；痊愈期，根据病情逐渐过渡到正常半流质饮食和软食。

2. 儿童糖尿病膳食

基本要求：①通过饮食治疗使患儿血糖、血脂接近或达到正常水平；②保证患儿正常生长发育的营养需要。

五、诊断和代谢膳食

1. 隐血试验膳食

(1) 适用对象

① 各种因素引起的消化道出血患者。

② 疑有消化性溃疡出血者。
③ 胃癌患者。
④ 伤寒肠出血者。
⑤ 原因不明的贫血患者。
(2) 禁用食物
① 含铁丰富的食品，如动物血、肉类、禽类、鱼类、蛋黄、绿叶蔬菜等。
② 桂圆、葡萄、酸枣、果脯等。
(3) 应用期限　试验期3天。

2. 胆囊造影检查膳食

胆囊造影检查膳食的应用程序如下：
① 造影前1天午餐进食高脂肪膳食。
② 造影前1天晚餐进食无脂肪、低蛋白、低膳食纤维膳食（基本为纯碳水化合物）。
③ 造影前1天晚8时服碘造影剂，服药后禁食、禁水。
④ 检查当日禁食。
⑤ 检查当中按指定时间食用高脂肪餐。

3. 糖耐量试验膳食

(1) 适用对象
① 疑患糖尿病者。
② 血糖受损患者。
③ 糖耐量异常者。
(2) 应用程序
① 试验前一天晚餐后禁食。
② 试验日：卧床休息，清晨测空腹血糖，同时留尿标本。取葡萄糖75g溶于300mL水中口服或者食用75g馒头（5min内吃完），从吃第一口开始计时，30min、60min、120min、180min各抽血一次，同时留尿标本，做血糖定量和尿糖定性测定。

4. 纤维肠镜检查膳食

纤维肠镜检查膳食的应用程序如下：

① 钡灌肠前 1~2 天，进食少油、少渣半流质饮食，避免用蔬菜、水果、肉禽等食物。
② 用清蒸和烧煮的烹调方法，不用油煎炸的食物。
③ 检查当天禁食早餐。

5. 碘试验膳食

（1）适用对象　进行甲状腺功能检查者。

（2）基本要求　试验期 2 周，忌食含碘食物以及其他影响甲状腺功能检查的药物和食物，避免使体内贮存过多的碘。

（3）禁用食物

① 各种海产品。

② 试验期间不能食用加碘食盐。

第二节　住院患者的营养评价

患者营养状况的优劣直接关系着临床治疗的效果及疾病的转归，已经被临床医学认识和重视。住院患者常见的营养问题是营养不良。

一、膳食调查的内容

（1）饮食习惯。

（2）食物摄入量调查（至少 3 天）。

（3）患病前后食物摄入量和种类的变化。

（4）接受有关疾病和营养知识方面的宣教情况。

（5）可以接受营养治疗费用的情况。

二、人体测量

1. 体重

（1）每次测量体重均应在保持测量条件基本一致的情况下进行。

（2）住院患者应在清晨排空大小便、着装一致时测量。

2. 皮褶厚度

(1) 临床意义　可推算人体脂肪储备与消耗,能间接反映能量的变化。

(2) 准确测量的要点

① 应在夹住部位停留3s。

② 应在同一部位反复测量3次,取平均值。

③ 观察营养治疗效果需测量多次,应固定同一上臂、同一测量仪、同一测量者。

3. 血清白蛋白

(1) 持久性降低说明蛋白质摄入量不足,合成机体蛋白质基质不足。

(2) 是判断蛋白质营养不良的可靠指标。

(3) 白蛋白的半衰期为20天,急性蛋白质丢失或短期内蛋白质摄取不足,白蛋白可以维持正常,如果白蛋白下降说明蛋白质摄入量不足已持续较长时间。

(4) 临床观察营养治疗的效果,短期内不能以血清白蛋白作为依据。

4. 前白蛋白、运铁蛋白、视黄醇结合蛋白

(1) 前白蛋白在肝脏合成,半衰期为1.9天,反映急性蛋白质缺乏比白蛋白敏感。

(2) 运铁蛋白的半衰期为8天,能及时反映内脏蛋白质的急剧变化,能较快反映营养治疗的效果。

(3) 视黄醇结合蛋白的半衰期为10h,可极灵敏反映营养治疗的效果;因半衰期短,可快速反映营养治疗的效果,又称为体内快速反应蛋白。

5. 氮平衡

(1) 计算公式

① 氮平衡＝摄入氮－(尿氮＋粪氮＋皮肤丢失氮)。

② 氮平衡(g/d)＝蛋白质摄入量(g/d)/6.25－[尿氮(g/d)＋3.5(g)]。

（2）临床意义

① 摄入氮＝排出氮，正常。

② 摄入氮＞排出氮，正氮平衡；合成代谢＞分解代谢。

③ 摄入氮＜排出氮，负氮平衡；合成代谢＜分解代谢。

第三节　营养缺乏病的营养治疗

营养缺乏病指长期严重缺乏一种或多种营养素而造成机体出现各种相应的临床表现或病症，如缺铁性贫血是由铁等摄入不足造成的。近年来，由于国家经济的发展和国民营养水平的普遍提高，各种亚临床的营养缺乏也受到重视。营养缺乏病应该包括亚临床营养缺乏状态。

营养缺乏病的病因有原发性和继发性两种：原发性病因指单纯营养素摄入不足，可能是个别营养素摄入不足，而常见的是综合性的各种营养素摄入不足；继发性病因指由其他疾病而引起的营养素不足，常见消化、吸收、利用不良导致的营养素不足，也有因为疾病导致需要量增加而出现营养缺乏。

1. 原发性营养缺乏病

因为各种原因致食物供给不足，不能满足人体生长发育的需要而出现的营养缺乏病，如长时期的自然灾害。

食物中营养素缺乏，自然环境中矿物质分布不均匀，致使天然食物某些营养素缺乏，如地方性碘缺乏病。

饮食方式不科学、食物搭配不均衡、营养素摄入不平衡、长期食用过度精制的食品、烹调过程中营养素的破坏和损失也可导致营养缺乏病。预防和避免这类营养缺乏病出现的根本方法是普及营养知识，提高人民群众的营养认知水平。

2. 继发性营养缺乏病

天然食物中存在干扰营养素吸收和利用的物质，如茶和咖啡中的多酚限制了铁的吸收，草酸限制了钙的吸收。

胃、胰腺、胆道等器官疾病或消化酶的分泌减少都将严重影响食物的消化，使脂肪、碳水化合物、肽和氨基酸甚至维生素和矿物质吸收不良，甚至无法吸收。

在人体生长发育旺盛期及妊娠、哺乳等生理过程中，营养素需要量明显增加；发热患者的维生素 B_1、维生素 B_2 等与能量代谢有关的维生素的需要量增加。

营养素的破坏或丢失增加，维生素 B_1 与维生素 C 在碱性溶液中不稳定，在胃酸缺乏或用碱性药物治疗时可造成此类维生素的大量破坏，而发生继发性营养缺乏病。

发展食品生产供应，优化食物结构，粮食生产要有足够的数量，还应该开发多品种。增加动物性食品生产供应，开发食品新资源，从根本上解决广大群众的食品供给问题。

普及营养知识，指导食品消费。普及教育对改善人群营养十分重要，应该让群众了解营养与健康、营养与疾病的关系，并自觉重视营养，科学地生活。

食物应该多样化，各种食物所含的营养成分不完全相同，任何一种天然食物都不能提供人体所需的全部营养素，避免偏食挑食。

一、蛋白质-能量营养不良

蛋白质-能量营养不良（PEM）是由能量和蛋白质摄入不足引起的营养缺乏病。蛋白质-能量营养不良多数由贫困和饥饿引起，已成为世界上许多发展中国家一个重要的公共卫生问题。

1. 病因

（1）食物摄入不足　社会、战争、自然灾害或贫穷等原因使食物短缺，人们处于饥饿状态。长期低蛋白质、低能量膳食，例如母乳不足未及时添加辅食；人工喂养时食物选择不当，如单纯谷类食物喂养；不良的饮食习惯，如偏食、挑食、吃零食过多；长时期使用流食、软食，是引起患者蛋白质-能量营养不良的常见原因，如长期静脉输注葡萄糖作为维持生命的唯一能源，很快就会引起蛋白质-能量营养不良。

(2) 需要量增多 多见于急、慢性传染病后的恢复期,双胎早产,生长发育快速阶段,急性发热性疾病,大面积烧伤,败血症,外科大手术。

(3) 吸收不良 胃肠道疾病和胃肠切除是蛋白质-能量营养不良发生的两个重要原因,如幽门梗阻、迁延性腹泻、胃肠吸收不良综合征等。

2. 临床表现

(1) 水肿型营养不良 多见于 4 个月至 5 岁的小儿。轻者仅有下肢水肿,重者于上肢、腹部及颜面等处均有凹陷性水肿,血清白蛋白低于 30g/L。患者体重在其标准体重的 60%~80%,主要表现为水肿、腹泻,常伴有突发性感染、头发改变、表情冷漠或情绪不好、虚弱无力等。

① 水肿:凹陷性水肿常见于腹部、腿部,也可能遍布全身,包括面部,最明显的是下肢。

② 皮肤:其皮肤改变的特征是色素沉着、皮肤红斑、皮肤过度角化和鳞样改变或剥脱,以下肢、臀部和会阴部的皮肤损害最常见、受损程度最严重,严重的病例出现褥疮。

③ 头发:细软、稀少、变色、变脆、易脱落。

④ 黏膜:口角炎、唇炎、舌萎缩,肛门周围可见溃疡。

⑤ 消化系统:常见水样便或大量稀便,肝脏明显变大、变硬。

⑥ 贫血:常常存在一定程度的贫血。

⑦ 精神状态:表情淡漠或情绪不好是其特征。

(2) 干瘦型营养不良 患者体重低于其标准体重的 60%,体温低于正常。生长发育迟缓、消瘦无力、贫血、无水肿、抵抗力下降。患者肌肉萎缩无力,皮肤黏膜干燥萎缩,皮下脂肪消失。皮包骨,两颧突出,额部有皱纹,外貌似"小老头"。对外界刺激反应淡漠或易激惹,哭吵不止。肌张力低下,腹部下凹或因肠充气而膨隆。

(3) 混合型营养不良 患者体重低于标准体重的 60%,有水肿。主要表现是皮下脂肪消失、肌肉萎缩、明显消瘦。生长迟滞，体重与身高低于正常儿标准，尤其体重下降更为明显。患儿表现为烦躁不安、表情淡漠、明显饥饿感或食欲缺乏，常伴有腹泻、维生素缺乏等。免疫功能低下，易患各种感染。婴儿腹泻常迁延不愈，加重营养不良，造成恶性循环。

3. 诊断

（1）体质指数（BMI） 青少年和成人可用 BMI 来评价。BMI<18.5kg/m² 为营养不良，BMI<17.5kg/m² 为中度营养不良，BMI<16.0kg/m² 为重度营养不良。

（2）年龄别体重 可以作为人群中蛋白质-能量营养不良程度的分级指标，Ⅰ级为理想年龄体重的 75%～90%，Ⅱ级为 60%～74%，Ⅲ级<60%。

（3）皮褶厚度 可用皮褶厚度计测定腹部、背部的皮褶厚度。选用肱三头肌、肩胛骨下和脐旁三个测量点。三者之和低于 10mm（男性）或 20mm（女性），则可诊断为消瘦。

皮下脂肪消减先自腹部开始，以后依次为躯干、四肢、臀部，最后为面部。皮下脂肪恢复的顺序则与此相反。

（4）实验室检查 常用的实验室检查指标有血清总蛋白、血红蛋白浓度和血清白蛋白（ALB）。

4. 治疗

治疗原则为消除病因，调整饮食（提供充足的蛋白质和能量，全面改善营养），改进喂养方法，纠正并发症。

补充蛋白质和能量的数量：蛋白质-能量营养不良患者摄入的蛋白质和能量应比正常人高。水肿型多补充蛋白质，干瘦型多补充能量。每天要摄入 2～2.5g/kg 优质蛋白质，能量为 502～628kJ/kg（120～150kcal/kg）。

补充蛋白质和能量的原则是逐步增加，蛋白质和能量同时补充。

5. 预防

合理膳食，减少感染，定期测量婴幼儿体重，早期诊断和治疗。

二、维生素 A 缺乏病

1. 缺乏原因

维生素 A 缺乏病是当前世界上营养缺乏病中最为广泛的一种。

(1) 食物摄入量不足　因富含维生素 A 的动物性食物摄取量较少,如儿童挑食、少女减肥等情况。也可由季节变化、食物来源减少而引起。

(2) 需要量增多　消耗性病症如急、慢性传染病后的恢复期,急性发热性疾病,大面积烧伤,败血症,外科大手术等,维生素 A 的需要量增加。生长发育快速的婴幼儿和儿童维生素 A 需要量也相对增加。此外,长期用眼者其维生素 A 的需要量也应适当增加。

(3) 吸收不良　胃肠道疾病和胃肠切除是维生素 A 缺乏病发生的重要原因,如幽门梗阻、胃肠功能紊乱、胃肠吸收不良综合征等。

2. 临床表现

(1) 眼部症状　眼部症状出现最早。

眼干燥症(干眼病):眼部不适、发干、烧灼感、畏光、流泪。球结膜失去正常光泽和弹性,透亮度减低,呈浑浊的颜色,当眼球向左右转动时可出现球结膜的皱褶。比托斑对维生素 A 缺乏的诊断有参考意义,比托斑表现为眼结膜靠近角膜缘处,有灰白色泡沫状小点散在于表面,随后集成圆形或卵圆形,呈尖端向眼角的三角形,表面微隆起、干燥、不易擦去。

暗适应时间延长是维生素 A 缺乏的早期表现。人从亮处进入暗处,眼睛在黑暗中需要适应一段时间才能看到物体,这种生理现象称为暗适应。夜盲症是维生素 A 缺乏病的典型表现,夜盲症指在黑暗中看不见东西。

维生素 A 严重缺乏时可以出现角膜软化,初期会引起角膜干燥、角化,失去光泽,后期可出现软化、溃疡、穿孔,导致失明。

(2) 皮肤症状　早期仅皮肤干燥，以后由于毛囊上皮角化，出现角化过度的毛囊性丘疹，上臂后侧与大腿前外侧最早出现。皮肤干燥并有皱纹，其外表与蟾蜍的皮肤相似，严重时皱纹明显如鱼鳞。

(3) 骨骼系统症状　维生素 A 缺乏儿童可表现为骨组织停止生长，发育迟缓，出现齿龈增生角化，牙齿生长延缓，容易发生龋齿。

(4) 生殖系统症状　维生素 A 缺乏，可影响女性受孕和妊娠，或导致胎儿畸形和死亡。

(5) 免疫系统症状　维生素 A 缺乏患儿易反复发生呼吸道感染及腹泻等。

3. 诊断

根据临床表现、食物摄入情况、病史，特别是眼部和皮肤的改变，诊断一般较容易。

(1) 视黄醇含量　儿童正常血浆视黄醇浓度大于 $1.05\mu mol/L$，正常成人血清视黄醇浓度为 $1.05\sim3.15\mu mol/L$。

(2) 暗适应能力测定　暗适应能力降低可作为早期诊断维生素 A 缺乏的依据。

4. 治疗

(1) 补充维生素 A　给予适当剂量维生素 A，同时补充维生素 E 和锌可提高疗效。单纯因摄取量不足而致维生素 A 缺乏者，临床可按缺乏程度轻重给予富含维生素 A 的食物，如动物肝脏、蛋黄、胡萝卜、菠菜、韭菜、芹菜、莴苣叶、金针菜或果类、杏干等。

(2) 对症治疗　眼干燥症时双眼可滴消毒的鱼肝油。

5. 预防

摄入含维生素 A 丰富的食物，如动物性食物（动物肝脏、鱼类、蛋类、肉类、禽类、奶类及其制品等）、深绿色蔬菜、胡萝卜、番茄、红薯等食物，养成不偏食、不挑食的习惯。

三、维生素 B_1 缺乏病

1. 缺乏原因

（1）摄入不足　维生素 B_1 在体内贮存量少，容易排出。谷类食物是膳食维生素 B_1 的主要来源。米麦类食物加工过精，米过度淘洗，习惯吃捞饭弃去米汤，蔬菜切碎后浸泡过久，不食菜汤，在食物中加碱等，均可使维生素 B_1 大量损失，导致其缺乏。

（2）吸收利用障碍　胃肠道及肝胆疾病，如胃酸分泌减少、吸收不良综合征、慢性腹泻、肠梗阻、慢性肝炎和肝硬化等，均可使维生素 B_1 吸收和（或）利用障碍从而导致缺乏。

（3）需要量增加或消耗过多　长期发热、消耗性疾病、高温作业、重体力劳动、妊娠、哺乳等均可使维生素 B_1 需要量增多，可致维生素 B_1 缺乏。

（4）抗硫胺素因子　抗硫胺素因子（ATF）可使维生素 B_1 变构而降低其生物活性，影响维生素 B_1 的吸收、利用。ATF 主要存在于蕨类植物、茶、槟榔、咖啡和一些蔬菜中，因此长期咀嚼槟榔、喝浓茶、喝咖啡等可以影响维生素 B_1 的吸收和利用。

（5）慢性乙醇中毒　酗酒是引起维生素 B_1 缺乏病的原因之一。乙醇可妨碍小肠对维生素 B_1 的吸收；乙醇还损害维生素 B_1 的正常代谢，使维生素 B_1 转化为活性代谢物减少；乙醇对神经系统有直接的毒性作用，可使其对维生素 B_1 的利用降低。

2. 临床表现

（1）亚临床型　患者感觉疲乏无力、烦躁不安、易激动、头痛，恶心、呕吐、食欲减退，有时腹痛、腹泻或便秘、腹胀，下肢倦怠、酸痛。症状和体征不典型，容易被忽视。

（2）干性脚气病（神经型）　肢体远端、下肢感觉异常，发病较上肢早，呈上升性、对称性。有针刺或烧灼样感觉或过敏表现，肌肉酸痛，腓肠肌最为明显，有时可有腓肠肌抽搐、痉挛，甚至不能行走，腓肠肌常有按痛，患者蹲下时可因腓肠肌痛而不能起立。随着病情发展，患者常诉肢体麻痹，感觉障碍呈手套样或袜套样，触觉和痛觉减弱甚至消失。

（3）湿性脚气病（心血管型）　水肿为湿性脚气病患者较常见的症状，足踝部水肿，皮肤略红，发展至小腿、膝、整个下肢甚至全身。感觉心悸、气促、心前区胀闷，舒张压降低，脉压增大。严重者可出现胸腔、心包腔、腹腔等处积液，并可迅速发展至循环衰竭以至死亡。

（4）婴儿脚气病　多发生于出生数月的婴儿。食欲缺乏、呕吐、兴奋、腹痛、便秘、水肿、心跳加快、呼吸急促及困难。晚期可发生发绀、心力衰竭、肺淤血及肝淤血。严重者可出现脑充血、颅压升高、强直性痉挛、昏迷、死亡。病情进展迅速，从发病到死亡可在1～2天内。治疗及时者可迅速好转。

3. 诊断

（1）尿中维生素 B_1 排出量测定　成人24h尿维生素 B_1 排出量少于90μg，或每小时夜尿维生素 B_1 排出量少于1μg，或空腹2h尿维生素 B_1 排出量少于2μg，可认为机体缺乏维生素 B_1。

（2）4h负荷试验　成人1次口服5mg或肌内注射1mg维生素 B_1，留4h尿，测排出维生素 B_1 的量，<100μg为缺乏，100～200μg为不足，>200μg为正常。

（3）任意一次尿维生素 B_1 与肌酐排出量的比值　≥66μg/g为正常，27～65μg/g为不足，<27μg/g为缺乏。

（4）红细胞转酮醇酶活性系数（ETK-AC）　≤15%为正常，16%～24%为不足，≥25%为缺乏。

4. 治疗

口服维生素 B_1 10mg/次（3次/天），同时可加用干酵母片及其他B族维生素。对危急重症患者应尽快注射维生素 B_1 50～100mg/d，7～14天后可减少剂量，改为口服，直至患者完全康复。

5. 预防

（1）改良谷类加工方法，调整饮食结构。

（2）防止谷物加工过于精细导致维生素 B_1 的损失。纠正不合理的烹调方法，淘米次数不宜过多，煮饭不要丢弃米汤，烹调食物不要加碱等。

（3）重点人群的监测和干预　对婴幼儿、儿童、孕妇、乳母等易感人群开展监测，及时发现亚临床缺乏者，给予纠正。

（4）开展健康教育活动　普及预防维生素 B_1 缺乏的知识，使大众自觉注意食物的选择与调配。

四、维生素 C 缺乏病

维生素 C 缺乏引起的营养缺乏病称维生素 C 缺乏病，又称坏血病，以牙龈肿胀、出血，皮肤瘀点、瘀斑，全身广泛出血为特征。

1. 缺乏原因

（1）摄入不足　食物中缺乏新鲜蔬菜、水果；食物加工过程中维生素 C 被破坏，导致维生素 C 供应不足。

（2）需要量增加　新陈代谢率增高时，维生素 C 的需要量增加；婴儿和早产儿生长发育快，需要量增加；慢性消耗性疾病、严重创伤时维生素 C 需要量增加。

（3）其他　酗酒、偏食者也容易发生维生素 C 缺乏。

2. 临床表现

维生素 C 在体内有一定数量的贮存，缺乏 3～4 个月后出现症状。早期出现面色苍白、倦怠无力、食欲减退以及抑郁等表现。

（1）出血症状　皮肤瘀点为典型表现，患者皮肤在受轻微挤压时可出现散在出血点，皮肤受碰撞后容易出现紫斑和瘀斑。随着病情进展，出现毛囊周围角化和出血。齿龈常肿胀出血，引起继发感染，牙齿松动、脱落。鼻出血、眼眶骨膜下出血，甚至消化道出血、血尿、关节腔内出血、颅内出血。

（2）贫血　由于长期出血，维生素 C 影响铁的吸收，晚期常有贫血、面色苍白等表现。贫血常为中度。

（3）骨骼症状　骨膜下出血或骨干骺脱位引起疼痛，出现假性瘫痪。婴儿早期症状是四肢疼痛，四肢的任何移动都会使其疼痛以致哭闹，四肢只能处于屈曲状态而不能伸直。少数患儿出现"串珠肋"，称"坏血病串珠"。

3. 诊断

（1）毛细血管脆性试验（CFT，又称束臂试验）　对静脉血流施加一定压力后,出血点数目可反映毛细血管受损的程度,可了解维生素 C 是否缺乏。

(2) 维生素 C 负荷试验　口服维生素 C 500mg,收集随后 4h 尿,测定总维生素 C。排出量大于 10mg,为正常;如排出量小于 3mg,表示缺乏。

(3) 血浆维生素 C 含量测定　血浆维生素 C$\leqslant$11.4μmol/L($\leqslant$2.0mg/L) 为缺乏。

4. 治疗

轻症患者每天口服维生素 C,几天后症状逐渐消失,食欲恢复。对重症患者及有呕吐、腹泻或内脏出血症状者,应改为静脉注射。

5. 预防

预防维生素 C 缺乏病,应注意摄入富含维生素 C 的新鲜水果和蔬菜,如柑橘、橙、猕猴桃、辣椒、韭菜、油菜等。食物中的维生素 C 在加热、遇碱或金属时易被破坏而失去活性;蔬菜切碎、浸泡,也致维生素 C 损失。所以蔬菜应先洗后切,最佳烹调方式为急火快炒,尽量现做现吃。

五、维生素 D 缺乏病

维生素 D 缺乏病在不同年龄有不同的表现。婴幼儿时期维生素 D 缺乏可导致佝偻病的发生;成人阶段的维生素 D 缺乏则可导致骨软化症。

1. 缺乏原因

维生素 D 及钙、磷的原发性缺乏和代谢异常可导致维生素 D 缺乏。引起维生素 D 缺乏的常见原因主要如下。

(1) 阳光照射不足。日光紫外线照射使人体皮肤中的脱氢胆固醇转变为维生素 D。

(2) 维生素 D 摄入不足。动物性食物是维生素 D 主要的来源。海水鱼类、鱼肝油是维生素 D_3 的良好来源。

(3) 钙、磷摄入不足。食物中的钙、磷含量及比例也与维生素 D 缺乏病有关。

(4) 维生素 D 肠道吸收、利用障碍。维生素 D 是脂溶性维生素，随着脂肪的吸收而吸收。维生素 D 代谢需经肝、肾活化。胃肠道、肝、肾疾病都能引起维生素 D 缺乏。

2. 临床表现

(1) 佝偻病

① 神经精神症状：多汗、夜惊、易激惹等，特别是入睡后头部多汗，与气候无关。由于汗液刺激，患儿经常摇头擦枕，形成枕秃或环形脱发。

② 骨骼表现：骨骼的变化与年龄、生长速率及维生素 D 缺乏的程度等因素有关。

a. 头部。颅骨软化为佝偻病的早期表现，前囟闭合延迟，可迟至 2~3 岁才闭合。重者以手指按压枕、顶骨中央，有弹性，称"乒乓球样软化"。头颅呈现"鞍状头"或"十字头"。出牙晚，1 岁出牙，3 岁才出齐，牙齿排列不齐。

b. 胸部。肋骨串珠，在肋骨与肋软骨交界区呈钝圆形隆起，外观似串珠，称为"串珠肋"。胸廓畸形，1 岁以内的患儿肋骨软化，沿胸骨下缘水平的凹沟，称为"赫氏沟"。2 岁以上患儿可见有鸡胸等胸廓畸形；剑突区内陷，形成"漏斗胸"。四肢及脊柱，出现"O"形腿或"X"形腿。脊柱发生侧向或前后向弯曲。

(2) 骨软化症　多见于妊娠多产的妇女及体弱多病的老年人。常见症状是骨痛、肌无力和骨压痛。发病初期，骨痛往往是模糊的，常在腰背部或下肢，疼痛部位不固定，没有明显的体征。肌无力是维生素 D 缺乏的一个重要表现。

3. 诊断

(1) 25-(OH)-D_3 测定　血清中 25-(OH)-D_3 水平，正常值为 10~80nmol/L，典型佝偻病患者几乎为零。

(2) X 线检查　以骨骼发育较快的长骨的 X 线改变较为明显，尤以尺桡骨远端及胫腓骨近端更为明显。骨骺端轻度模糊，以尺桡骨端为明显；重症者出现骨骺端钙化、预备线消失，呈毛刷状，常有杯口状凹陷。

佝偻病诊断检查项目见表 4-1。

表 4-1 佝偻病诊断检查项目

项目	主要条件	次要条件
临床症状	多汗、夜惊	烦躁不安
体征	乒乓头、方颅、串珠肋、鸡胸、手足镯、"O"形腿、典型肋软沟等	枕秃、非典型肋软沟
血液钙磷乘积	<30	30~40
腕骨 X 线片（干骺端）	毛刷状/杯口状	钙化、预备线模糊

4. 治疗

佝偻病的治疗关键在早，重点在小，防止畸形和复发。初期或活动期可口服或肌内注射维生素 D 制剂，但要注意预防维生素 D 过量引起中毒。疾病在恢复期时，"夏季晒太阳，冬季服维生素 D"。

5. 预防

孕妇于妊娠后期（7~9 个月）开始服用维生素 D，鼓励孕妇晒太阳，食用富含维生素 D 和钙、磷及蛋白质的食物。新生儿应尽早开始晒太阳。早产儿、双胎及人工喂养儿或者冬季出生小儿，可于生后 1~2 周开始给予维生素 D 制剂。

六、巨幼细胞贫血

巨幼细胞贫血是指由叶酸、维生素 B_{12} 缺乏或其他原因引起的 DNA 合成障碍所致的一类贫血。发病缓慢，以 6~18 个月婴幼儿多见，多为早产儿。也可见于孕妇和乳母，其他人群较少见。在我国，因叶酸缺乏所致的巨幼细胞贫血多见，而维生素 B_{12} 缺乏所致者较少见。

1. 缺乏原因

（1）叶酸缺乏的病因

① 摄入不足。

② 需要增加：妊娠期妇女每天叶酸的需要量为 400~600μg，生长发育的儿童及青少年以及慢性反复溶血、白血病、肿瘤、甲状腺功能亢进症及长期慢性肾功能衰竭用血液透析治疗的患者，叶酸的需要都会增加，如补充不足就可发生叶酸缺乏。

③ 胃肠道功能紊乱：如长期腹泻、呕吐、肠炎、小肠部分切除后，叶酸的吸收降低。

④ 药物的影响：如甲氨蝶呤、氨苯蝶啶、乙胺嘧啶能抑制二氢叶酸还原酶的作用，影响四氢叶酸的生成。

(2) 维生素 B_{12} 缺乏的病因

① 摄入减少。人体内维生素 B_{12} 的储存量为 2～5mg，每天的需要量仅为 0.5～1μg。正常时，每天有 5～10μg 的维生素 B_{12} 随胆汁进入肠腔，胃壁分泌的内因子可充分帮助重吸收胆汁中的维生素 B_{12}。故一般由于膳食中维生素 B_{12} 摄入不足而致巨幼细胞贫血者较为少见。

② 内因子缺乏。这类患者由于缺乏内因子，食物中维生素 B_{12} 的吸收和胆汁中维生素 B_{12} 的重吸收均有障碍。主要见于萎缩性胃炎、全胃切除术后和恶性贫血患者。

③ 小肠内存在异常高浓度的细菌、先天性转钴蛋白 Ⅱ (TCⅡ) 缺乏、寄生虫病或严重的胰腺外分泌不足的患者也可影响维生素 B_{12} 的吸收。

2. 临床表现

(1) 贫血　贫血起病隐匿，特别是维生素 B_{12} 缺乏者常需数月。而叶酸由于体内储存量少，可较快出现缺乏。某些接触氧化亚氮者、ICU 病房或血液透析的患者以及妊娠妇女，可在短期内出现缺乏，临床上一般表现为中度至重度贫血，除贫血的症状如乏力、头晕、活动后气短心悸外，严重贫血者可有轻度黄疸，可同时伴有白细胞和血小板减少，患者偶有感染及出血倾向。

(2) 消化系统症状　消化系统症状表现为反复发作的舌炎，舌面光滑，乳突及味觉消失；食欲不振、腹胀、腹泻及便秘等症状偶见。

(3) 神经系统症状　维生素 B_{12} 缺乏特别是恶性贫血的患者常有神经系统症状，主要是由脊髓后侧索和周围神经受损所致。表现为乏力、手足对称性麻木、感觉障碍、下肢步态不稳、行走困难。小儿及老年人常表现为脑神经受损的精神异常、淡漠、抑郁、嗜睡或精神错乱。部分巨幼细胞贫血患者的神经系统症状可发生于贫血之前。

上述三组症状在巨幼细胞贫血患者中可同时存在,也可单独发生。同时存在时其严重程度也可不一致。

3. 诊断

(1) 有叶酸、维生素 B_{12} 缺乏的病因及临床表现。

(2) 外周血呈大细胞性贫血 (MCV>100fl),大多红细胞呈大卵圆形,中性粒细胞核分叶过多,5 叶核者>5%或有 6 叶核者出现。

(3) 骨髓呈现典型的巨型改变,巨幼红细胞>10%,粒细胞系统及巨核细胞系统亦有巨型改变。无其他病态造血表现。

(4) 血清叶酸水平降低 (<6.81nmol/L)、红细胞叶酸水平<227nmol/L、维生素 B_{12} 水平降低 (<75pmol/L)。

4. 治疗

(1) 一般治疗 治疗基础疾病,去除病因。加强营养知识教育,纠正偏食及不良的烹调习惯。

(2) 供给富含叶酸、维生素 B_{12}、维生素 C 的食物

① 患者每日从膳食中摄入至少 50~100μg 叶酸。富含叶酸的食物有动物肝脏、鸡肉、猪肉、番茄、菠菜、油菜、莴苣、小白菜、芦笋、豆类及发酵制品(如腐乳、豆豉等)、麦麸、全麦及新鲜水果等。

② 供给富含维生素 B_{12} 的食物,如动物肝脏、动物肾脏、肉类、乳类、干酪、大豆、臭豆腐和豆腐乳等食物。

③ 供给富含维生素 C 的新鲜蔬菜。维生素 C 参与叶酸还原、DNA 合成,维生素 C 缺乏会影响叶酸的利用,降低叶酸的吸收率。因此,患者应多食富含维生素 C 的新鲜蔬菜和水果,如广柑、橘子、酸枣、猕猴桃等水果。橘子汁富含维生素 C 和叶酸,一杯橘子汁约含叶酸 50μg。

(3) 补充叶酸或维生素 B_{12}

① 口服叶酸。胃肠道不能吸收者可肌内注射四氢叶酸钙,直至血红蛋白恢复正常。一般不需维持治疗。

② 肌内注射维生素 B_{12},直至血红蛋白恢复正常。恶性贫血

或胃全部切除者需终身采用维持治疗，每月注射 1 次。维生素 B_{12} 缺乏伴有神经症状者对治疗的反应不一，有时需大剂量、长时间（半年以上）的治疗。对于单纯维生素 B_{12} 缺乏的患者，不宜单用叶酸治疗，否则会加重维生素 B_{12} 的缺乏，特别要警惕会有神经系统症状的发生或加重。

③ 严重的巨幼细胞贫血患者在补充治疗后要警惕低钾血症的发生，因为在贫血恢复的过程中，大量血钾进入新生成的细胞内，会突然出现低钾血症，对老年患者和有心血管疾病、纳差者应特别注意及时补充钾盐。

5. 预防

预防本病应从改善人群膳食结构及改变生活习惯着手。对易发病个体应提高药物预防意识。对蔬菜摄入量、加工方法应进行宣传指导，对素食者的膳食应有维生素含量的规定，对发病率较高地区的人群应进行改变其生活习惯的宣传教育。

七、铁缺乏与缺铁性贫血

缺铁性贫血是常见的营养缺乏病，被认为是世界性营养缺乏病之一，亦是我国主要公共营养问题。在我国，儿童和孕妇是铁缺乏的高发人群，特别是妊娠中、晚期的孕妇，铁缺乏的患病率可高达 50% 左右。

1. 缺乏原因

（1）需铁量增加而铁摄入不足　多见于婴幼儿、青少年、妊娠期和哺乳期妇女。婴幼儿需铁量较大，若不补充蛋类、肉类等含铁量较高的辅食，易造成缺铁。青少年偏食易缺铁。女性月经增多、妊娠或哺乳，需铁量增加，若不补充高铁食物，易造成缺铁性贫血。

（2）铁吸收障碍　常见于胃大部切除术后，胃酸分泌不足且食物快速进入空肠，绕过铁的主要吸收部位（十二指肠），使铁吸收减少。此外，多种原因造成的胃肠道功能紊乱，如长期不明原因腹泻、慢性肠炎、克罗恩病等均可因铁吸收障碍而发生缺铁性贫血。

(3) 铁丢失过多　慢性长期铁丢失而得不到纠正则造成缺铁性贫血。如慢性胃肠道失血(包括痔、胃十二指肠溃疡、食管裂孔疝、消化道息肉、胃肠道肿瘤、寄生虫感染、食管-胃底静脉曲张破裂等)、月经量过多(宫内放置节育环、子宫肌瘤及月经失调等妇科疾病)、咯血和肺泡出血(肺含铁血黄素沉着症、肺出血-肾炎综合征、肺结核、支气管扩张、肺癌等)、血红蛋白尿(阵发性睡眠性血红蛋白尿、冷抗体型自身免疫性溶血、心脏人工瓣膜术后、行军性血红蛋白尿等)及其他(遗传性出血性毛细血管扩张症、慢性肾功能衰竭行血液透析、多次献血等)。

2. 临床表现

(1) 常见症状　乏力、易倦、头晕、头痛、眼花、耳鸣、心悸、气短、纳差、苍白、心率增快。

(2) 精神行为异常　如烦躁、易怒、注意力不集中、异食癖。

(3) 免疫功能下降　特别多见于小儿,易感染;体力、耐力下降。

(4) 影响生长发育　注意力不集中,记忆力降低,严重者可引起智力低下;另外,儿童生长发育迟缓。

(5) 消化道症状　口腔炎、舌炎、舌乳头萎缩、口角皲裂、吞咽困难。

(6) 皮肤毛发变化　皮肤干燥、皱缩;毛发干枯、脱落。

(7) 指(趾)甲变化　指(趾)甲缺乏光泽、脆薄易裂,重者指(趾)甲变平,甚至凹下呈勺状(反甲)。

3. 诊断

(1) 贮存铁缺乏期

① 血清铁蛋白<12μg/L。

② 骨髓铁染色显示骨髓小粒可染铁消失,铁粒幼细胞少于15%。

③ 血红蛋白及血清铁等指标尚正常。

(2) 红细胞生成缺铁期

① 贮存铁缺乏期的①+②。

② 转铁蛋白饱和度<0.15。

③ FEP（红细胞游离原卟啉）/Hb＞4.5μg/g。
④ 血红蛋白尚正常。
（3）缺铁性贫血
① 红细胞生成缺铁期的①＋②＋③。
② 小细胞低色素性贫血：男性 Hb＜120g/L，女性 Hb＜110g/L，孕妇 Hb＜100g/L；MCV（平均红细胞体积）＜80fl，MCH（平均红细胞血红蛋白含量）＜27pg，MCHC（平均红细胞血红蛋白浓度）＜0.32。

（4）病因诊断　应强调病因诊断，只有明确病因，缺铁性贫血才可能根治。有时缺铁病因比贫血本身更为严重。例如胃肠道恶性肿瘤伴慢性失血或胃癌术后残癌所致缺铁性贫血，应多次检查粪隐血，必要时做胃肠道 X 线检查或内镜检查；对月经失调妇女，应检查有无妇科疾病。

4. 治疗

治疗缺铁性贫血的原则是：根除病因，补足贮铁。
（1）病因治疗　婴幼儿、青少年和妊娠妇女营养不足引起的缺铁性贫血，应改善饮食。月经过多引起的缺铁性贫血应调理月经。寄生虫感染引起者应驱虫治疗。恶性肿瘤引起者应手术或放、化疗。消化性溃疡引起者应抑酸治疗等。
（2）营养治疗
① 保证铁的足量摄入：膳食中铁的来源有两种，即动物性食物中血红蛋白铁和蔬菜中的非血红蛋白铁。动物全血、鱼肉、畜肉、禽肉的铁有 40% 能被人体吸收，谷类、坚果类和蔬菜中的铁有 10% 能被人体吸收，而鸡蛋中的铁吸收率只达到 3%。所以，缺铁性贫血患者补铁应选择富含血红蛋白铁的动物全血、鱼肉、畜肉、禽肉、动物肝脏等动物性食物。
② 增加蛋白质的摄入量：患者高蛋白饮食可以促进铁的吸收，还可以为机体提供合成血红蛋白所需要的原料。患者每天蛋白质的摄入应达到 1.5～2.0g/kg，而且食物中优质蛋白质所占的比例应在 40% 以上。
③ 碳水化合物的摄入充足：只有摄入足量的碳水化合物，才能保证体内蛋白质的充分利用和贮存。建议患者每天碳水化合

物的摄入量以 400~500g 为宜。

④ 增加维生素 C 摄入：维生素 C 可促进非血红蛋白铁的吸收。如果患者补充富含维生素 C 的果汁，如橘子汁、柠檬汁等，可使机体对谷类、坚果类和蔬菜中非血红蛋白铁的吸收率增加 2~3 倍。

⑤ 避免干扰铁吸收的食物因素：茶叶中的单宁酸、咖啡和茶叶中的咖啡因，均会降低食物中非血红蛋白铁的吸收率，患者应避免将上述食物与含铁丰富的食物同时食用。

⑥ 其他：由于机体对铁、锌、钙等离子吸收存在相互竞争机制，所以患者应避免将锌制剂、钙制剂、抗酸制剂和铁制剂同时服用。患者如服用铁剂补铁，应避免和四环素同时服用。

（3）补铁治疗　治疗性铁剂有无机铁和有机铁两类。无机铁以硫酸亚铁为代表，有机铁则包括右旋糖酐铁、葡萄糖酸亚铁、山梨醇铁、富马酸亚铁和多糖铁复合物等。无机铁剂的不良反应较有机铁剂明显。

首选口服铁剂，如硫酸亚铁或右旋糖酐铁。餐后服用胃肠道反应小且易耐受。进食谷类、乳类和茶可抑制铁剂吸收，鱼、肉类、维生素 C 可加强铁剂吸收。口服铁剂有效的表现先是外周血网织红细胞增多，高峰在开始服药后 5~10 天，2 周后血红蛋白浓度上升，一般 2 个月左右恢复正常。铁剂治疗应在血红蛋白恢复正常后至少持续 4~6 个月，待贮铁指标正常后停药。

若口服铁剂不能耐受或胃肠道正常解剖部位发生改变而影响铁的吸收，可用铁剂肌内注射。

5. 预防

重点放在婴幼儿、青少年和妇女的营养保健。对婴幼儿，应及早添加富含铁的食物，如蛋类、动物肝脏、菠菜等；对青少年，应纠正偏食，定期查、治寄生虫感染；对孕妇、哺乳期妇女可补充铁剂；对月经期妇女应防治月经过多。做好肿瘤性疾病和慢性出血性疾病的人群防治。

八、钙缺乏病

随着国民经济的发展，人民生活水平的提高，膳食结构发生了明显变化。但是,我国居民钙的摄入量仍然偏低,缺钙问题显得更为突出。

1. 缺乏原因

(1) 婴儿缺乏原因　主要为母亲在怀孕期间钙摄入不足,或者是母乳中的钙含量过少。

(2) 幼儿、学龄儿童、青少年缺乏原因　主要为饮食搭配不合理,含钙食物摄入过少;维生素 D 合成障碍,导致肠道钙吸收障碍;受疾病的影响,如腹泻、肝炎、胃炎、频繁呕吐等,致使钙吸收不良或钙大量流失;另外,处于生长发育高峰期的儿童、青少年由于骨骼生长迅速,体内钙的需求量增加。

(3) 孕妇缺乏原因　妊娠期妇女体内大量钙通过胎盘转运至胎儿,导致母体自身钙的缺乏。

(4) 中老年缺乏原因　中老年人性激素分泌异常是导致钙缺乏,引起骨质疏松症的重要原因之一。随着年龄增长,钙调节激素的分泌失调也致使骨代谢紊乱。老年人由于牙齿脱落及消化功能降低,食欲不振,进食少,致使多种营养素缺乏。

2. 临床表现

(1) 婴幼儿、学龄儿童　不易入睡、不易进入深睡状态,入睡后爱啼哭、易惊醒,入睡后多汗;阵发性腹痛、腹泻,抽筋,胸骨疼痛,"X"形腿、"O"形腿,鸡胸,指甲灰白或有白痕;厌食、偏食;白天烦躁、坐立不安;智力发育迟、说话晚;学步晚,13 个月后才开始学步;出牙晚,10 个月后才出牙,牙齿排列稀疏、不整齐、不紧密,牙齿呈黑尖形或锯齿形;头发稀疏;健康状况不好,容易感冒等。

(2) 青少年　青少年缺钙会感到明显的生长痛,腿软、抽筋,体育课成绩不佳;乏力、烦躁、精神不集中,容易疲倦;偏食、厌食;蛀牙、牙齿发育不良;易过敏、易感冒等。

(3) 青壮年　当经常出现倦怠、乏力、抽筋、腰酸背痛、易过敏、易感冒等症状时,就应怀疑是否缺钙。

(4) 孕妇　处于非常时期的妇女,缺钙现象较为普遍。四肢无力、经常抽筋、麻木;腰酸背痛、关节痛、风湿痛;头晕,并罹患贫血、妊娠高血压综合征、水肿等。

（5）中老年人　成年以后，人体就慢慢进入了负钙平衡期，即钙质的吸收减少、排泄加大。中老年人大多是因为钙的流失而造成缺钙现象。症状有：老年性皮肤瘙痒；脚后跟痛，腰椎、颈椎疼痛；牙齿松动、脱落；明显的驼背、身高降低；食欲减退、消化道溃疡、便秘；多梦、失眠、烦躁、易怒等。严重者可造成骨质疏松症。

3. 诊断

婴幼儿突发无热惊厥，且反复发作，无神经系统体征者，首先考虑缺钙引起的手足抽搐症。结合血钙检测可确诊。

中老年人依据临床表现、骨量测定、X线片及骨转换生物化学指标等检测，进行综合判断，确诊一般不存在困难。

4. 治疗

补钙的方式有两种：使用钙剂和饮食补钙。

病情严重时，可根据不同病情，合理使用含钙制剂和维生素D制剂。

最常用、最传统的补钙食物莫过于奶类及奶制品，这类食物不仅含钙丰富，而且容易吸收。奶类及奶制品还含有丰富的矿物质和维生素，其中的维生素D，可以促进钙的吸收和利用。酸奶也是非常好的补钙食物，它不仅可以补钙，其中的有益菌还可以调节肠道功能，适合于各类人群。对于那些不喜欢牛奶或者对牛奶不耐受的人来说，可以多食用一些替代食物，如牡蛎、紫菜、大白菜、花椰菜、大头菜、青萝卜、甘蓝、小白菜等。

不过，补钙也应适量补之，过量则有害，所以补钙一定要在监测骨钙的基础上补才安全，且应以食补为主。

5. 预防

合理安排膳食，增加摄入富含钙和维生素D的食物；进行适当户外活动，接受日晒。

九、锌缺乏病

婴儿、儿童、孕妇和育龄妇女是锌缺乏病的高发人群，应该特别予以关注。

1. 缺乏原因

（1）原发性因素　锌的膳食摄入量低，干扰锌吸收的因素多；大部分食物中锌的生物利用率较低。妊娠、哺乳、快速生长发育和高强度运动或者高负荷劳动等，锌的生理需要量增加。

（2）继发性因素　肠吸收障碍，可导致严重的锌缺乏；肾脏疾病时，因出现大量蛋白尿而丢失锌；烧伤、手术、发热、严重感染等增加锌的消耗和尿中锌的排泄量。人体内锌的储备量很少，容易出现锌的耗竭，出现锌缺乏。

2. 临床表现

（1）生长发育障碍　儿童和青少年的最主要、最明显的临床表现是生长发育障碍。锌缺乏影响生长发育，包括骨骼、内脏器官和脑的生长发育。

（2）味觉及嗅觉障碍　锌缺乏病患者可出现味觉、嗅觉迟钝或异常，异食癖和食欲缺乏。

（3）免疫功能低下　锌缺乏病患者很容易被感染，而且会反复出现感染。

（4）皮肤表现　锌缺乏病患者面色苍白，有明显贫血面容。出现"匙状甲"、口角溃烂、口角炎，萎缩性舌炎，舌面光滑、发红，出现反复发作的口腔溃疡。眼、口、肛门等周围，肘、膝等处有对称性糜烂、过度角化的瘢痕。毛发变色，脱发。

（5）性发育障碍与性功能低下　性发育障碍是青少年锌缺乏的另一个主要表现，第二性征出现晚或没有。成人会出现勃起功能障碍、性欲减退、精子发育异常等表现。

（6）神经精神障碍　表现为精神萎靡、嗜睡，出现躯干和肢体的共济失调。

（7）胎儿生长障碍与畸形　胎儿无脑畸形可能与孕母缺锌有关。锌营养状况较差，妊娠结果较差，表现为早产儿、低出生体重儿和畸形儿的出生率高。

肠病性肢端皮炎是常染色体隐性遗传性疾病，是一种罕见的遗传性锌缺乏病。临床主要表现为皮炎、腹泻和脱发。好发于婴幼儿，特别是在断奶后。皮损好发于口周、外阴、肛周和四肢末端。头发稀疏、细软、无光泽，甲沟炎。常有口腔念珠菌感染。可有抑郁、淡漠等精神症状。

3. 诊断

锌缺乏病缺少特异性的临床表现，缺少特异性强、敏感的生化评价指标，诊断应该结合对患者的临床检查、膳食营养状况和一些实验室生化检验等综合进行。

4. 治疗

对锌缺乏病通常采用口服硫酸锌、醋酸锌、枸橼酸锌和葡萄糖酸锌等进行治疗。采用较小剂量，可达到相当的血锌水平，同时又可减少恶心、呕吐等胃肠道反应。口服剂量一般为锌元素15～20mg。

5. 预防

原发性锌缺乏病的预防，要调整膳食，选择适宜的食物，增加动物性食物的摄入量，特别是红肉、动物内脏类食物以及贝类食物等。继发于其他疾病的锌缺乏病，应结合原发性疾病的治疗，及时补充锌的丢失，或者在原发性疾病的治疗过程中，注意锌的补充。

十、碘缺乏病

缺碘引起的疾病称为碘缺乏病（IDD）。人体的碘来源于食物和饮水，自然环境缺乏碘引起本病，称为地方病。本病以甲状腺肿大为特征，也称为地方性甲状腺肿。

1. 缺乏原因

人类生活的外环境碘缺乏是造成本病大规模流行的最基本原因。高原、山区、丘陵地区土壤中的碘迁移、流失，使土壤、饮水的碘不足，生长的植物、动物也摄碘不足。长期生活在该地区的居民以当地的水、植物、动物为主要食物，导致碘摄入减少，易患地方性甲状腺肿。

长期生活在缺碘地区的居民,其子女在胚胎时期和出生后早期碘缺乏,导致甲状腺功能减退,中枢神经系统发育障碍,称为地方性克汀病。抗甲状腺素因子干扰甲状腺对碘的吸收、利用,长期摄入含有抗甲状腺素因子（β-硫代葡萄糖苷）的食物（萝卜、甘蓝、花椰菜等十字花科植物）,也会导致碘的缺乏,出现碘缺乏病。

2. 临床表现

（1）地方性甲状腺肿 甲状腺可有不同程度的肿大,甲状腺两侧呈对称的弥漫性肿大,腺体表面平滑,质地柔软,能随吞咽上下移动。甲状腺肿大分为三度,以患者本人的拳头为标准,拳头的1/3为Ⅰ度,拳头的2/3为Ⅱ度,整个拳头为Ⅲ度。甲状腺肿一般增长很慢。

较大的单纯性甲状腺肿可压迫邻近器官而产生症状,常见气管受压。结节性甲状腺肿,可继发甲状腺功能亢进症,也可发生恶变。

（2）地方性克汀病

① 精神发育迟滞：智力低下是克汀病的主要特点,思维缓慢迟滞。

② 聋哑：听力和言语障碍十分突出。

③ 斜视：是脑神经受损所致。

④ 运动功能障碍：下肢肌张力增强,腱反射亢进,出现病理反射,严重者呈痉挛性瘫痪。以四肢屈肌为主的肌肉强直,表现为轻度屈曲前倾姿态,做被动运动时显示强直,类似帕金森病的表现。

⑤ 甲状腺肿：轻度甲状腺肿大。

⑥ 生长发育落后：表现为体格矮小,性发育落后,克汀病面容（典型的面容包括：头大、额短、面方；眼裂呈水平状,眼距宽；塌鼻梁、鼻翼肥厚、鼻孔朝前；唇厚舌大,常呈张口伸舌状,流涎；表情呆滞,或呈傻相或傻笑）。

⑦ 甲状腺功能减退：主要表现为黏液性水肿；肌肉发育差、松弛、无力；皮肤粗糙、干燥；严重者体温低、怕冷；精神萎靡,表现迟钝或淡漠。

（3）碘缺乏病的疾病谱带　见表4-2。

表4-2　碘缺乏病的疾病谱带

发育时期	碘缺乏病的表现
胎儿期	1. 流产、死胎、先天畸形、围生期死亡率增高、婴幼儿期死亡率增高 2. 地方性克汀病 神经型：智力低下、聋哑、斜视、痉挛性瘫痪、不同程度的步态和姿态异常 黏肿型：黏液性水肿、侏儒、智力低下 3. 神经运动功能发育迟滞 4. 胎儿甲状腺功能减退
新生儿期	新生儿甲状腺功能减退、新生儿甲状腺肿
儿童期和青春期	甲状腺肿、青春期甲状腺功能减退、亚临床克汀病、智力发育障碍、体格发育障碍、单纯聋哑
成人期	甲状腺肿及其并发症、甲状腺功能减退、智力障碍、碘致性甲状腺功能亢进

3. 诊断

（1）地方性甲状腺肿诊断标准

① 患者居住在碘缺乏病区。

② 甲状腺肿大超过受检者拇指末节，或小于拇指末节而有结节者。

③ 排除甲状腺功能亢进症、甲状腺炎、甲状腺癌等其他甲状腺疾病。

病区8～10岁儿童的甲状腺肿大率大于5%，尿碘低于$100\mu g/L$，可以判定为地方性甲状腺肿流行。

（2）地方性克汀病诊断标准

① 出生、居住于低碘地方性甲状腺肿病区。

② 有精神发育不全，主要表现为不同程度的智力障碍。

③ 神经系统症状：不同程度的听力障碍、语言障碍和运动神经障碍。

④ 甲状腺功能减退症状：不同程度的身体发育障碍；不同

程度的克汀病形象；不同程度的甲状腺功能减退症表现，如黏液性水肿，皮肤、毛发干燥，X线骨龄落后和骨骺愈合延迟，血清T_4下降、促甲状腺激素（TSH）升高。

4. 治疗

（1）应多食含碘丰富的海带、紫菜等。

（2）症状严重或疑有恶变者应及时行手术治疗，施行甲状腺大部切除术。

5. 预防

推广碘盐，碘缺乏病发病率已大大降低。具体吃加碘盐还是吃不加碘盐，主要取决于所处地区是否缺碘。如果所处地区是缺碘的地区，应该执行食盐加碘；如果该地区不是缺碘地区而是富碘地区，比如沿海地区，进食海带、紫菜等海产品比较多，就可以考虑选择不加碘的食盐。

十一、硒缺乏与克山病

1. 病因

硒缺乏是克山病发病的重要原因，克山病是一种地方性心肌病。

2. 临床表现

表现为头晕、恶心、呕吐等症状。血压下降，心音弱，尤以第一心音减弱为主，并常有心律失常。因为心肌病变广泛、严重，心肌收缩力明显减弱，心排血量在短时间内大幅度减少，重者出现心源性休克。

出现明显的心力衰竭时，特别是急性左心衰竭，有咳嗽、呼吸困难、满肺水泡音等征象。严重者发生全心衰竭，出现颈静脉怒张、肝大及全身水肿等。

心脏代偿性肥大，心腔扩张明显，表现为慢性心功能不全。

3. 诊断

目前没有特异的诊断方法，需结合流行病学特点和临床表现，排除其他疾病进行确诊。

4. 治疗

早发现、早诊断、早治疗。积极治疗急性心功能不全，防止转为慢性型。心源性休克患者应首选大剂量维生素C静脉注射法（10%～12.5%维生素C注射液 5～10g，单独或加 25%～50%葡萄糖溶液 20mL 直接静脉注射。2～4h 后，视病情变化可重复应用相同剂量 1～2 次）。

5. 预防

补硒预防克山病的方法已被证实有效。主张补硒预防克山病的理由为：低硒是克山病流行的必要因素。因此，补充硒后，即使病区仍有其他致病因素存在，也不致引起克山病的流行。补充硒的方式如下。

（1）口服亚硒酸钠片或其他硒制剂，补硒量为 50～100μg/d。

（2）食物预防　使用硒盐（含亚硒酸钠 10～15μg/kg）及选择富硒食物（动物性食物如猪肾、蛋类、禽肉，水产品如小虾、鳝鱼、鳅鱼等，以及海产动物食品）。

第四节　常见慢性病的营养治疗

一、肥胖症

（一）概述

肥胖症是能量摄入超过能量消耗导致体内脂肪积聚过多而达到危害程度的一种慢性代谢性疾病。表现为脂肪细胞体积增大和（或）脂肪细胞数量增多。正常成年男性的脂肪组织占体重的 15%～20%，女性占 20%～25%。若成年男性脂肪组织超过体重的 20%～25%，女性超过 30%，即为肥胖。肥胖症患者常表现为体重超过相应身高体重标准值的 20%。

随着生活水平的改善和体力劳动的减少，肥胖症有逐年增加的趋势，已成为世界性的健康问题之一。在欧洲、美国和澳大利亚等发达地区，肥胖症的患病率很高。近年来，随着我国经济社会发展和人民生活水平的提高，儿童青少年营养与健康状况逐步改善，生长发育水平不断提高，营养不良率逐渐下降。但与此同时，由于儿童青少年膳食结构及生活方式发生深刻变化，加之课业负担重、电子产品普及等因素，儿童青少年营养不均衡、身体活动不足现象广泛存在，超重肥胖率呈现快速上升趋势，已成为威胁我国儿童身心健康的重要公共卫生问题。儿童青少年期超重、肥胖增长趋势如果得不到有效遏制，将极大影响我国年轻一代的健康水平，且会显著增加成年期肥胖、心脑血管疾病和糖尿病等慢性病过早发生的风险，给我国慢性病防控工作带来巨大压力，给个人、家庭和社会带来沉重负担。中国成人超重和肥胖的体质指数和腰围界限值与相关疾病危险的关系，见表4-3。

表4-3 中国成人超重和肥胖的体质指数和腰围
界限值与相关疾病[1]危险的关系

分类	体质指数 /(kg/m^2)	腰围/cm 男:<85 女:<80	男:85~95 女:80~90	男:≥95 女:≥90
体重过低[2]	<18.5	—	—	—
体重正常	18.5~23.9	—	增加	高
超重	24.0~27.9	增加	高	极高
肥胖	≥28	高	极高	极高

[1] 相关疾病指高血压、糖尿病、血脂异常和危险因素聚集。
[2] 体重过低可能预示有其他健康问题。
注：该表引自《中国成年超重和肥胖症预防与控制指南》。

（二）临床分型及表现

1. 临床分型

按病因和发病机制，肥胖症可分为单纯性肥胖和继发性肥胖两大类。前者是遗传因素和环境因素共同作用的结果，是一种慢性代谢异常疾病，它常与高血压、高脂血症、冠心病、2型糖尿病等集结出现或是这些疾病的重要危险因素。继发性肥胖是某些疾病（如甲状腺功能减退症、性功能减退症、下丘脑-垂体炎症、肿瘤、库欣综合征等）的临床表现之一。

2. 临床表现

肥胖症本身的症状多表现为非特异性，多数患者的症状与肥胖症的严重程度和年龄有着密切的关系。肥胖症患者的症状主要由机械性压力和代谢性紊乱两方面所引起，随着病情的发展可导致许多并发症的发生。

（1）一般表现

① 气喘：气喘是超重者的常有症状，由于肥胖常常使患者呼吸道受到机械性压迫，同时体内代谢率增加也使患者需要增加氧气的吸入，排出更多的二氧化碳，因此肥胖患者就像负重行走一样，患者走路往往感觉呼吸困难，气喘吁吁。另外，肥胖可加重患者原有呼吸系统疾病的症状，容易引起呼吸道感染，特别是手术后感染机会明显增多。

② 关节痛：肥胖患者常常有关节痛的症状。引起关节痛的原因主要是机械性损伤、进行性关节损害及其症状加重。超重患者多出现双手的骨关节病，而肥胖患者多伴有痛风症状。

（2）内分泌代谢紊乱　脂肪细胞不仅仅是机体贮存能量的地方，还可作为某些激素生成的场所，也可作为许多激素的靶细胞。因此，由于肥胖使患者脂肪细胞的激素作用发生了改变，腹内脂肪堆积更多。

① 高胰岛素血症：肥胖可使体内胰岛素作用下降，患者常出现高胰岛素血症，特别是腹部脂肪量明显增加的患者症状更明显。

② 对性激素分泌的影响：肥胖患者性激素分泌作用改变明显。由于体内脂肪过多，特别是腹部脂肪过多而引起机体排卵功能障碍、雄激素明显增多，因此女性肥胖患者常可出现月经紊乱，甚至停经的现象。肥胖也可引起机体雌激素显著增加，故青春期前的肥胖女孩月经初潮的时间提前。男性肥胖患者由于体内雄激素分泌明显减少而雌激素显著增多，皮肤变得细腻，可出现性欲下降或勃起功能障碍症状。

（3）消化系统的表现　肥胖患者往往食欲很好，进食量大，多可出现便秘、腹胀等消化系统症状。不少肥胖患者可伴有不同程度的脂肪肝，也可出现胆囊炎和胆石症。

(4) 并发症

① 肥胖低通气综合征：又称为皮克威克综合征，多发生于极度肥胖的患者，是肥胖症患者中一种常见、严重的并发症。发生的主要原因与患者胸腔、腹腔内脂肪组织增多，导致主持呼吸功能的胸腔容积缩小，膈肌运动受限，患者肺部通气、换气功能受限所致。患者临床主要表现为不能平卧、心悸、口唇发绀、全身水肿、呼吸困难等。随着病情的发展，患者出现间歇呼吸或潮式呼吸、神志不清、嗜睡或昏睡等。

② 睡眠呼吸暂停综合征：该综合征与肥胖症的气喘有关，发病隐匿，有时可能危及生命。该并发症的特点为睡眠中阵发性呼吸暂停，往往由其他人首先发现。肥胖患者如常常出现打鼾、睡眠质量差、醒后不能恢复精神的症状，提示可能患有这种综合征。病情严重时，由于较易发生低氧性心律失常，常可导致患者死亡。

③ 心血管疾病：重度肥胖患者由于脂肪组织增加，心脏排血量和心肌负担都相应加大，静脉回流受阻，静脉压和肺动脉压增高而使心脏长期负荷过重，出现心力衰竭。

④ 糖尿病：肥胖患者体内胰岛素受体异常，葡萄糖代谢异常，患者胰岛素的浓度往往是正常人的2~3倍。因此，肥胖患者发生糖尿病的风险相比于健康人群来说是明显增高的。

⑤ 胆囊疾病：肥胖症是胆石症的一个危险因素，肥胖者发生胆石症的危险性是非肥胖者的3~4倍。发生胆石症的相对危险随体质指数增加而增加。肥胖者胆汁内胆固醇过饱和、胆囊收缩功能下降是胆石症形成的因素。此外，急慢性胆囊炎也在肥胖者中多见。

(三) 治疗

控制食物摄入和坚持体育锻炼是目前治疗单纯性肥胖的有效方法。肥胖患者必须要有一个长期减肥计划，改变原有的不合理的饮食习惯，长期控制食物进食量，同时积极进行体育锻炼，增加机体能量的消耗，以改变患者体内能量积蓄过多的现象，达到减肥的目的。但肥胖患者在控制膳食能量摄入的同时，应注意保证机体蛋白质和其他各种营养素的需要，使机体摄入的能量小于消耗的能量，并持之以恒，使体重逐渐降低，接近理想体重，以达到减轻体重的目的。

1. 营养治疗

（1）限制膳食总能量　肥胖患者应逐步减少膳食摄入总量，使机体逐步适应这种状况。患者不能在短时间内骤然减少能量摄入，以防止出现不适症状。同时，肥胖患者应坚持适宜的体育锻炼，以增加机体的能量消耗。应按照肥胖程度来制订减肥计划，轻度肥胖患者体重每月减轻 0.5～1.0kg 较为合适，中度以上肥胖患者体重每月减轻 2.0～4.0kg 较为合适。以限制膳食总能量来治疗肥胖可分为下列 3 种疗法。

① 节食疗法：每天摄入的能量在 5021～7531kJ（1200～1800kcal），其中脂肪占总能量的 20%、蛋白质 20%～25%、碳水化合物 55%。适合轻度肥胖患者。

② 低能量疗法：每天摄入的能量在 2510～5021kJ（600～1200kcal）。如果患者每天减少能量摄入 2092～2929kJ（500～700kcal），则需要 4～10 天达到治疗要求。

③ 极低能量疗法：每天摄入的能量控制在 2510kJ（600kcal）以下则称为极低能量疗法，也称为半饥饿疗法。

极低能量疗法不是肥胖膳食治疗的首选方法，仅仅适用于节食疗法治疗不能奏效的肥胖患者或顽固性肥胖患者，而不适用于生长发育期的儿童、孕妇以及有重要器官功能障碍的患者。极低能量疗法的治疗时间通常为 4 周，最长不超过 8 周。应在医生的密切观察下接受治疗，不可在门诊或患者自己在家中进行。在执行极低能量疗法之前，需要进行 2～4 周的临床观察，在此期间确认使用极低能量疗法的必要性、可行性以及进行健康检查，然后转入极低能量疗法。

根据以往的研究结果，采用极低能量疗法在 1 周内男性患者可减重 1.5～2.0kg，女性患者可减重 1.0～1.5kg，1 个月可减重 7~10kg。在开始治疗前 2 周，减重效果比较明显，此后减重的速度逐渐减慢。在治疗的前 2 周，主要丢失的是水分和瘦体组织，出现负氮平衡，在 3~4 周以后，负氮平衡逐渐恢复。

如果在治疗开始后 4 周，氮平衡为负氮平衡，并且白蛋白、视黄醇结合蛋白在正常值的下限以下，则应考虑停止使用极低能量疗法。如果在治疗过程中出现进行性的贫血、肝功能异常、严重的电解质紊乱特别是低钙血症、心律失常等症状，应及早停止极低能量疗法。

极低能量疗法的不良反应有较重的饥饿感、头痛、乏力、恶心、呕吐、腹痛、腹泻、注意力不集中等，但是这些症状在治疗开始 1 周以后便逐渐缓解。

在极低能量疗法停止以后，不可直接恢复到正常膳食，因为这样会突然加重肾脏负担，造成肾功能损害。可采用节食疗法继续进行减肥治疗，节食疗法可进行 6~8 周，在此期间体重可有反弹，但不会超过极低能量疗法之前的体重。

极低能量疗法在短期内的减肥效果是很明显的，但是在治疗后的 1~2 年，半数以上的患者出现体重大幅度的反弹，这是极低能量疗法的最大缺点。

（2）适当的营养素供给比例

① 保证适当的供能营养素的能量比例：肥胖营养治疗的三大营养素分配原则是蛋白质占总能量的 25%，脂肪占 15%，碳水化合物占 60%。在低能量疗法中，蛋白质摄入不宜过高。如果蛋白质摄入过多会导致肝肾功能损伤。采用低能量疗法的中度以上肥胖患者，在蛋白质的选择中，动物性蛋白质可占总蛋白质的 50% 左右，蛋白质提供的能量占膳食总能量的 20%~30%。肥胖患者要控制膳食总能量的摄入，应限制脂肪供给，特别是限制动物脂肪。肥胖患者的烹调油应选择橄榄油、茶油、葵花籽油、玉米油、花生油、豆油等。

② 保证维生素和矿物质的供给：肥胖患者在进行营养治疗时，往往因为膳食总量摄入减少而导致维生素和矿物质供给不

足，肥胖患者体内容易出现维生素 B_1、维生素 B_2、烟酸、钙、铁等缺乏，因此患者必须注意合理选择食物和搭配膳食，如多吃新鲜蔬菜、水果、豆类等食物，每天饮用牛奶。如果肥胖患者有明显的维生素和矿物质等营养素缺乏症状，可在医生的指导下，适量服用多种维生素和矿物质制剂。

③ 增加膳食纤维摄入：肥胖患者常会有便秘的症状，适当增加膳食纤维的摄入不仅有助于缓解便秘症状，还可以减少机体对脂肪和糖的吸收。

(3) 改变不良的饮食习惯　肥胖患者常常会有许多不良的饮食习惯，如不吃早餐，午餐和晚餐特别是晚餐进食过多，爱吃零食、甜食，进餐速度过快等。如果肥胖患者改变这些不良的饮食习惯，对于其自身减肥具有事半功倍的效果。肥胖患者在进行营养治疗时，最好不要饮酒，酒类主要成分为乙醇，1mL 乙醇可提供能量 29.3kJ（7kcal）。肥胖患者如不注意控制饮酒，常常导致减肥失败。

2. 其他治疗方法

(1) 运动疗法　运动的作用就是增加脂肪的氧化和燃烧，肥胖患者活动量要相当大，能量消耗才明显。肥胖患者往往因为自身太胖、运动不灵活而不愿意参加体育锻炼，可选择低强度容易坚持的活动项目来进行运动疗法，如散步、骑自行车等活动，可作为肥胖患者首选的活动项目。运动疗法应与营养疗法结合起来使用，而且必须持之以恒，才能取得理想的减肥效果。

(2) 心理治疗　部分肥胖儿童由于常常受到排斥和嘲笑，因而自卑感强，性格逐渐变得内向抑郁，从而不愿参加集体活动，郁郁寡欢，不愿活动，这些行为、心理方面的异常又常常因进食而得到安慰。适当的心理治疗可以改变这种习惯，从而保持正常体重。

(3) 外科手术治疗　各种方法治疗肥胖症无效后，在必要的条件下，可求助外科手术，治疗肥胖。

① 将肠道缩短：通过切除手术，将肥胖患者的小肠缩短，减少小肠吸收营养素的面积，降低机体对能量的吸收而达到减肥的目的。

② 缩小胃的容积：通过切除 1/3 胃的手术，将胃的容量缩小，限制肥胖患者的进食量，从而达到减肥的目的。

③ 去脂肪术：可以根据患者的肥胖程度和肥胖特点，选择采用局部或全身性脂肪抽吸术或脂肪分离术。

a. 脂肪抽吸术是根据脂肪组织密度小、质地比较疏松的特点而设计的一种手术方法，比较受美容者的青睐。手术时医生先在患者欲消除脂肪部位的皮肤上切一个小口，然后将一根尾端连接在吸引器上、直径 10～15cm、外壁有多个吸槽的不锈钢管（吸刮器）插入到患者皮下脂肪层内，然后启动吸引器，利用负压的原理将脂肪组织吸出体外。进行全身吸脂减肥手术应遵循"少量多次"的原则。抽吸部位少，创伤就小，恢复也就快，痛苦相对较少，不需要全身麻醉。反之，大面积脂肪抽吸的创伤大，痛苦大，恢复慢，且需要大量使用麻醉药品，增加发生麻醉意外的风险。

b. 脂肪分离术是将患者欲消除脂肪部位的皮肤切开、掀起，然后把皮下脂肪层内的脂肪组织分离出来并给予切除，由于皮下脂肪层脂肪切除后，患者原来紧绷的皮肤和组织会变得比较松弛，因此在缝合皮肤的时候常常需要同时切除一部分多余的皮肤组织。与脂肪抽吸术相比，脂肪分离手术难度较大，对患者造成的创伤也比较重。

二、原发性高血压

（一）概述

高血压是指动脉收缩压或舒张压增高，常伴有以心、脑、肾和视网膜等器官功能性或器质性改变为特点的全身性疾病。高血压可分为原发性高血压和继发性高血压，病因不明的高血压称为原发性高血压，占所有高血压患者的 90% 以上。血压升高是由某些疾病引起的，病因明确的，称为继发性高血压。

原发性高血压是一种某些先天性遗传基因与许多致病性增压因素和生理性减压因素相互作用而引起的多因素疾病，这些因素主要包括：

1. 遗传因素

原发性高血压是一种多基因遗传性疾病。流行病学调查发现，高血压患者的孪生子女高血压的患病率明显提高，尤其是单卵双生者；父母均患高血压者，其子女患高血压概率高达45%，相反，双亲血压均正常者，其子女患高血压的概率仅为3%。

2. 高钠、低钾膳食

人群中，钠盐（氯化钠）摄入量与血压水平和高血压患病率呈正相关，而钾盐摄入量与血压水平呈负相关。膳食钠/钾比值与血压的相关性更强。高钠、低钾膳食是我国大多数高血压患者发病的主要危险因素之一。我国大部分地区，人均每天盐摄入量为12~15g。在盐与血压的国际协作研究中，反映膳食钠/钾量的24h尿钠/钾比值，我国人群在6以上，而西方人群仅为2~3。

3. 超重和肥胖

身体脂肪含量与血压水平呈正相关。体质指数（BMI）与血压水平呈正相关，BMI每增加$3kg/m^2$，4年内发生高血压的风险，男性增加50%，女性增加57%。我国24万成人随访资料的汇总分析显示，BMI$\geqslant 24kg/m^2$者发生高血压的风险是体重正常者的3~4倍。身体脂肪的分布与高血压发生也有关。腹部脂肪聚集越多，血压水平就越高。腰围男性$\geqslant 90cm$或女性$\geqslant 85cm$，发生高血压的风险是腰围正常者的4倍以上。

4. 饮酒

过量饮酒也是高血压发病的危险因素，人群高血压患病率随饮酒量增加而升高。虽然少量饮酒后短时间内血压会有所下降，但长期少量饮酒可使血压轻度升高，过量饮酒则使血压明显升高。

5. 精神紧张

长期精神过度紧张也是高血压发病的危险因素，长期从事高度精神紧张工作的人群高血压患病率增加。

6. 其他危险因素

高血压发病的其他危险因素包括年龄、缺乏体力活动等。

(二) 临床表现

当收缩压≥140mmHg和（或）舒张压≥90mmHg，可诊断为高血压。高血压是常见的全身性慢性疾病，在各种心血管病中患病率最高。高血压对心、脑、肾、眼等器官造成损害，引起严重的并发症，是脑卒中和冠心病的重要危险因素。高血压起病隐匿，病情发展缓慢，患者在早期多无不适症状，常在体检时才发现。患者早期血压不稳定，容易受情绪、生活变化的影响而波动。随着血压持续增高，患者会出现头痛、头晕、头颈疼痛。长期高血压可引起肾、心和眼睛的病变；出现精神情绪变化、失眠、耳鸣、日常生活能力下降、生活懒散、易疲劳、厌倦外出和体育活动、易怒和神经质等症状。

1. 一般症状

大多数原发性高血压见于中老年人，起病隐匿，进展缓慢，病程长达十多年至数十年，初期很少有症状，约半数患者因体检或因其他疾病就医时测量血压后，才偶然发现血压增高，不少患者一旦知道患有高血压后，反而会出现各种各样的神经症样症状，诸如头晕、头胀、失眠、健忘、耳鸣、乏力、多梦、易激动等，1/3~1/2高血压患者因头痛、头胀或心悸而就医，也有不少患者直到出现高血压的严重并发症和靶器官功能性或器质性损害才就医。

2. 靶器官损害症状

（1）心脏　高血压的心脏损害症状主要与血压持续升高有关，后者可加重左心室后负荷，导致心肌肥厚，继之引起心腔扩大和反复心力衰竭发作。高血压是冠心病的主要危险因素，常合并冠心病，可出现心绞痛、心肌梗死等症状。高血压早期左心室多无肥厚，且收缩功能正常，随病情进展可出现左心室向心性肥厚，此时其收缩功能仍多属正常。随着高血压性心脏病变和病情加重，可出现心功能不全的症状，如心悸、劳力性呼吸困难，若血压和病情未能及时控制，可发生夜间阵发性呼吸困难、端坐呼吸、咳粉红色泡沫样痰、肺底出现水泡音等急性左心衰竭和肺水肿的征象，心力衰竭反复发作，左心室可产生离心性肥厚，心腔扩大，此时，左心室收缩、舒张功能均明显损害，甚至可发生全心衰竭。

（2）肾脏　原发性高血压肾损害主要与肾小动脉硬化有关。早期无明显症状，随病情进展可出现夜尿增多并伴随尿电解质排泄增加，表明肾脏重吸收功能已开始减退，继之可出现尿液检查异常，如出现蛋白尿、管型尿、血尿等。高血压有严重肾损害时可出现慢性肾功能衰竭症状，患者可出现恶心、呕吐、厌食、代谢性酸中毒和电解质紊乱等症状。由于氮质潴留和尿毒症，患者常有贫血和神经系统症状，严重者可出现嗜睡、谵妄、昏迷、抽搐、消化道出血等，但高血压患者死于尿毒症者在我国仅占高血压死亡病例的 $1.5\% \sim 5\%$，且多见于急进型高血压。

（3）脑　高血压可导致脑小动脉痉挛，产生头痛、眩晕、头胀、眼花等症状，当血压突然显著升高时可产生高血压脑病，出现剧烈头痛、呕吐、视力减退、抽搐、昏迷等脑水肿和颅内高压症状，若不及时抢救可以致死。最主要的并发症是脑出血和脑梗死，持续性高血压可使脑小动脉硬化，导致微动脉瘤形成。患者常在血压波动、情绪激动、用力等情况下，出现动脉瘤破裂出血，部分病例可在无先兆的情况下破裂出血。脑出血一旦发生，患者常表现为突然晕倒、呕吐和出现意识障碍，根据出血部位不同可出现偏瘫、口角歪斜、中枢性发热、瞳孔大小不等，若血液流入蛛网膜下腔时可出现颈项强直等脑膜刺激征象。高血压引起脑梗死多见于 60 岁以上伴有脑动脉硬化的老年人，常在安静或睡眠时发生，部分患者脑梗死发生前可有短暂性脑缺血发作（TIA），表现为一过性肢体麻木、无力、轻瘫和感觉障碍。

（三）治疗原则

原发性高血压治疗的主要目标是最大程度地降低心血管并发症发生与死亡的总体危险。抗高血压治疗包括非药物治疗和药物治疗两种方法，大多数患者需长期，甚至终身坚持治疗。定期测量血压；规范治疗，改善治疗依从性，尽可能实现降压达标；坚持长期平稳有效地控制血压。

高血压与食盐的过量摄入、大量的酒精摄取、肥胖、能量过剩、睡眠不足、失眠等因素有关。轻型高血压无器官损害的患者，可先行饮食治疗，治疗3～6个月如效果不好再同时用药物治疗。中度和重度高血压患者，有靶器官损害者，或合并糖尿病、冠心病者均应采用药物降压治疗。降压治疗的药物应用应遵循4项原则，即小剂量开始，优先选择长效制剂，联合应用及个体化。选用一种降压药，如效果不理想，可选用另一种药物，必要时可同时选用2～3类药物治疗。高血压患者因目前无高血压特殊治疗药物，只能通过长期服用降压药来稳定血压，因此，应选用副作用小且长效的降血压药物。

(四) 营养治疗

高血压营养治疗的目的是通过营养素的平衡摄入，限制食盐和减少酒精的摄入，使心排出量恢复正常，总外周阻力下降，降低血压、减少药物用量，最终使血压恢复正常，减少高血压的并发症。

1. 限制食盐，适当补钾

食盐含大量钠离子，人群普查和动物实验都证明，吃盐越多，高血压病患病率越高，限盐后血压降低。

低钠饮食时，全天钠的摄入应保持在500mg，以维持机体代谢，防止低钠血症，供给食盐以2～5g/d为宜。美国对高血压患者提出每日摄入钠盐的量为小于2g。在日常膳食中，天然含钠盐为2～3g，因此，烹调时，仅能加入1g盐，这对吃惯重口味膳食的患者来说是很不习惯的，一定要慢慢适应，坚持清淡饮食。

钾离子能阻止过高食盐饮食引起的血压升高，对轻型高血压还具有降压作用。增加钾离子摄入量有利于钠离子和水的排出，有利于高血压的治疗。患者应多吃新鲜的绿叶菜、豆类、水果等食物。

2. 能量的限制

肥胖是导致高血压病的原因之一，体重每增加12.5kg，收缩压上升1.3kPa（10mmHg），舒张压升高0.9kPa（7mmHg），说明体重增加对高血压治疗大为不利。肥胖者应减肥，但不能减肥过快，体重减轻以每周0.5～1kg为宜，尽可能达到理想体重。中度以上肥胖者宜限制每天摄入能量在5021kJ（1200kcal）以下,或每千克体重63～84kJ(15～20kcal)。

3. 补钙、补镁

钙离子与血管的收缩和舒张有关,钙有利尿作用,有降压效果。摄入含钙丰富的食物,能减少患高血压的可能性。补钙食物有牛奶、海带、豆类及新鲜蔬菜等。但补钙对慢性肾功能不全的患者是不妥的。

镁离子缺乏时,血管紧张素和血管收缩因子增加,可能引起血管收缩,导致外周阻力增加。补充镁离子的食物有香菇、菠菜、豆制品、桂圆等。

4. 限酒、戒烟

中医认为少量饮酒可扩张血管、活血通脉、助药力、增食欲、消疲劳,但长期饮酒危害大,可诱发酒精性肝硬化,并加速动脉硬化,使高血压病发病率增加。

香烟中的尼古丁刺激心脏,使心跳加快,血管收缩,血压升高,促使钙盐、胆固醇等在血管壁上沉积,加速动脉硬化的形成。

5. 合理选择食物

高血压患者应多吃保护血管和降血压的食物,如芹菜、胡萝卜、番茄、荸荠、黄瓜、木耳、海带、香蕉等。患者也应多吃降脂食物,如山楂、大蒜、洋葱、海带、绿豆、香菇等。此外,草菇、香菇、平菇、蘑菇、黑木耳、银耳等蕈类食物营养丰富,味道鲜美,对防治高血压病、脑出血、脑血栓形成等均有较好效果。有些食物高血压病患者应该禁忌,如所有过咸食物及腌制品、蛤贝类、皮蛋,以及辛辣刺激性食物。

6. 建立良好的饮食习惯

高血压患者应定时定量进餐,宜少量多餐,每天4～5餐,避免过饱。

三、血脂异常和脂蛋白异常血症

(一)概述

血脂异常是指血清中胆固醇(CH)、三酰甘油(TG)、低密度脂蛋白胆固醇（LDL-C）水平升高，高密度脂蛋白胆固醇（HDL-C）水平降低。由于血浆中的胆固醇和三酰甘油是疏水分子，不能直接在血液中被转运，必须与血液中的蛋白质和其他类脂（如磷脂）一起组合成亲水性的球状巨分子复合物——脂蛋白。所以，血脂异常表现为脂蛋白异常血症。

随着人们生活质量的提高，食入高蛋白、高脂肪饮食机会增多，加上运动量减少，血中的脂肪由于没法燃烧消耗而积聚，从而导致血脂异常。近年来，我国血脂异常患者越来越年轻化。45岁以上中年人、肥胖者、有血脂异常家族遗传史者、经常参加吃喝应酬者、从事高度精神紧张工作者，都属于高危人群，应定期每年至少检查一次血脂。

（二）临床分型及表现

血脂异常的临床表现主要是脂质在真皮内沉积所引起的黄色瘤和脂质在血管内皮沉积所引起的动脉粥样硬化。尽管血脂异常可引起黄色瘤，但其发生率并不是很高；而动脉粥样硬化的发生和发展又是一个缓慢渐进的过程。因此在通常情况下，多数患者并无明显症状和异常体征。血脂异常对身体的损害是隐匿、逐渐、进行性和全身性的。早期的血脂异常患者多数没有临床症状，这也是很多人不重视早期诊断和早期治疗的重要原因。大量研究资料表明，血脂异常是脑卒中、冠心病、心肌梗死、心脏性猝死独立而重要的危险因素。此外，血脂异常也是促进高血压病、糖耐量异常、糖尿病的一个重要危险因素。

血脂异常主要是由体内脂质代谢异常引起的，是临床常见血液循环疾病之一。用超速离心法可将血浆脂蛋白分为4大类：乳糜微粒（CM）、极低密度脂蛋白（VLDL）、低密度脂蛋白（LDL）、高密度脂蛋白（HDL）。用电泳方法可将脂蛋白分为α-脂蛋白、前β-脂蛋白、β-脂蛋白和乳糜微粒四种。

① 乳糜微粒：由小肠黏膜细胞合成，是食物脂类吸收以后的运输工具，主要是运输外源性脂类，特别是外源性三酰甘油进入血液循环。三酰甘油约占乳糜微粒重量的80％以上。

② 极低密度脂蛋白：相当于电泳法中的前 β-脂蛋白。极低密度脂蛋白由肝细胞合成，肝细胞能将体内过剩的葡萄糖转变成三酰甘油，与脂蛋白中动员出来的脂酸合成极低密度脂蛋白，分泌进入血液。极低密度脂蛋白的主要功能是运输内源性脂类，尤其是内源性三酰甘油。

③ 低密度脂蛋白：是运输胆固醇的主要形式，正常情况下，低密度脂蛋白是极低密度脂蛋白的降解产物，它所携带的胆固醇是肝内合成的，为内源性胆固醇，低密度脂蛋白可通过细胞膜上的受体使胆固醇进入外周细胞而被利用。当血液中的低密度脂蛋白过多，超过生理需要时，它可通过内皮系统的吞噬细胞清除，即"清道夫"途径。

④ 高密度脂蛋白：高密度脂蛋白是由肝脏合成的，小肠壁也可合成少量，乳糜微粒的残体也可形成高密度脂蛋白。高密度脂蛋白能将周围组织中包括动脉壁内的胆固醇转运到肝脏进行代谢，还具有抗低密度脂蛋白氧化的作用，并能促进损伤的内皮细胞修复。

临床上根据脂蛋白电泳的结果将血脂异常分为 5 型：

Ⅰ型：为高乳糜微粒血症，由于脂蛋白脂酶（一种负责把乳糜微粒从血中清除出去的酶）缺陷或缺乏，导致乳糜微粒水平升高。

Ⅱa型：为 β-脂蛋白和胆固醇增高，三酰甘油正常。患者皮肤、肌腱、角膜上可出现黄色脂肪沉积，动脉粥样硬化加快，可引起肝功能不全、肾病及甲状腺功能亢进症等并发症。

Ⅱb型和Ⅲ型：为高 β-脂蛋白和高前 β-脂蛋白血症。患者皮肤上可出现黄色或橙色瘤体，动脉粥样硬化加快。

Ⅳ型：为前 β-脂蛋白增高。临床上多见于 30 岁以上肥胖患者，发病多与遗传因素和饮食不当密切相关。患者可出现血尿酸增高，葡萄糖耐量异常。

Ⅴ型：为乳糜微粒和前 β-脂蛋白都升高，是Ⅰ型和Ⅱ型的混合型。患者可出现皮肤黄斑、肝脾大，血尿酸增高，葡萄糖耐量异常。

(三) 治疗原则

饮食治疗是血脂异常治疗的基础，无论是否采取任何药物治疗，患者首先必须进行饮食治疗。饮食治疗无效果或患者不能接受饮食治疗时，才可采用药物治疗。患者在服用降脂药物期间也应注意饮食控制，以增强药物的疗效。

(四) 营养治疗

1. 注意能量平衡

很多血脂异常患者都是肥胖患者，可通过限制膳食能量摄入，同时增加运动，以促进体内脂肪分解，达到理想体重。血脂异常患者应在确保必要营养的前提下，逐步减少能量的摄入，避免暴饮、暴食，不吃过多甜食。

2. 限制富含高胆固醇膳食

胆固醇是人体不可缺少的物质，但摄入过多会对身体产生危害。血脂异常患者每天膳食胆固醇供给量一般在 300mg 以下，如摄入量超过 700mg，血胆固醇增高的可能性很大。富含胆固醇的食物有蛋黄、奶油、动物脑、鱼子、动物内脏等，特别是动物肝脏及脂肪丰富的肉类，患者要少吃。患者禁食肥肉、动物内脏、奶油蛋糕等。植物固醇存在于稻谷、小麦、玉米、菜籽等植物中，植物固醇在植物油中呈现游离状态，具有降低胆固醇的作用，而大豆中的豆固醇有明显的降血脂作用，因此提倡患者多吃豆制品。

3. 限制高脂肪膳食

食物中的脂肪都是三酰甘油，摄入后 90% 由肠道吸收，每天脂肪摄入量应控制在总能量的 30% 以内。患者每日摄入 20～30g 脂肪为宜。饱和脂肪酸摄入过多，脂肪容易沉积在血管壁上，增加血液的黏稠度。饱和脂肪酸长期摄入过多，可使三酰甘油升高，并有加速血液凝固作用，促进血栓形成。而多不饱和脂肪酸能够使血液中的脂肪酸向着健康的方向发展，能够减少血小板凝聚，并增加抗凝血作用，能够降低血液的黏稠度。因此提倡多吃海鱼，以保护心血管系统，降低血脂。烹调时，应采用植物油，少吃动物油。

4. 供给充足的蛋白质

蛋白质的来源非常重要，宜选择富含优质蛋白质的食物，且植物蛋白质的摄入量要在50%以上。

5. 多吃富含维生素、矿物质和膳食纤维的食物

患者应多吃各种水果、蔬菜和薯类，这些食物含有丰富的维生素C、矿物质和膳食纤维，能够降低三酰甘油、促进胆固醇的排泄，特别是要多吃深色和绿色蔬菜。膳食纤维大量存在于糙米、麦片等未经深加工的谷类，以及深色蔬菜、海藻、薯类、豆类等食物中。

6. 加强体力活动和体育锻炼

体力活动和体育锻炼不仅能增加能量的消耗，而且可以增强机体代谢，提高体内某些酶，尤其是脂蛋白酶的活性，有利于体内三酰甘油的运输和分解，从而降低血中的脂蛋白水平。

7. 戒酒

酗酒或长期饮酒，可以刺激肝脏合成更多的内源性三酰甘油，使血液中低密度脂蛋白的浓度增高引起血脂异常。因此，中年人还是以不饮酒为好，如要饮酒，以少量饮用红酒为好。

8. 避免过度紧张

情绪紧张、过度兴奋，可以引起血中胆固醇及三酰甘油水平升高。患者如果出现这种情况，可注射小剂量的镇静药。

9. 吃清淡少盐的食物，多喝清水

成人每日饮6~8杯水，食盐总量控制在3g以下。

四、冠状动脉粥样硬化性心脏病

（一）概述

冠状动脉粥样硬化性心脏病（简称冠心病）是指由于冠状动脉硬化使管腔狭窄或阻塞导致心肌缺血、缺氧而引起的心脏病。

冠心病是一个全球性的健康问题，发病年龄有相对年轻化趋势。冠心病是猝死的主要原因。随着生活水平的提高，膳食结构的不合理、吸烟等不良因素的影响，冠心病的发病率在逐年上升，十余年来增加了2~3倍，成为致死的主要原因之一。冠心病多发于40岁以上的人群，男性高于女性，且以脑力劳动者多见。

冠心病的预防必须从儿童时期开始，必须养成良好的生活习惯，合理膳食，避免摄入过多的脂肪和大量的甜食，加强体育锻炼，预防肥胖、高脂血症、高血压和糖尿病的发生。超重和肥胖者更应注意减少能量摄入，并增加运动量，将体重降低到理想范围。高脂血症、高血压和糖尿病患者，要积极控制好血压、血糖和血脂，消除冠心病的危险因素。

（二）临床分型及表现

根据冠状动脉病变的位置、程度和范围不同，可以将冠心病分为5种类型。

1. 隐匿型

患者无明显临床症状，仅在体检时发现心电图呈缺血性改变或出现放射性核素心肌显像改变。此型也称为无症状性冠心病。

2. 心绞痛型

心绞痛型是由冠状动脉供血不足，心肌急剧、暂时性缺血与缺氧所引起的临床综合征。主要表现为阵发性的胸骨后压榨样疼痛，可放射至心前区与左上肢，常常由劳动或情绪激动诱发，持续数分钟，休息或用硝酸甘油制剂后可缓解症状。

3. 心肌梗死型

此型为冠心病较为严重的类型，由冠状动脉阻塞、心肌急性缺血性坏死所引起。患者有剧烈而较持久的胸骨后疼痛、发热、白细胞增多和进行性心电图变化，可导致心律失常、休克或心力衰竭。

4. 缺血性心力衰竭型

长期心肌缺血可导致心肌逐渐纤维化，表现为心脏增大、心力衰竭和心律失常。

5. 猝死

多为心脏局部发生电生理紊乱或起搏、传导功能发生障碍，引起严重心律失常，导致心搏骤停，患者可在发病6h内死亡。

（三）治疗原则

冠心病的治疗包括以下几种。①生活习惯改变：戒烟限酒，低脂、低盐饮食，适当体育锻炼，控制体重等；②药物治疗：抗血栓（抗血小板、抗凝），减轻心肌氧耗（β受体阻滞剂），缓解心绞痛（硝酸酯类），调脂稳定斑块（他汀类调脂药）；③血运重建治疗：包括介入治疗（血管内球囊扩张成形术和支架植入术）和外科冠状动脉旁路移植术。药物治疗是所有治疗的基础。介入和外科手术治疗后也要坚持长期的标准药物治疗。患者可根据病情的轻重选择不同的临床治疗方法，同时积极配合饮食治疗，达到缓解症状、恢复心脏功能、延长患者生命、提高生活质量的目的。

（四）营养治疗

1. 控制总能量

40岁以上人群应注意预防肥胖，尤其对有肥胖家族史者，其体重超过标准体重者，每日应减少膳食总能量摄入，以降低体重，力求达到标准体重。患者每天比正常供给量减少2510～3347kJ（600～800kcal）膳食能量摄入，每月可降低体重3kg左右。患者切忌暴饮暴食，要少量多餐，避免吃得过饱，每日最好4～5餐。

2. 限制脂类

每天脂肪的摄入量应控制在总能量的20%，不应超过25%。动物脂肪量应低于10%，不饱和脂肪酸和饱和脂肪酸之比应保持在1.5∶1为宜，适当地吃些瘦肉、家禽、鱼类。海鱼的脂肪中含有多不饱和脂肪酸，它能够影响人体脂质代谢，降低血清胆固醇、甘油三酯、低密度脂蛋白和极低密度脂蛋白，从而保护心血管，预防冠心病。

每天胆固醇摄入量应控制在 300mg 以下，应避免食用过多的动物性脂肪和富含胆固醇的食物。因为一个鸡蛋中的胆固醇接近 300mg，以往均建议冠心病患者应控制鸡蛋的摄入，每日摄入半个鸡蛋或每两日一个鸡蛋。但现在的研究结果表明，鸡蛋蛋黄中富含卵磷脂，卵磷脂可以促使体内脂肪和胆固醇排出，使血中高密度脂蛋白增高，对心血管有保护作用，人们食入鸡蛋后对自身血胆固醇的浓度没有明显影响。美国医学家的临床试验报告指出，蛋黄中的卵磷脂具有从体内排出血清胆固醇的作用，是高血压、动脉粥样硬化和阿尔茨海默病的"克星"。

3. 适量碳水化合物和蛋白质

碳水化合物摄入应占总能量的 65% 左右，宜选用含多糖类食物，少用蔗糖和果糖，肥胖者主食应限制，可吃些粗粮、蔬菜、水果等纤维素高的食物。也可用马铃薯、山药、藕、芋艿、荸荠等根（块）茎类食物代替部分主食，这样可避免主食过于单调。

患者应摄入适量的蛋白质，以满足身体的需要，每日按照 1.2~2.0g/kg 供给，约占总能量的 15%。鱼类肉质嫩易于消化吸收，含有丰富的多不饱和脂肪酸，可每周吃 2~3 次，每次 200g 左右，烹饪方法以清炖和清蒸为主。黄豆及其制品含植物固醇较多，有利于胆酸的排出，可减少体内胆固醇的合成，可多吃豆腐、豆干、绿豆汤等食物。患者不必禁忌牛奶，因为 250mL 牛奶中仅含脂肪 9g、胆固醇 30mg，而且牛奶含有抑制体内胆固醇合成的因子，因此，患者每天可饮 250mL 牛奶，并可吃 1 个鸡蛋。

4. 控制钠的摄入

冠心病患者往往合并高血压，每日钠盐摄入一般应控制在 5g 以下，中度以上心功能不全患者每天应控制在 3g 以下。

5. 补充维生素和矿物质

患者在平时应注意补充富含 B 族维生素、维生素 C、维生素 E 的食物，多食用新鲜绿叶蔬菜，深色蔬菜富含维生素 C 和胡萝卜素，并含有丰富的膳食纤维，可减少体内胆固醇吸收。

6. 禁饮烈性酒，提倡喝淡茶

患者应禁饮 56 度以上的白酒，如喜欢饮酒，可少量饮用酒精浓度较低的啤酒、黄酒、葡萄酒。

茶叶中含有茶碱、维生素 C 和单宁酸。茶碱能吸附脂肪，减少肠道对脂肪的吸收，有助于消化并有收敛作用。茶油含有不饱和脂肪酸，有降胆固醇的功能。一般泡制的淡茶，每日 4~6 杯，能助消化及利尿。不要喝浓茶，因浓茶中咖啡因量过多，易影响睡眠，对冠心病不利。

7. 食物选择

（1）适宜食物　谷类、鲜牛奶、酸牛奶、脱脂牛奶、鸡蛋、鱼、虾、去皮鸡肉、猪瘦肉、绿叶蔬菜、水果、鲜菇、黑木耳、豆类及豆类制品、核桃仁、芝麻等。

（2）限制食物　去脂肪的牛羊肉、火腿、贝类等。

（3）禁用食物　含动物脂肪高的食物，如肥羊肉、肥猪肉、肥鹅肉、剁碎猪五花肉的肉馅；高胆固醇食物，如动物内脏、鱼子、蟹黄、猪皮、带皮猪蹄、全脂奶油、腊肠等；刺激性食物，如芥末、辣椒、胡椒、咖喱等。

五、糖尿病

（一）概述

糖尿病是常见病、多发病，是一组由胰岛素分泌和作用缺陷所导致的碳水化合物、脂肪、蛋白质等代谢紊乱，以长期高血糖为主要表现的综合征。糖尿病是多基因疾病，因其遗传易感性和广泛的遗传异质性，临床表现差异很大，中医称为消渴。随着人们生活条件的不断提高，膳食营养过剩，体力活动减少，工作压力大、强度高，应急状态增多，全世界各地糖尿病发病率也随之有所增高。

糖尿病的诊断一般不难，糖尿病症状（指多尿、烦渴多饮和难以解释的体重减轻）加任意时间血浆葡萄糖≥11.1mmol/L，或空腹血浆葡萄糖（FPG）≥7.0mmol/L，或 OGTT 2hPG（口服葡萄糖耐量试验中 2h 血浆葡萄糖)≥11.1mmol/L，需重复一次确认，诊断才能成立。

（二）临床分型及表现

1. 1 型糖尿病

1 型糖尿病原来称作胰岛素依赖型糖尿病，病因为胰腺分泌胰岛素的 B 细胞自身免疫性损伤引起胰岛素绝对分泌不足，在我国糖尿病患者中约占 5%。起病较急，多饮、多尿、多食、消瘦等"三多一少"症状明显，有遗传倾向，儿童发病较多，其他年龄也可发病。

2. 2 型糖尿病

2 型糖尿病多见于中老年人，占我国糖尿病患者的 90% 左右，起病缓慢、隐匿，体态常肥胖，尤以腹型肥胖或超重多见，发病原因与饮食（为高脂肪、高碳水化合物、高能量饮食）、少活动等因素有关。大多数患者起病缓慢，临床症状相对较轻，无酮症倾向。通常情况下不依赖胰岛素，但在感染或压力的情况下也有可能需用胰岛素治疗。

3. 妊娠糖尿病

妊娠糖尿病指在孕期发生或在孕期第一次发现的葡萄糖不耐受情况。约有 2% 的孕妇发生妊娠糖尿病，一般发生在妊娠中、晚期。多为体内胰岛素的敏感度降低而非缺乏所造成，若忽略未予以治疗，会引起巨大儿、胎儿畸形、死胎、羊水过多、早产等不利胎儿生长发育的现象。发病与妊娠期进食过多，以及胎盘分泌的激素抵抗胰岛素的作用有关。在大多数情况下，分娩后糖耐量恢复正常，但仍有少数会发展为真正的糖尿病。

4. 其他类型糖尿病

其他类型糖尿病是指某些内分泌疾病、化学物质、感染及其他少见的遗传、免疫综合征所致的糖尿病，国内非常少见。

（三）治疗原则

目前尚无根治糖尿病的方法，但通过多种治疗手段可以控制好糖尿病。糖尿病治疗方法有教育、自我监测血糖、药物治疗、运动治疗和饮食治疗。

1. 教育

教育糖尿病患者懂得糖尿病的基本知识，树立战胜疾病的信心，如何控制糖尿病，控制好糖尿病对健康的益处。

2. 自我监测血糖

随着小型快捷血糖测定仪的逐步普及，患者可以根据血糖水平随时调整降血糖药物的剂量。1型糖尿病进行强化治疗时每天至少监测4次血糖（三餐前、睡前），血糖不稳定时要监测8次（三餐前、三餐后、晚睡前和凌晨3:00）。强化治疗时空腹血糖应控制在7.2mmol/L以下，餐后2h血糖小于10mmol/L，糖化血红蛋白（HbA1c）小于7%。2型糖尿病患者自我监测血糖的频率可适当减少。

3. 药物治疗

（1）口服降糖药物治疗

① 磺酰脲类药物：2型糖尿病患者经饮食控制、运动、降低体重等治疗后，疗效尚不满意者均可用磺酰脲类药物。因降糖机制主要是刺激胰岛素分泌，所以对有一定胰岛功能者疗效较好。对一些发病年龄较轻、体形不胖的糖尿病患者在早期也有一定疗效。但对肥胖者使用磺酰脲类药物时，要特别注意饮食控制，使体重逐渐下降，与双胍类或α-葡萄糖苷酶抑制剂降糖药联用较好。

② 双胍类降糖药：降血糖的主要机制是增加外周组织对葡萄糖的利用，增加葡萄糖的无氧酵解，减少胃肠道对葡萄糖的吸收，降低体重。

适应证：肥胖型2型糖尿病，单用饮食治疗效果不满意者；2型糖尿病单用磺酰脲类药物效果不好，可加双胍类药物；1型糖尿病用胰岛素治疗病情不稳定，用双胍类药物可减少胰岛素剂量；2型糖尿病继发性失效改用胰岛素治疗时，可加用双胍类药物，能减少胰岛素用量。

禁忌证：严重肝、肾、心、肺疾病，消耗性疾病，营养不良、缺氧性疾病；糖尿病酮症酸中毒；伴有严重感染、手术、创伤等应激状况时暂停双胍类药物，改用胰岛素治疗；妊娠期。

不良反应：一是胃肠道反应，最常见，表现为恶心、呕吐、食欲下降、腹痛、腹泻，发生率可达 20%。为避免这些不良反应，应在餐中或餐后服药。二是头痛、头晕、口腔内金属味。三是乳酸酸中毒，多见于长期、大量应用苯乙双胍，伴有肝肾功能减退、缺氧性疾病、急性感染、胃肠道疾病时，二甲双胍引起酸中毒的机会较少。

③ α-葡萄糖苷酶抑制剂：1 型和 2 型糖尿病均可使用，可以与磺酰脲类、双胍类或胰岛素联用。

④ 胰岛素增敏剂：有增强胰岛素作用，可改善糖代谢。可以单用，也可与磺酰脲类、双胍类或胰岛素联用。有肝脏病或心功能不全者不宜应用。

⑤ 格列奈类：胰岛素促分泌剂，一种类似磺酰脲类药物的新一类药物，包括瑞格列奈和那格列奈。胰岛素促分泌剂应餐前即刻口服，每次主餐时服，不进餐不服。

（2）胰岛素治疗　胰岛素制剂有动物胰岛素、人胰岛素和胰岛素类似物。根据作用时间分为短效、中效和长效胰岛素，并已制成混合制剂。胰岛素治疗的最大不良反应为低血糖。

① 1 型糖尿病：需要用胰岛素治疗。非强化治疗者每天注射 2~3 次，强化治疗者每日注射 3~4 次，或用胰岛素泵治疗。需经常调整剂量。

② 2 型糖尿病：口服降糖药无效者先采用联合治疗方式，方法为原用口服降糖药剂量不变，睡前晚 10:00 注射中效胰岛素或长效胰岛素类似物，一般每隔 3 天调整 1 次，使空腹血糖降到 4.9~8.0mmol/L，无效者停用口服降糖药，改为每天注射 2 次胰岛素。

4. 运动治疗

增加体力活动可改善机体对胰岛素的敏感性，降低体重，减少身体脂肪量，增强体力，提高工作能力和生活质量。运动的强度和时间长短应根据患者的总体健康状况来定，找到适合患者的运动量和患者感兴趣的项目。运动形式可多样，如散步、快步走、跳健美操、跳舞、打太极拳、跑步、游泳等。

5. 饮食治疗

饮食治疗是各种类型糖尿病治疗的基础,一部分轻型糖尿病患者单用饮食治疗就可控制病情。对新诊断的糖尿病患者,一般先用饮食治疗,在用单纯饮食(包括运动)治疗1～2个月效果不佳时,才考虑选用口服降糖药,口服降糖药效果不佳时,再选用胰岛素。无论用何种药物治疗方法,都必须长期坚持饮食治疗。

对于糖尿病患者来说,饮食、运动、药物三者科学地结合,再加上掌握预防糖尿病并发症的相关知识就能有效地控制病情。

(四) 营养治疗

1. 限制总能量

合理节制饮食,摄入必需的最低能量,以达到或维持理想体重是糖尿病患者饮食调控的总原则。糖尿病患者应每周称1次体重,并根据体重不断调整食物摄入量和运动量。肥胖者应逐渐减少能量摄入并注意增加运动量,消瘦者应适当增加能量摄入,直至实际体重略低于或达到理想体重。糖尿病患者应根据个人身高、体重、年龄、劳动强度并结合病情和营养状况确定每天能量供给量。

对于是否选择体育锻炼应因人而异,1型糖尿病患者体育锻炼宜在餐后进行,运动量不宜过大,持续时间不宜过长。过分消瘦者不提倡体育锻炼。2型糖尿病患者适当运动有利于减轻体重,提高胰岛素敏感性,改善脂肪代谢紊乱的现象。

2. 保证碳水化合物、蛋白质、脂肪按正常比例供给,保证平衡饮食

(1) 保证碳水化合物摄入 在胰岛素问世以前,糖尿病患者饮食中碳水化合物含量曾被严格限制在15%以下。后来人们发现提高碳水化合物的摄入,可以改善人体的葡萄糖耐量,提高对胰岛素的敏感性,而不增加胰岛素的需要量。每日碳水化合物的摄入量尽可能控制在250～350g,折合主食300～400g。肥胖者

可酌情控制在150～200g，折合主食200～250g。但如果碳水化合物的摄入低于100g，可能发生酮症酸中毒。糖尿病患者最好选用吸收慢、含多糖的食物，如玉米、荞麦、燕麦、莜麦、红薯等；可用马铃薯、山药等根茎类食物代替部分主食；白糖和红糖等精制糖易吸收、升血糖作用快，故糖尿病患者应忌食。

血糖生成指数是一个衡量各种食物对血糖可能产生多大影响的指标，测量方法是吃含100g葡萄糖的某种食物，测量吃后2h内的血糖水平，计算血糖曲线下面积，与同时测定的100g葡萄糖耐量曲线下面积比较所得的比值称为血糖生成指数。糖尿病患者在饮食中应以食物的血糖生成指数作为食物的选择依据，应该选用血糖生成指数低的食物，注意增加粗粮和面食。常见食物的血糖生成指数见表4-4。

表4-4　常见食物的血糖生成指数

食物种类	血糖生成指数	食物种类	血糖生成指数
小麦面包	105.8	西瓜	72.0
小麦馒头	88.1	菠萝	66.0
白米饭	80.2	芒果	55.0
荞麦面馒头	66.7	香蕉	52.0
小米粥	61.5	猕猴桃	52.0
荞麦面条	59.3	葡萄	43.0
南瓜	75.0	苹果	36.0
煮红薯	76.7	梨	36.0
胡萝卜	71.0	柚子	25.0
煮土豆	66.4	李子	24.0
藕粉	36.0	樱桃	22.0
嫩豆腐	31.9	麦芽糖	105.0
豆腐干	23.7	葡萄糖	97.0
绿豆	27.2	白糖	83.8
扁豆	18.5	蜂蜜	73.0
花生	14.0	蔗糖	65.0

(2) **适量摄入蛋白质**　糖尿病患者由于体内糖原异生旺盛，蛋白质消耗量大，故应适当增加蛋白质摄入。蛋白质提供的能量应占膳食总能量的15%～20%，或成人按每日每千克体重1.0～

1.5g供给。

儿童、孕妇、乳母、营养不良及消耗性疾病者，可酌情增加20%，可将蛋白质的摄入量增至每日每千克体重1.5~2.0g。

有糖尿病肾病的患者，因尿中丢失蛋白质较多，在肾功能允许的情况下酌情增加蛋白质摄入，但在氮质血症及尿毒症期间，须减少蛋白质摄入，一般每日不超过30~40g。

（3）限制脂肪摄入　早期在治疗糖尿病时，人们曾认为糖尿病患者应采用低糖、高脂肪饮食，认为高脂肪饮食能避免餐后高血糖又可提供能量。但在1940年以后，这一观点被否定了。目前主张糖尿病患者的脂肪每日摄入量占膳食总能量的20%~35%，可按照每日每千克体重0.6~1.0g摄入脂肪。如是肥胖患者，并伴有血脂蛋白增高，或者冠心病等动脉粥样硬化，脂肪摄入量宜控制在总能量的30%以下，如20%~25%。

给糖尿病患者烹调食物时，食物烹调油应多选择植物油。糖尿病患者需限制饱和脂肪酸摄入，应少吃富含饱和脂肪酸的食物，如牛油、羊油、猪油、奶油等食物，但鸡油、鱼油除外。糖尿病患者每日膳食胆固醇摄入量应低于300mg，而合并高脂血症患者应低于200mg/d。

（4）提倡膳食纤维饮食　高膳食纤维可延长食物在消化道中的排空时间，改变肠运转时间。可溶性纤维在肠内形成凝胶时，可减慢葡萄糖的吸收，从而降低空腹血糖和餐后血糖，减少胰岛素释放，增高周围胰岛素受体的敏感性，加速葡萄糖代谢。目前临床上主张糖尿病患者每天高纤维饮食，每日膳食纤维的摄入量为40g左右。可在正常膳食基础上多食用富含膳食纤维的食物，如米糠、麸皮、麦糟、玉米皮、南瓜等，以利延缓肠道葡萄糖吸收以及降低血糖上升的幅度，改善糖尿病患者的葡萄糖耐量。

3. 注意维生素、矿物质供给，减少酒和钠的摄入

（1）维生素是调节生理功能不可缺少的营养素，尤其是糖尿病病情控制不好，易并发感染和酮症酸中毒的患者，更应注意维生素的补充。

① 糖尿病患者尿量较多，糖异生旺盛，致使B族维生素丢失，消耗增加，而B族维生素缺乏可导致和加重糖尿病神经病

变。因此，糖尿病患者平时需多吃粗粮、干豆及绿叶蔬菜，必要时可使用维生素制剂。

② 维生素 C 是人体血浆中最有效的抗氧化剂，大剂量维生素 C 有降血糖的作用。补充维生素 C 可防止因维生素 C 缺乏引起的微血管病变，其与糖尿病并发卒中有关系。因此，糖尿病患者应多补充维生素 C，多吃富含维生素 C 的食物，如柠檬汁、葡萄汁、橘子汁、木瓜、草莓、辣椒等。

③ 由于胡萝卜素转变为维生素 A 的途径受到限制，因此糖尿病患者还需注意维生素 A 的补充。

④ 在胰腺中发现维生素 D 受体和维生素 D 依赖性钙结合蛋白，维生素 D 减少，可引起胰岛素分泌减少。给维生素 D 缺乏动物补充维生素 D 后可改善其营养状况，增加血清钙水平，从而增加胰岛素分泌。因此，糖尿病患者应注意补充维生素 D。

⑤ 维生素 E 是强氧化剂，长期补充能抑制氧化应激反应，有助于血糖控制，并能预防和延缓糖尿病并发症的发生。研究表明，糖尿病患者因葡萄糖和糖基化蛋白质自动氧化等可产生大量自由基，而维生素 C、维生素 E、β-胡萝卜素是消除积聚自由基的重要物质。

(2) 与糖尿病关系最密切的矿物质为铬、锌、钙、磷、镁、钠。

① 铬是人体不可缺少的多价微量元素，既有助于预防和延缓糖尿病的发生，还能改善糖耐量，降低血糖、血脂，增加胰岛素的敏感性。膳食铬的主要来源是谷类、肉类及鱼贝类。

② 锌是人体重要的微量元素。锌不但参与胰岛素的合成，而且有稳定胰岛素结构的作用，并与胰岛素活性有关。糖尿病患者分解代谢亢进，组织中锌释放增多，随尿液排泄亦增多。多数患者有锌吸收不良，应及时补充。膳食锌的主要来源是贝壳类海产品、红色肉类、动物内脏等食物；坚果、谷类胚芽和麦麸等食物中也富含锌。

③ 糖尿病患者常伴有钙、磷代谢紊乱。糖尿病继发性骨质疏松的发生与大量钙、磷的丢失关系密切。1 型糖尿病的患者有时可发生特异性骨病，出现骨骼异常和风湿样表现。因此，在治

疗糖尿病时应及时补充适量的维生素 D、钙和磷。

④ 人体缺镁可产生胰岛素抵抗作用，降低碳水化合物耐受性，加速动脉粥样硬化，影响血脂和血压。糖尿病患者补充镁是防止视网膜病变的有效措施。绿叶蔬菜、糙米、坚果中含有丰富的镁。

⑤ 钠是食盐的组成元素，糖尿病患者每天钠盐的摄入应低于 5g，伴有高血压者应低于 3g，低钠饮食有利于糖尿病的控制及预防并发症。

（3）酒精虽不能转化为葡萄糖，但却能产能，过量的酒精可转化为脂肪。1g 酒精可产生 29kJ（7kcal）能量，如病情稳定，糖尿病患者可适量饮酒，每周 1~2 次，每次白酒不超过 80mL，啤酒不超过 680mL，并避免空腹饮酒。

糖尿病患者食谱举例见表 4-5。

表 4-5 糖尿病患者食谱举例

餐次	食物名称	食物配料及重量
早餐	粥	粳米 50g
	蒸鸡蛋	鸡蛋 50g
	番茄	番茄 100g
早点	馒头	面粉 15g
	豆干炒白菜	豆干 50g，白菜 50g
午餐	米饭	粳米 50g
	清蒸鲈鱼	鲈鱼 100g
	油淋空心菜	空心菜 200g
	红烧冬瓜	冬瓜 200g，猪瘦肉 15g
午点	馒头	面粉 15g
	芹菜炒肉丝	芹菜 50g，猪瘦肉 20g
晚餐	米饭	粳米 50g
	韭菜肉末	韭菜 150g，猪瘦肉 50g
	凉拌黄瓜	黄瓜 150g

六、痛风

（一）概述

痛风是由于嘌呤代谢障碍及（或）尿酸排泄减少，其代谢产物尿酸在血液中积聚，因血浆尿酸浓度超过饱和限度而引起组织损伤的一组疾病。

嘌呤是核蛋白代谢的中间产物，而尿酸是嘌呤代谢的最终产物。根据发病原因可将痛风分为原发性痛风和继发性痛风。

原发性痛风是由先天性或特发性嘌呤代谢紊乱引起的。原发性痛风患者中，10%～25%有痛风家族史，而痛风患者近亲中发现有15%～25%患高尿酸血症。原发性痛风大部分发病年龄在40岁以上，多见于中老年；男性占95%，女性只占5%。在原发性高尿酸血症和痛风患者中90%是由于尿酸排泄减少，尿酸生成一般正常。

继发性痛风是由慢性肾脏病、血液病、内分泌疾病以及药物引起的。继发于其他先天性代谢紊乱疾病，如糖原贮积症。

随着我国经济快速持续增长，人群中痛风的发病率呈上升趋势。

（二）临床表现

长期高尿酸血症可引起关节及周围软组织尿酸盐晶体沉积，进而出现反复发作的急性关节和软组织炎症、痛风石沉积、慢性关节炎和关节损坏。高尿酸血症亦可累及肾脏，引起慢性间质性肾炎和尿酸盐结石形成。痛风患者早期积极降尿酸治疗，可延缓或阻止脏器损害。根据痛风病情发展的特点，可将痛风病程分为4个阶段。

（1）无症状期 仅有尿酸持续或波动性增高。从尿酸增高到症状出现，时间可长达数年至几十年，有些人终身不出现症状。但随着年龄的增大，一般最终有5%～15%的高尿酸血症患者在高尿酸血症后20～40年发展为痛风。

（2）急性关节炎期 典型的痛风首次发作常在夜间，患者因为突然足趾疼痛而惊醒。疼痛持续1～2天，如刀割或咬噬样疼痛。最常受累的部位是第1跖趾关节，其次顺序为足背、足跟、膝、腕、指、肘等关节，关节周围及软组织出现明显红肿热痛。关节活动受限，可有发热、白细胞增高、血沉增快（容易被误诊为蜂窝织炎或丹毒）。一般在3天或几周后可自行缓解。此时受累关节局部皮肤可出现脱屑和瘙痒的症状。

（3）间歇期　在两次发作之间是间歇期，多数患者第二次发作是在6个月至2年之内，个别患者则无第二次发作。未经有效治疗的患者，发作频率增加，间歇期缩短，症状逐渐加重，炎症持续时间延长，受累关节部位增加。

（4）慢性期　主要表现为慢性关节炎、痛风性肾炎、尿路感染以及痛风石。由于尿酸沉淀于结缔组织而逐渐形成痛风石，是痛风的特征性病变。痛风发作10年后约50%的患者有痛风石，以后逐渐增多。体表初次发生的痛风石表面呈黄白色，质地中等，一般没有明显的压痛和波动感。痛风石小的只有数毫米，如沙粒，称痛风沙粒。随着病情的进展，痛风石可逐渐增大，可如鸡蛋大或有更大的痛风结节累积赘生。数目可从最初1~2个增加到十几个以上，并累及多个部位，国内报道痛风石最多的一例达500多个。

痛风石可发生在许多部位，甚至可累及心脏，典型部位在耳郭、跖趾、指、腕、膝、肘等。它们直接侵犯关节及肌腱而使关节运动受限，造成肢体畸形和功能障碍。一般而言，不经过治疗的痛风石不会自然消失，只会随疾病的迁延而逐渐增多、增大。经积极治疗，使血尿酸长期控制在正常范围内，痛风石可以消退。

（三）治疗原则

痛风早发现、早诊断、早治疗对于控制疾病发展、改善症状、预防并发症极其重要，尤其对于高危人群，要定期进行体检。痛风目前尚不能治愈，为终身疾病，需要终身间歇性治疗。通过饮食和药物治疗，可改善体内嘌呤代谢，降低体内血尿酸的水平，控制痛风患者病情的发展。痛风急性发作时推荐及早进行抗炎止痛治疗。必要时可选择剔除痛风石等手术治疗，可避免长期发展导致关节变形。饮食上减少富含嘌呤的食物摄入，降低体内尿酸的形成，用一切治疗方法促使体内尿酸排出。对于继发性痛风患者，要查清楚病因，对症治疗。

(四) 营养治疗

1. 建立良好的饮食习惯

暴饮暴食或一餐中进食大量肉类常是痛风性关节炎急性发作的诱因,进食要定时定量,也可少食多餐。注意食物的烹调方法,多用蒸煮的方法,少用刺激性调味品,肉类煮后将汤滤去可减少嘌呤摄入量。

2. 痛风不同病程的营养治疗

(1) 急性关节炎期

① 限制嘌呤饮食:正常嘌呤的摄入量为 600～1000mg/d。在急性关节炎期,患者应选择低嘌呤食物,每天嘌呤摄入量严格限制在 150mg 以下。在发病前 3 天内,选用基本不含嘌呤或含嘌呤很少的食物,对于尽快终止急性痛风性关节炎发作,加强药物疗效都是有利的。在急性关节炎期,患者宜选用第一类含嘌呤少的食物,以牛奶及其制品、蛋类、蔬菜、水果、细粮为主。

② 限制总能量,保持适宜体重:大多数痛风患者体重都超过正常体重,需要减肥。患者应适当控制膳食总能量摄入,每天比正常人减少 10%～15%,膳食总能量以 6.28～7.32MJ(1500～1750kcal)为宜,以达到理想体重,最好低于理想体重的 10%～15%。对肥胖患者要有减肥措施,但不宜减得太猛,因突然减少能量摄入,会导致酮血症。另外,酮体与尿酸竞相排出,使尿酸排出减少,反而促进痛风发作。痛风患者应避免饥饿性酮症的发生及剧烈运动。

③ 适量蛋白质的摄入:高蛋白饮食可导致内源性嘌呤合成增多,有可能增加尿酸的前体物质,蛋白质摄入量为 0.8～1.0g/(kg·d) 或 50～70g/d。因为合成嘌呤核苷酸需要氨基酸作为原料,高蛋白食物可过量提供氨基酸,使嘌呤合成增加,尿酸生成也多,高蛋白饮食可能诱发痛风。牛奶和鸡蛋不含核蛋白,可作为痛风患者的主要蛋白质来源。患者也可补充植物蛋白。

④ 限制脂肪摄入:痛风患者大多有高脂血症,宜采用低脂

肪饮食,而且摄入高脂肪食物可使尿酸排泄减少,血尿酸增高。每日脂肪摄入量在40~50g。

⑤ 多食成碱性食物:当尿液pH在5.0时,每升只能溶解尿酸盐60mg;pH 6.0时,尿酸盐可有220mg溶解;pH在6.6时,几乎所有的尿酸盐都处在溶解状态。研究发现,大部分痛风患者尿液的pH较低,尿酸过饱和易出现肾结石。

尿酸在碱性环境中容易溶解,蔬菜和水果是成碱性食物,痛风患者应多吃各种蔬菜和水果,如白菜、包心菜、菜花、冬瓜、海带、紫菜、西瓜、苹果、梨等,也可摄入一些硬果类食物,如花生、杏仁、核桃等。西瓜与冬瓜不仅是成碱性食物,还有利尿作用,有助于痛风治疗。

动物性食物大多是成酸性食物,只有牛奶是成碱性食物。

⑥ 保证维生素和无机盐摄入:维生素供应要充足,特别是B族维生素和维生素C,它们能使体内堆积的尿酸盐溶解,有利于尿酸排出。如果痛风患者伴有高脂血症和高血压,应该注意控制食盐的摄入量,每天以2~5g为宜。

⑦ 补充充足的水分:充足水的摄入可促进体内尿酸溶解,有利于尿酸排出,预防尿酸肾结石,延缓病情发展。患者每日应饮水2000mL以上,折合8~10杯清水,患者如出现肾结石时每日补液量最好能达到3000mL。为了防止夜尿浓缩,夜间亦应补充水分。患者可通过多喝饮料来补充水分,饮料以普通开水、淡茶水、矿泉水、鲜果汁、菜汁、豆浆等为宜。

⑧ 禁酒:酒中主要成分是乙醇,乙醇能造成体内乳酸堆积,而乳酸对尿酸排泄有竞争性抑制作用,过量饮酒可使血尿酸增高。经常饮酒,可促使嘌呤合成,而导致高尿酸血症。饮酒过多,会促使体内脂肪酸合成增加,提高甘油三酯水平。啤酒本身也含有大量嘌呤,可引起患者血尿酸浓度增高。酗酒与饥饿常为急性痛风发作的诱因,应严格限制饮酒,禁止使用辛辣调味品。

(2) 无症状期和间歇期　患者可适量选含嘌呤中等量的食物,如肉类食用量每日不超过120g,尤其不要集中一餐中进食过多。患者应保持理想体重,多饮水,控制食盐的摄入量。

(3) 慢性期　患者每周5天采用低嘌呤饮食,每天嘌呤摄入在 100～150mg，另 2 天选用不含嘌呤或嘌呤量很少的食物。患者应注意食物的摄入总量，将体重降低到理想范围，多吃牛奶与鸡蛋，限制脂肪摄入，多饮水，避免过度饥饿。烹调食物时，注意少用辛辣的调味品，食盐要少放，食物以清淡为主。

3. 合理运动

痛风患者通过合理运动，不仅能增强体质、增强机体防御能力，而且对减缓关节疼痛、防止关节挛缩及肌肉失用性萎缩大有益处。然而，无论是体力活动还是运动锻炼，都必须讲究科学，应该注意以下三点。

(1) 不宜剧烈活动　一般不主张痛风患者参加剧烈运动或长时间体力劳动，例如打球、跳跃、跑步、爬山、长途步行、旅游等。这些剧烈、量大、时间长的运动可使患者出汗增加，血容量、肾血流量减少，尿酸、肌酸等排泄减少，出现一过性高尿酸血症。另外，剧烈运动后体内乳酸增加，会抑制肾小管排泄尿酸，可暂时升高血尿酸。因此，痛风患者要避免剧烈运动和长时间的体力活动。

(2) 坚持合理的运动方法　痛风患者不宜剧烈活动，但可以选择一些简单运动，如散步、匀速步行、打太极拳、跳健身操、练气功、骑车及游泳等，其中以步行、骑车及游泳最为适宜。这些运动的活动量较为适中，时间较易把握，只要合理分配体力，可以既起到锻炼身体之目的，又能防止高尿酸血症。患者在运动过程中，要做到从小运动量开始，循序渐进，关键在于坚持不懈；要注意运动中的休息，如果总共安排 1h 的运动锻炼，那么，每活动 15min 即应停下来休息 1 次，并喝水补充体内水分，休息 5～10min 后再度活动 15～20min，这样 1h 内可分为 3 个阶段进行，避免运动量过大和时间过长。

(3) 运动与饮食结合起来　单纯运动锻炼并不能有效降低血尿酸，但与饮食保健结合起来则会显著降低血尿酸浓度，从而起到预防痛风发作、延缓病情进展的作用。

养成良好的饮食习惯和生活方式，有劳有逸，避免精神紧张，再加以积极的运动锻炼，不仅可稳定患者病情，还可极大提高患者生活质量，是最主动的防治措施。

4. 食物选择

根据食物中嘌呤含量将食物分为4类。

第一类：嘌呤含量很少或不含嘌呤的食物，每100g含量<50mg。

① 谷薯类：大米、小米、糯米、糙米、大麦、小麦、麦片、面粉、米粉、玉米、面条、面包、馒头、白薯、马铃薯、芋头等。

② 蔬菜类：白菜、卷心菜、空心菜、芥菜、芹菜、菠菜、茼蒿、韭菜、黄瓜、苦瓜、冬瓜、南瓜、丝瓜、西葫芦、菜花、茄子、豆芽菜、青椒、胡萝卜、萝卜、番茄、洋葱、泡菜、咸菜、姜、蒜头、葱、荸荠等。

③ 水果类：橙、桃、苹果、梨、西瓜、哈密瓜、香蕉等。

④ 乳类：牛奶、奶粉、炼乳、酸奶等。

⑤ 硬果类：瓜子、杏仁、栗子、莲子、花生、核桃仁等。

⑥ 其他：鸡蛋、鸭蛋、皮蛋、茶、咖啡、巧克力、可可、油脂（限量使用）、猪血、猪皮、海参、海蜇皮、海藻、花生酱、枸杞子、大枣、葡萄干、木耳、蜂蜜、苹果汁、糖浆、果干、果酱等。

第二类：含嘌呤较少的食物，每100g含50~75mg。

米糠、麦麸、绿豆、红豆、花豆、豌豆、豆腐干、豆腐、青豆、黑豆、青鱼、鲑鱼、白鱼、金枪鱼、龙虾、螃蟹、火腿等。

第三类：含嘌呤较高的食物，每100g含75~150mg。

猪肉、牛肉、小牛肉、鸡肉、鸡肫、羊肉、兔肉、鸭肉、鹅肉、鸽肉、火鸡肉、牛舌、鲤鱼、草鱼、鳝鱼、大比目鱼、鱼丸、乌贼、虾等。

第四类：含嘌呤高的食物，每100g含150~1000mg。

猪肝、牛肝、牛肾、猪小肠、动物脑、动物胰脏、白带鱼、沙丁鱼、凤尾鱼、鲢鱼、鲭鱼、小鱼干、牡蛎、蛤蜊、浓肉汁、浓鸡汤及肉汤、火锅汤、酵母粉等。

痛风患者食谱举例见表4-6。

表 4-6 痛风患者食谱举例

餐次	食物名称	食物配料及重量
早餐	花卷	面粉 50g
	牛奶	牛奶 250g
	拌土豆丝	土豆 120g
加餐	香蕉	香蕉 150g
午餐	米饭	大米 150g
	番茄鸡蛋	番茄 120g,鸡蛋 50g
	肉丝圆白菜	圆白菜 120g,猪瘦肉 55g
加餐	苹果	苹果 150g
晚餐	馒头	面粉 50g
	大米粥	大米 50g
	炒素冬瓜蛋清	冬瓜 200g,蛋清 40g

注：1. 全日烹调用油 20g，盐 4g。

2. 总能量 7.99MJ（1909kcal），碳水化合物 321.18g（67.3%），蛋白质 63.8g（13.4%），脂肪 40.9g（19.3%），胆固醇 374.5mg，膳食纤维 9.43g，嘌呤 64.4mg，钠 1281.7mg。

七、骨质疏松症

（一）概述

骨质疏松症是由多种原因导致的骨密度和骨质量下降，骨组织微结构破坏，造成骨脆性增加，从而容易发生骨折的全身性骨病。初期可无明显症状，随着病情进展，可出现痉挛、腰酸背痛、骨骼疼痛等症状，严重时易引起骨折。

（二）临床分型及表现

1. 临床分型

骨质疏松症分为原发性和继发性两大类。骨质疏松症以绝经期妇女及老年人的原发性骨质疏松症最为多见，继发于其他疾病的继发性骨质疏松症较少见。原发性骨质疏松症又分为绝经后骨质疏松症（Ⅰ型）、老年性骨质疏松症（Ⅱ型）和特发性骨质疏松（包括青少年型）三种。绝经后骨质疏松症一般发生在妇女绝经后5～10年内；老年性骨质疏松症一般指老年人65岁后发生的骨质疏松，已经成为影响中老年生活质量的重要原因；而特发性骨质疏松症主要发生在青少年，病因尚不明。

(1) 原发性骨质疏松症

① 绝经后骨质疏松症：雌激素可以影响骨代谢，绝经后雌激素水平降低，无法有效抑制破骨细胞，导致破骨细胞活跃，骨细胞被快速分解、吸收，骨量下降且流失加快，骨骼中空隙增加，形成骨质疏松症。绝经后骨质疏松症常见于51～65岁女性。

② 老年性骨质疏松症：多在65岁以后发生。老年人性激素减少，刺激了破骨细胞的同时，抑制了成骨细胞，造成骨量减少。其次，衰老过程中会出现营养吸收能力下降、器官功能衰退等现象，导致维生素D缺乏、慢性的负钙平衡等，也会导致骨量及骨质的下降。

③ 特发性骨质疏松症：病因目前仍未明确，多见于8～14岁青少年，常伴有家族遗传史。特发性骨质疏松症可能与骨代谢调节异常（比如骨吸收增加，或者青春期生长突然加快，骨量突增、骨形成和吸收的平衡被打破）有关，又或者与孩子钙代谢异常有关。

(2) 继发性骨质疏松症　继发性骨质疏松症主要由影响骨代谢的疾病或药物导致，常见的影响因素有：内分泌疾病（如甲状腺功能亢进症、甲状旁腺功能亢进症、1型糖尿病、库欣综合征）、消化系统疾病（胃切除术后、肝胆疾病、吸收不良综合征）、血液病（白血病、淋巴瘤、浆细胞病）、结缔组织病（类风湿关节炎、痛风、系统性红斑狼疮）、药物（糖皮质激素、肝素、甲氨蝶呤、环孢素）影响等。

2. 临床表现

骨质疏松症本身包括三大类症状：

(1) 疼痛　患者可有腰背酸痛或周身酸痛，负荷增加时疼痛加重或活动受限，严重时翻身、起坐及行走有困难。

(2) 脊柱变形　骨质疏松严重者可有身长缩短和驼背。椎体压缩性骨折会导致胸廓畸形，腹部受压，影响心肺功能等。

(3) 骨折　非外伤或轻微外伤发生的骨折为脆性骨折，是低能量或非暴力骨折，如从站高或小于站高处跌倒或因其他日常活动而发生的骨折。发生脆性骨折的常见部位为胸椎、腰椎、髋部、桡骨远端、尺骨远端和肱骨近端。

疼痛本身可降低患者的生活质量，脊柱变形、骨折可致残，使患者活动受限、生活不能自理，增加肺部感染、褥疮发生率，不仅使患者生命质量下降和死亡率增加，也给个人、家庭和社会带来沉重的经济负担。

（三）营养治疗

（1）从青少年期就加强运动、保证足够的钙质摄入，同时防止和积极治疗各种疾病，尤其是慢性消耗性疾病与营养不良、吸收不良等，防止各种性腺功能障碍性疾病和生长发育性疾病；避免长期使用影响骨代谢的药物等，可以尽量获得理想的峰值骨量，减少今后发生骨质疏松症的风险。

（2）采用富含钙、维生素D、低盐和适量蛋白质的均衡膳食。

（四）药物治疗

抗骨质疏松症药物主要有基本补充剂、抑制骨吸收药物和促骨形成药物。基本补充剂主要有钙剂和维生素D。临床上，抑制破骨细胞的骨吸收是主要的治疗措施，药物主要是双膦酸盐、雌激素及其受体调节剂、降钙素。甲状旁腺激素为促骨形成药物。锶盐类药物和维生素K具有抗骨吸收和促骨形成的作用。有效的抗骨质疏松症药物可以增加骨密度，降低骨折风险。

需要进行药物治疗的患者主要包括：经骨密度检查确诊为骨质疏松症的患者；已经发生过椎体或髋部等部位脆性骨折者；骨量减少且具高骨折风险的患者。

骨密度保持稳定或增加，标志着药物治疗的成功。如果治疗期间发生一次骨折，不代表治疗失败，但提示骨折高风险。

八、癌症

（一）概述

肿瘤是机体在内外致瘤因素作用下，细胞失去控制的异常增生而形成的异生物（或称赘生物）。根据细胞生长速度和分化程度、是否具有浸润和转移以及对人体健康的威胁程度，可将肿瘤分为良性肿瘤和恶性肿瘤。可浸润到周围组织，并获得新生血管供应养分，能够快速生长和发生转移的肿瘤称恶性肿瘤，又叫癌症。

癌症的形成与发展机理目前尚未完全清楚，但一般认为癌症的发生发展可分为两个阶段，即启动阶段和促癌阶段。启动阶段是指环境中的致癌因素作为启动剂进入体内，使细胞发生突变，成为潜伏的癌细胞；促癌阶段是指潜伏的癌细胞经过促癌因子的作用，使细胞无约束地分裂增殖而形成癌症。后一阶段可长达数月甚至数年，在此阶段如果某些营养素摄入过多或不足，营养素之间不平衡，可能加速促癌阶段的发展；反之，如果膳食合理、营养平衡，则可延缓其进展。

癌症发生的危险因素，主要有以下几点：

（1）遗传 一些癌症如结肠癌、乳腺癌、肺癌等与遗传有关，但遗传因素在大多数肿瘤发生中的作用是对致癌因子的易感性或倾向性。在一定的遗传特征的基础上，癌症是否形成，还取决于精神因素、环境因素、饮食因素及生活习惯等。80%的恶性肿瘤主要是由外部致癌因子（环境致癌因子）所造成的。

（2）环境致癌因子 包括物理致癌因子（如紫外线、电离辐射等）、化学致癌因子（石棉、烟草烟雾成分、黄曲霉毒素、砷等）、生物致癌因子（某些病毒、细菌或寄生虫引起的感染等）及膳食因素和生活方式（高脂肪和高胆固醇膳食、缺乏体力活动）等。在以上环境因子中，膳食因素和生活方式占极重要的地位。有研究认为，大约35%的癌症是由不合理的膳食和不健康的生活方式所诱发的。因此，可以通过有效控制饮食和改善生活习惯等方式来降低患癌症的风险。

（3）老龄化 癌症发病率随年龄增长而显著升高，其原因可能是某些特定癌症危险因素在机体内的积累达到足以引起危害的浓度，加上衰老所致的免疫力和修复功能下降，从而形成肿瘤甚至恶化为癌症。

(二) 饮食因素与癌症

1. 营养素与癌症

(1) 能量　能量过剩引起的超重、肥胖容易诱发某些癌症的发生。研究发现，摄入高能量食物可增加患乳腺癌、直肠癌、子宫内膜癌、膀胱癌、肾癌、卵巢癌、前列腺癌和甲状腺癌的危险。

(2) 脂质　脂肪的摄入量与乳腺癌、结肠癌等的发生呈正相关，特别是过量饱和脂肪酸的摄入能显著增加某些癌症（如肺癌、肠癌、乳腺癌、子宫内膜癌和前列腺癌等）的危险。另外，高胆固醇饮食也可使肺癌、膀胱癌及腺癌的发病危险大大增加。

(3) 碳水化合物　据报道，乳腺癌的死亡率与简单糖类（如蔗糖）的摄入量呈正相关，而与复杂碳水化合物呈负相关，食用富含膳食纤维的膳食，有预防肠癌和乳腺癌的作用。

(4) 蛋白质　蛋白质摄入过多，特别是动物性蛋白质摄入过多，可诱发结肠癌、乳腺癌和胰腺癌等。但摄入蛋白质过少时，人体免疫功能下降，从而增加机体对致癌物的敏感性，易发生食管癌和胃癌。

(5) 维生素　具有抗氧化作用的维生素，如维生素 C、维生素 E、维生素 A 等，能在一定程度上降低患癌症的风险。维生素 A 缺乏可影响上皮细胞的正常分化，补充维生素 A 可有效地预防上皮细胞癌变。维生素 C 对 N-亚硝基化物的合成有阻断作用，可预防消化系统肿瘤的发生，大剂量维生素 C 有治疗肿瘤的作用。另外，叶酸缺乏也可能升高患癌症的危险性，叶酸的摄入量与结肠和直肠的远端腺瘤性息肉发生呈负相关。

(6) 矿物质　矿物质与癌症的发生密切相关。如钙摄入量与肠癌呈负相关；硒摄入量及血液中硒浓度与各种癌症（食管癌、胃癌、肝癌、乳腺癌等）的死亡率呈负相关；高盐饮食可使胃癌的发病率明显增高；微量元素中碘缺乏，除可使甲状腺肿进一步转化为甲状腺肿瘤外，也可因激素关系而促使乳腺癌、子宫内膜癌和卵巢癌的发生等。

2. 食物中的致癌物质

(1) N-亚硝基化合物　一类致癌性很强的化学物质，可诱发实验动物的多种癌症，如肝癌、胃癌、食管癌、肠癌、膀胱癌和肺癌等。

(2) 黄曲霉毒素　系食物被黄曲霉和寄生曲霉污染后产生的毒素，是一类强致癌物，主要诱导肝癌、肾癌和结肠癌的发生。因此，要避免食用已发霉的粮食、玉米、坚果及其制品。

(3) 多环芳烃类　食品加工过程中常见的污染物，富含蛋白质和脂肪的食物加热过度，特别是经烟火熏烤或油炸后，可产生多环芳烃类（如苯并芘等），对实验动物具有致癌性。

(4) 杂环胺类　系蛋白质过度加热而出现的一种强致突变物质，在实验动物中可引起多种肿瘤和癌症。烧焦、烤煳的肉、鱼等富含蛋白质的食物最容易产生杂环胺类。

(5) 其他　大量饮酒易造成肝硬化，增加发生肝癌的危险性；吸烟与饮酒有协同作用，能增加口腔、喉、食管和呼吸道癌的发生。另外，槟榔被认定为一级致癌物，嚼槟榔的习惯与口腔、喉、食管和胃肿瘤的发生有关。

3. 食物中的抗癌活性成分

(1) 含硫化合物　葱属蔬菜中的含硫化合物，有可能降低癌症发生的危险性。

(2) 异硫氰酸盐　属吲哚类化合物，常见于花椰菜、卷心菜、洋白菜等食物中，主要为芳香异硫氰酸和二硫酚硫酮，能促进人体产生细胞保护酶，杀死白血病细胞。另外，吲哚-3-甲醇能分解3,4-苯并芘，可降低由黄曲霉毒素诱发的肝癌发病率。

(3) 叶绿素　大量存在于绿色植物中，具有抗诱变作用，能抑制苯并芘、亚硝胺、黄曲霉毒素等的诱癌性。

(4) α-苎烯　又称柠檬烯或柠檬苦素，是癌症的阻断剂和抑制剂。在癌症形成的启动阶段和促癌阶段，均能有效抑制各种致癌物质诱导癌症的作用。

(5) 黄酮类化合物　可与最终致癌物、致突变物直接反应抑制肿瘤细胞DNA合成，从而抑制肿瘤细胞生成。常见的有儿茶素、异黄酮、花青素等，主要食物来源有绿茶、各种有色水果、大豆、巧克力等食物。

（6）白藜芦醇　又称芪三酚，是多酚类化合物，可预防肿瘤，也可预防和治疗动脉粥样硬化，主要来源于花生、葡萄、虎杖、桑葚等植物。

（7）类胡萝卜素　是一类重要的天然色素的总称，普遍存在于动物、高等植物、真菌、藻类的黄色、橙红色或红色的色素之中。类胡萝卜素是体内维生素 A 的主要来源，同时还具有抗氧化、免疫调节、抗癌、延缓衰老等功效。

（8）其他　存在于大豆和人参中的皂苷类对肿瘤和癌症有一定的预防作用。

（三）饮食调控

近 20 年来，随着流行病学、基础科学及临床医学研究的进展，认识到多数癌症的形成与环境因素，特别是与人们的饮食习惯和生活方式有关。如果对这些因素进行恰当的干预，做到早发现、早治疗，就可达到预防和控制癌症的目的。

1. 癌症的膳食调理

在癌症患者的综合治疗中，膳食调理是非常重要的组成部分。营养支持治疗是根据患者的诊断和病理、生理及心理的变化，选择适宜的途径，补充人体需要的营养物质和能量，达到疾病好转或治愈的目的。该类治疗方法的途径包括胃肠内营养和胃肠外营养。许多癌症患者都因营养不良而发生恶病质，导致预后不良。

癌症患者的膳食调理原则是借助营养支持等饮食治疗方法，预防和纠正癌症发展过程中所发生的营养缺乏，改善营养状况，恢复体质，防止患者体重减少，延缓癌症的复发和转移，改善患者的生命质量。

2. 预防癌症的饮食原则

（1）能量平衡　避免能量过多或不足，防止肥胖或过瘦。限制能量摄入可抑制肿瘤形成、延长肿瘤潜伏期、降低肿瘤发病率。

（2）控制红肉的摄入　控制动物肉的总摄入量在80g/d以下，最好选用鱼、禽肉取代红肉，红肉的摄入量应低于总能量的10%。

（3）摄入适量脂肪　脂肪提供的能量应占总能量的20%～25%，选择植物油，限制饱和脂肪酸和胆固醇的摄入。

（4）多吃蔬菜、水果等植物性食物　每天吃蔬菜、水果、谷类、豆类、根茎类等食物，尽量多吃粗加工的谷类，精制糖提供的总能量应限制在10%以内。进食蔬菜、水果400～800g/d，保证蔬菜3～5种，水果2～4种。粗粮、豆类及根茎类总量可达600～800g/d。可适当选用一些天然抗癌食物，如大蒜、洋葱、韭菜、白菜、卷心菜、花椰菜、芥菜、红薯、香蕉、茶叶、海藻、大豆、香菇、芦笋、芹菜、胡萝卜、番茄等。

（5）限制食盐　减少腌制食物和食盐摄入量，每天食盐不超过6g。

（6）限制饮酒量　最好不要饮酒，尤其反对过度饮酒。孕妇、儿童及青少年均不应饮酒。任何含乙醇饮料都可增加患癌的危险性。即使饮酒，男性每天应限制在2杯以内，女性限制在1杯以内（1杯酒相当于啤酒250mL、葡萄酒100mL、白酒25mL）。

（7）合理贮存和制备食物　易腐败的食品应冷藏或采用适当方法保藏。避免食用受霉菌毒素污染、室温下长期储藏的食物。少用烟熏、油炸、烧烤的方式烹调食物。

总之，保持饮食多样化，使营养成分尽可能完备和平衡。营养素过少会造成人体抵抗力下降，直接或间接为癌症的发生创造了条件，但过多，特别是脂肪摄入过多，不仅促使动脉硬化，还会增加大肠癌、乳腺癌的发病率。

附　录

附录一　中国居民膳食指南（2022）

我国的饮食文化源远流长，千百年来凝集了宝贵的膳食营养观念。自1989年首次发布《中国居民膳食指南》以来，我国已先后于1997年、2007年、2016年、2022年进行了4次修订并发布，在不同时期对指导居民通过平衡膳食改变营养健康状况、预防慢性病、增强健康素质发挥了重要作用。

在国家卫生健康委等有关部门的指导和关心下，中国营养学会组织专家对膳食指南再次进行修订，在对近年来我国居民膳食结构和营养健康状况变化做充分调查的基础上，依据营养科学原理和最新科学证据，形成《中国居民膳食指南科学研究报告》，并在此基础上顺利完成《中国居民膳食指南（2022）》。

《中国居民膳食指南（2022）》的核心是平衡膳食与合理营养以达到促进健康的目的，主要包括以下八条：

准则一　食物多样，合理搭配

核心推荐：

① 坚持谷类为主的平衡膳食模式。

② 每天的膳食应包括谷薯类、蔬菜水果、畜禽鱼蛋奶和豆类食物。

③ 平均每天摄入12种以上食物，每周25种以上，合理搭配。

④ 每天摄入谷类食物 200～300g，其中包含全谷物和杂豆类 50～150g；薯类 50～100g。

准则二　吃动平衡，健康体重
核心推荐：
① 各年龄段人群都应天天进行身体活动，保持健康体重。
② 食不过量，保持能量平衡。
③ 坚持日常身体活动，每周至少进行 5 天中等强度身体活动，累计 150min 以上；主动身体活动最好每天 6000 步。
④ 鼓励适当进行高强度有氧运动，加强抗阻运动，每周 2～3 天。
⑤ 减少久坐时间，每小时起来动一动。

准则三　多吃蔬果、奶类、全谷、大豆
核心推荐：
① 蔬菜水果、全谷物和奶制品是平衡膳食的重要组成部分。
② 餐餐有蔬菜，保证每天摄入不少于 300g 的新鲜蔬菜，深色蔬菜应占 1/2。
③ 天天吃水果，保证每天摄入 200～350g 的新鲜水果，果汁不能代替鲜果。
④ 吃各种各样的奶制品，摄入量相当于每天 300mL 以上液态奶。
⑤ 经常吃全谷物、大豆制品，适量吃坚果。

准则四　适量吃鱼、禽、蛋、瘦肉
核心推荐：
① 鱼、禽、蛋类和瘦肉摄入要适量，平均每天 120～200g。
② 每周最好吃鱼 2 次或 300～500g，蛋类 300～350g，畜禽肉 300～500g。
③ 少吃深加工肉制品。
④ 鸡蛋营养丰富，吃鸡蛋不弃蛋黄。
⑤ 优先选择鱼，少吃肥肉、烟熏和腌制肉制品。

准则五　少盐少油，控糖限酒
核心推荐：
① 培养清淡饮食习惯，少吃高盐和油炸食品。成年人每天

摄入食盐不超过5g,烹调油25～30g。

② 控制添加糖的摄入量,每天不超过50g,最好控制在25g以下。

③ 反式脂肪酸每天摄入量不超过2g。

④ 不喝或少喝含糖饮料。

⑤ 儿童青少年、孕妇、乳母以及慢性病患者不应饮酒。成年人如饮酒,一天饮用的酒精量不超过15g。

准则六 规律进餐,足量饮水
核心推荐:

① 合理安排一日三餐,定时定量,不漏餐,每天吃早餐。

② 规律进餐、饮食适度,不暴饮暴食、不偏食挑食、不过度节食。

③ 足量饮水,少量多次。在温和气候条件下,低身体活动水平成年男性每天喝水1700mL,成年女性每天喝水1500mL。

④ 推荐喝白水或茶水,少喝或不喝含糖饮料,不用饮料代替白水。

准则七 会烹会选,会看标签
核心推荐:

① 在生命的各个阶段都应做好健康膳食规划。

② 认识食物,选择新鲜的、营养素密度高的食物。

③ 学会阅读食品标签,合理选择预包装食品。

④ 学习烹饪、传承传统饮食,享受食物天然美味。

⑤ 在外就餐,不忘适量与平衡。

准则八 公筷分餐,杜绝浪费
核心推荐:

① 选择新鲜卫生的食物,不食用野生动物。

② 食物制备生熟分开,熟食二次加热要热透。

③ 讲究卫生,从分餐公筷做起。

④ 珍惜食物,按需备餐,提倡分餐不浪费。

⑤ 做可持续食物系统发展的践行者。

附录二　中国居民平衡膳食宝塔（2022）

中国居民平衡膳食宝塔是根据中国居民膳食指南结合中国居民的膳食结构特点设计的，它把平衡膳食原则转化成各类食物的重量，并以宝塔图形表示，便于群众理解和在日常生活中实行。它直观地告诉居民食物分类的概念及每天各类食物的合理摄入范围，也就是说它告诉居民每日应吃食物的种类和相应的数量，对合理调配平衡膳食进行具体指导，故称为《中国居民平衡膳食宝塔》。

《中国居民平衡膳食宝塔》（2022版）见附图1。

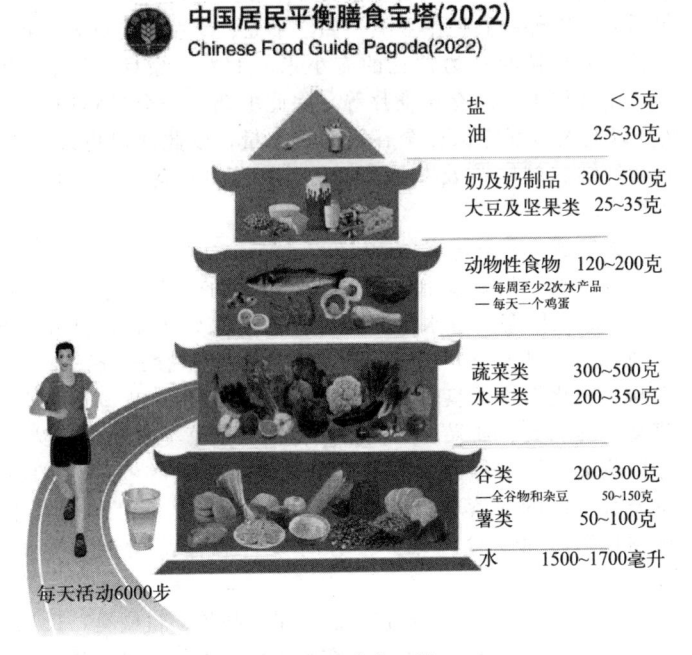

中国居民平衡膳食宝塔(2022)
Chinese Food Guide Pagoda(2022)

盐	＜5克
油	25~30克
奶及奶制品	300~500克
大豆及坚果类	25~35克
动物性食物	120~200克
—每周至少2次水产品	
—每天一个鸡蛋	
蔬菜类	300~500克
水果类	200~350克
谷类	200~300克
—全谷物和杂豆	50~150克
薯类	50~100克
水	1500~1700毫升

每天活动6000步

附图1　中国居民平衡膳食宝塔（2022）

第一层　谷薯类食物

谷薯类是膳食能量的主要来源（碳水化合物提供总能量的 50%～65%），也是多种微量营养素和膳食纤维的良好来源。膳食指南中推荐 2 岁以上健康人群的膳食应做到食物多样、合理搭配。谷类为主是合理膳食的重要特征。在 1600～2400kcal 能量需要量水平下的一段时间内，建议成年人每人每天摄入谷类 200～300g，其中包含全谷物和杂豆类 50～150g；另外，薯类 50～100g，从能量角度，相当于 15～35g 大米。

谷类、薯类和杂豆类是碳水化合物的主要来源。谷类包括小麦、稻米、玉米、高粱等及其制品，如米饭、馒头、烙饼、面包、饼干、麦片等。全谷物保留了天然谷物的全部成分，是理想膳食模式的重要组成，也是膳食纤维和其他营养素的来源。杂豆包括大豆以外的其他干豆类，如红小豆、绿豆、芸豆等。我国传统膳食中整粒的食物常见的有小米、玉米、绿豆、红豆、荞麦等，现代加工产品有燕麦片等，因此把杂豆与全谷物归为一类。2 岁以上人群都应保证全谷物的摄入量，以此获得更多营养素、膳食纤维和健康益处。薯类包括马铃薯、红薯等，可替代部分主食。

第二层　蔬菜水果

蔬菜水果是膳食指南中鼓励多摄入的两类食物。在 1600～2400kcal 能量需要量水平下，推荐成年人每天蔬菜摄入量至少达到 300g，水果 200～350g。蔬菜水果是膳食纤维、微量营养素和植物化学物的良好来源。蔬菜包括嫩茎、叶、花菜类、根菜类、鲜豆类、茄果瓜菜类、葱蒜类、菌藻类及水生蔬菜类等。深色蔬菜是指深绿色、深黄色、紫色、红色等有颜色的蔬菜，每类蔬菜提供的营养素略有不同，深色蔬菜一般富含维生素、植物化学物和膳食纤维，推荐每天占总体蔬菜摄入量的 1/2 以上。

水果多种多样，包括仁果、浆果、核果、柑橘类、瓜果及热带水果等。推荐吃新鲜水果，在鲜果供应不足时可选择一些含糖量低的干果制品和纯果汁。

第三层　鱼、禽、肉、蛋等动物性食物

鱼、禽、肉、蛋等动物性食物是膳食指南推荐适量食用的食物。在 1600～2400kcal 能量需要量水平下，推荐每天鱼、禽、肉、蛋摄入量共计 120～200g。

新鲜的动物性食物是优质蛋白质、脂肪和脂溶性维生素的良好来源，建议每天畜禽肉的摄入量为 40～75g，少吃加工类肉制品。目前我国汉族居民的肉类摄入以猪肉为主，且增长趋势明显。猪肉含脂肪较高，应尽量选择瘦肉或禽肉。常见的水产品包括鱼、虾、蟹和贝类，此类食物富含优质蛋白质、脂类、维生素和矿物质，推荐每天摄入量为 40～75g，有条件可以优先选择。蛋类包括鸡蛋、鸭蛋、鹅蛋、鹌鹑蛋、鸽子蛋及其加工制品，蛋类的营养价值较高，推荐每天 1 个鸡蛋（相当于 50g 左右），吃鸡蛋不能丢弃蛋黄，蛋黄含有丰富的营养成分，如胆碱、卵磷脂、胆固醇、维生素 A、叶黄素、锌、B 族维生素等，无论对多大年龄人群都具有健康益处。

第四层　奶类、大豆和坚果

奶类和豆类是鼓励多摄入的食物。奶类、大豆和坚果是蛋白质和钙的良好来源，营养素密度高。在 1600～2400kcal 能量需要量水平下，推荐每天应摄入至少相当于鲜奶 300g 的奶类及奶制品。在全球奶制品消费中，我国居民摄入量一直很低，多吃各种各样的乳制品，有利于提高乳类摄入量。

大豆包括黄豆、黑豆、青豆，其常见的制品如豆腐、豆浆、豆腐干及千张等。坚果包括花生、葵花子、核桃、杏仁、榛子等，部分坚果的营养价值与大豆相似，富含必需脂肪酸和必需氨基酸。推荐大豆和坚果摄入量共为 25～35g，其他豆制品摄入量需按蛋白质含量与大豆进行折算。坚果无论作为菜肴还是零食，都是食物多样化的良好选择，建议每周摄入 70g 左右（相当于每天 10g 左右）

第五层　烹调油和盐

油盐作为烹饪调料必不可少，但建议尽量少用。推荐成年人平均每天烹调油不超过 25～30g，食盐摄入量不超过 5g。按照 DRIs 的建议，1～3 岁人群膳食脂肪供能比应占膳食总能量

35%；4岁以上人群占20%～30%。在1600～2400kcal能量需要量水平下脂肪的摄入量为36～80g。其他食物中也含有脂肪，在满足平衡膳食模式中其他食物建议量的前提下，烹调油需要限量。按照25～30g计算，烹调油提供10%左右的膳食能量。烹调油包括各种动植物油，植物油如花生油、大豆油、菜籽油、葵花籽油等，动物油如猪油、牛油、黄油等。烹调油也要多样化，应经常更换种类，以满足人体对各种脂肪酸的需要。

我国居民食盐用量普遍较高，盐与高血压关系密切，限制食盐摄入量是我国长期行动目标。除了少用食盐外，也需要控制隐形高盐食品的摄入量。

酒和添加糖不是膳食组成的基本食物，烹饪使用和单独食用时也都应尽量避免。

身体活动和饮水

身体活动和水的图示仍包含在可视化图形中，强调增加身体活动和足量饮水的重要性。水是膳食的重要组成部分，是一切生命活动必需的物质，其需要量主要受年龄、身体活动、环境温度等因素的影响。低身体活动水平的成年人每天至少饮水1500～1700mL（7～8杯）。在高温或高身体活动水平的条件下，应适当增加饮水量。饮水不足或过多都会对人体健康带来危害。来自食物中水分和膳食汤水大约占1/2，推荐一天中饮水和整体膳食（包括食物中的水，汤、粥、奶等）水摄入共计2700～3000mL。

身体活动是能量平衡和保持身体健康的重要手段。运动或身体活动能有效地消耗能量，保持精神和机体代谢的活跃性。鼓励养成天天运动的习惯，坚持每天多做一些消耗能量的活动。推荐成年人每天进行至少相当于快步走6000步以上的身体活动，每周最好进行150min中等强度的运动，如骑车、跑步、庭院或农田的劳动等。一般而言，低身体活动水平的能量消耗通常占总能量消耗的1/3左右，而高身体活动水平者可高达1/2。加强和保持能量平衡，需要通过不断摸索，关注体重变化，找到食物摄入量和运动消耗量之间的平衡点。

附录三 常用体格测量标准

一、人体体格检查项目

见附表1。

附表1 人体体格检查项目

年龄/岁	常用指标	深入调查指标
0～	体重、身高	背高(背卧位所测"坐高")、头围、胸围、骨盆径、皮褶厚度(肩胛下、三头肌腹部)
1～	体重、身高、皮褶厚度(三头肌)、上臂围	坐高(3岁以下为背高)、头围、胸围、骨盆径、皮褶厚度(肩胛下、三头肌腹部)、小腿围、手腕X线(前后方向)
5～20	体重、身高、皮褶厚度(三头肌)	坐高、骨盆径、二肩峰距、皮褶厚度、上臂围、小腿围、手腕X线
20以上	体重、身高、皮褶厚度(三头肌)、上臂围、小腿围	

(1) 上臂围与皮褶厚度

1～5岁儿童上臂围　>13.5cm　　　营养良好
　　　　　　　　　12.5～13.5cm　营养中等
　　　　　　　　　<12.5cm　　　营养不良

皮褶厚度　男性<10mm　瘦　　女性<20mm　瘦
　　　　　10～40mm　中等　　20～50mm　中等
　　　　　>40mm　肥胖　　　>50mm　肥胖

(2) 其他测量指标　胸围、头围、骨盆径、小腿围、背高、坐高、肩峰距和腕骨X线。

二、人体测量资料的各种评价指数

(1) Kaup指数　Kaup指数=[体重(kg)/身高(cm)^2]×10^4。用于衡量婴幼儿的体格营养状况。判断标准：此指数15～18为正常，>22为肥胖，<15为消瘦。

(2) Rohrer 指数　Rohrer 指数 = [体重(kg)/身高(cm)^3] × 10^7。评价学龄期儿童和青少年的体格发育状况。判断标准：Rohrer 指数 > 156 为过度肥胖，156～140 为肥胖，140～109 为中等，109～92 为瘦弱，< 92 为过度瘦弱。

(3) Vervaeck 指数　Vervaeck 指数 = {[体重(kg) + 胸围(cm)]/身长(cm)} × 100。用于衡量青年的体格发育情况。Vervaeck 指数营养评价标准见附表 2。

附表 2　Vervaeck 指数营养评价标准

营养状况	男性	17 岁	18 岁	19 岁	20 岁
	女性		17 岁	18 岁	19 岁
优		> 85.5	> 87.5	> 89.0	> 89.5
良		> 80.5	> 82.5	> 84.0	> 84.5
中		> 75.5	> 77.5	> 79.0	> 77.0
不良		> 70.5	> 72.5	> 74.0	> 74.0
极不良		< 70.5	< 72.5	< 74.0	< 74.0

三、人体脂肪含量测定

1. Brozek 公式

$$F(\%) = (4.570/D - 4.142) \times 100$$
$$D = M/(V_t - R_V)$$

式中　F——人体脂肪含量，%；

　　D——人体密度；

　　M——被测者体重；

　　V_t——人体总容积（人体在尽量吐气下，在水中测定的排水容积）；

　　R_V——肺残气容积（人体在水平齐颈状态下所测得的肺残气容积）。

2. Siri 公式

$$体脂(\%) = (4.95/D - 4.50) \times 100$$

式中　D——身体密度。

身体密度（D 值）参考值见附表 3。

附表3 身体密度（D值）参考值

年龄 性别	17(女16)~ 19岁	20~29岁	30~39岁	40~49岁	50岁以上
男	1.066±0.016	1.064±0.016	1.046±0.012	1.043±0.015	1.036±0.018
女	1.040±0.017	1.034±0.021	1.025±0.020	1.020±0.016	1.013±0.01

附录四　人体营养水平生化检验

人体营养水平鉴定生化检验参考指标及临界值见附表4。

附表4　人体营养水平鉴定生化检验参考指标及临界值

蛋白质	1. 血清总蛋白	60~80g/L
	2. 血清白蛋白	30~50g/L
	3. 血清球蛋白	20~30g/L
	4. 白/球(A/G)	(1.5~2.5)∶1
	5. 空腹血中氨基酸总量/必需氨基酸	>2
	6. 血液相对密度	>1.015
	7. 尿羟脯氨酸系数	>2~2.5mmol/L 尿肌酐系数
	8. 游离氨基酸	40~60mg/L(血浆)，65~90mg/L(红细胞)
	9. 每日必然损失氮	男58mg/kg，女55mg/kg
血脂	1. 总脂	4.5~7.0g/L
	2. 甘油三酯	0.2~1.1g/L
	3. α脂蛋白	30%~40%
	4. β脂蛋白	60%~70%
	5. 胆固醇(其中胆固醇脂)	1.1~2.0g/L(70%~75%)
	6. 游离脂肪酸	0.2~0.6mmol/L
	7. 血酮	<20mg/L
钙、磷、维生素D	1. 血清钙(其中游离钙)	90~110mg/L(45~55mg/L)
	2. 血清无机磷	儿童40~60mg/L，成人30~50mg/L
	3. 血清钙磷乘积	>30~40
	4. 血清碱性磷酸酶	儿童5~15U/L，成人1.5~4.0U/L
	5. 血浆 25-OH-D_3，1,25-$(OH)_2$-D_3	36~150nmol/L 62~156pmol/L

续表

铁	1. 全血血红蛋白浓度	成人男＞130g/L,女、儿童＞120g/L,6岁以下小儿及孕妇＞110g/L
	2. 血清运铁蛋白饱和度	成人＞16%,儿童＞7%～10%
	3. 血清铁蛋白	＞10～12mg/L
	4. 红细胞压积(HCT或PCV)	男40%～50%,女37%～48%
	5. 红细胞游离原卟啉	＜70mg/LRBC
	6. 血清铁	500～1840μg/L
	7. 平均红细胞体积(MCV)	80～90μm³
	8. 平均红细胞血红蛋白含量(MCH)	26～32μg
	9. 平均红细胞血红蛋白浓度(MCHC)	0.32～0.36
锌	1. 发锌	125～250μg/mL(临界缺乏＜110μg/mL,绝对缺乏＜70μg/mL)
	2. 血浆锌	800～1100μg/L
	3. 红细胞锌	12～14mg/L
	4. 血清碱性磷酸酶活性	儿童5～15U/L,成人1.5～4.0U/L
维生素A	1. 血清视黄醇	儿童＞300μg/L,成人＞400μg/L
	2. 血清胡萝卜素	＞800μg/L

	24h尿	4h负荷尿(5mg负荷)	任意一次尿/g肌酐	血
维生素B₁	＞100μg	＞80μg	＞66μg	RBC转羟乙醛酶活力TPP效应＜16%
维生素B₂	＞120μg	＞800μg	＞80μg	＞140μg/L RBC
烟酸	＞1.5mg	＞2.5mg(5mg负荷)	＞1.6mg	
维生素C	＞10mg	＞3mg(500mg口服)	男＞9mg,女＞15mg	＞3mg/L血浆
叶酸				＞3μg/L血浆,＞0.16μg/mL RBC

其他	尿糖(-);尿蛋白(-);尿肌酐0.7～1.5g/24h尿;尿肌酐系数:男23mg/kg,女17mg/kg;全血丙酮酸4～12.3mg/L

附录五 营养不足或缺乏的临床检查

目的是根据症状和体征检查营养不足症和缺乏症,是一种营养失调的临床检查。营养缺乏的常见体征见附表5。

附表5 营养缺乏的常见体征

部位	体征	缺乏的营养素
全身	消瘦或水肿,发育不良	能量、蛋白质、锌
	贫血	蛋白质、铁、叶酸、维生素 B_{12}、维生素 B_6、维生素 B_2、维生素 C
皮肤	干燥,毛囊角化	维生素 A
	毛囊四周出血点	维生素 C
	癞皮病皮炎	烟酸
	阴囊炎,脂溢性皮炎	维生素 B_2
头发	稀少,失去光泽	蛋白质、维生素 A
眼睛	比托斑,角膜干燥,夜盲	维生素 A
唇	口角炎,唇炎	维生素 B_2
口腔	齿龈炎,齿龈出血,齿龈松肿	维生素 C
	舌炎,舌猩红,舌肉红	维生素 B_2、烟酸
	地图舌	维生素 B_2、烟酸、锌
指甲	舟状甲	铁
骨骼	颅骨软化,方颅,鸡胸,串珠肋,"O"形腿,"X"形腿	维生素 D
	骨膜下出血	维生素 C
神经	肌肉无力,四肢末端蚁行感,下肢肌肉疼痛	维生素 B_1

参考文献

[1] 中国营养学会. 中国居民膳食指南科学研究报告（2021）. 北京：人民卫生出版社，2022.
[2] 顾景范，杜寿玢. 现代临床营养学. 2版. 北京：科学出版社，2019.
[3] 中国营养学会. 中国居民膳食营养素参考摄入量（2023版）. 北京：人民卫生出版社，2023.
[4] 孙长颢. 营养与食品卫生学. 8版. 北京：人民卫生出版社，2017.
[5] 孙长颢，刘金峰. 现代食品卫生学. 北京：人民卫生出版社，2018.
[6] 中国营养学会. 食物与健康——科学证据共识. 北京：人民卫生出版社，2016.
[7] 中国营养学会. 中国居民膳食指南（2022）. 北京：人民卫生出版社，2022.
[8] 杨月欣. 中国食物成分表. 北京：北京大学医学出版社，2019.
[9] Shaffer. 普通心理学研究故事. 2版. 石林译. 北京：世界图书出版公司，2007.
[10] 焦广宇，蒋卓勤. 临床营养学. 3版. 北京：人民卫生出版社，2010.
[11] 张爱珍. 临床营养学. 3版. 北京：人民卫生出版社，2012.
[12] 何志谦. 人类营养学. 3版. 北京：人民卫生出版社，2009.
[13] 蔡东联. 实用营养师手册. 上海：第二军医大学出版社，2009.
[14] 席焕久，陈昭. 人体测量方法. 北京：科学出版社，2010.
[15] ZIEGLER E E, FILER, JR L J. 现代营养学. 闻芝梅，陈君石，译. 7版. 北京：人民卫生出版社，2000.